Wanmei Huaiyun Mingyi Dayi

完美怀孕
名医答疑

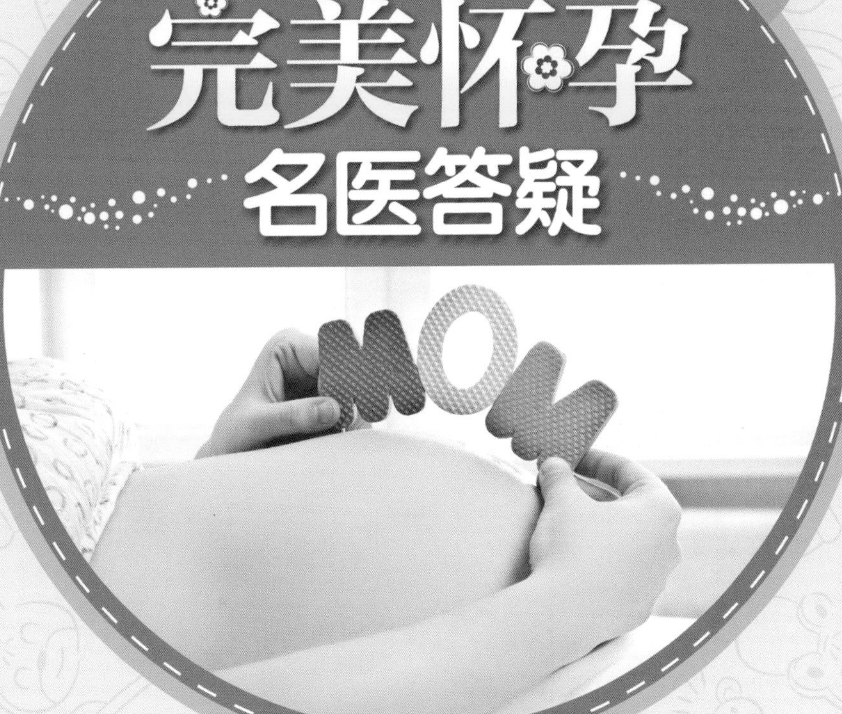

付娟娟/编著

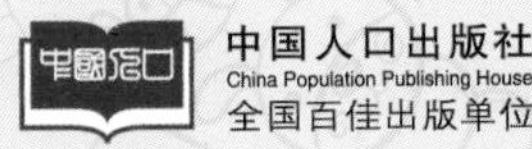

中国人口出版社
China Population Publishing House
全国百佳出版单位

图书在版编目(CIP)数据

完美怀孕名医答疑 / 付娟娟编著 . — 北京：中国人口出版社，2014.9

ISBN 978-7-5101-2397-9

Ⅰ . ①完… Ⅱ . ①付… Ⅲ . ①妊娠期 – 妇幼保健 – 问题解答

Ⅳ . ① R715.3–44

中国版本图书馆 CIP 数据核字（2014）第 221470 号

完美怀孕名医答疑

付娟娟 编著

出版发行	中国人口出版社
印　　刷	沈阳美程在线印刷有限公司
开　　本	820毫米×1400毫米　1/24
印　　张	10
字　　数	200千
版　　次	2014年11月第1版
印　　次	2014年11月第1次印刷
书　　号	ISBN 978-7-5101-2397-9
定　　价	35. 80元
社　　长	张晓林
网　　址	www.rkcbs.net
电子信箱	rkcbs@126.com
总编室电话	(010) 83519392
发行部电话	(010) 83514662
传　　真	(010) 83515922
地　　址	北京市西城区广安门南街80号中加大厦
邮政编码	100054

前言

孕育生命是一件神圣而又幸福的事情。从获知身体里有个小生命孕育的那一刻起，准妈妈心头便有了一份牵挂，生活中也有了一种希冀。当然，孕育的过程也让每一位准妈妈体会到了种种的酸甜苦辣。

在充满期盼的十个月中，准爸爸准妈妈最盼望的莫过于宝宝健康聪明又漂亮了。要怀上一个最棒的宝宝，计划怀孕的准爸妈不仅需要从孕前就开始早早地做好孕育计划，逐渐地调整好自己的身体，而且在孕期的十个月中，准爸妈也需要为胎儿的成长提供良好的内外环境。在这280个日日夜夜里，哪些该做，哪些不该做；哪些食物和营养是准妈妈需要补充的，哪些食物又是准妈妈不能多吃甚至是不能吃的；怎样预防和处理恼人的身体不适,等等，本书都会通过一个个疑问，由名医来详细地做出指导性解答。

本书中问题的选择具有普遍性，即大部分准妈妈在怀孕过程中都会遇到；问题内容具有实际操作性，能够让准妈妈轻松看懂简单操作。孕期的一切变化与疑难问题，准妈妈都能在最短的时间从本书中找到最简单实用、最科学合理的解决方案。

和同类书相比较，这本书省略了枯燥乏味的说教内容，可以让准妈妈能够直奔阅读主题，更省事、更省心地找到实用的解决问题的方法。

让每一位准妈妈孕期更加轻松舒适，是我们编写这本书的出发点和目的，让我们一起为即将成为准妈妈的女性们加油吧!

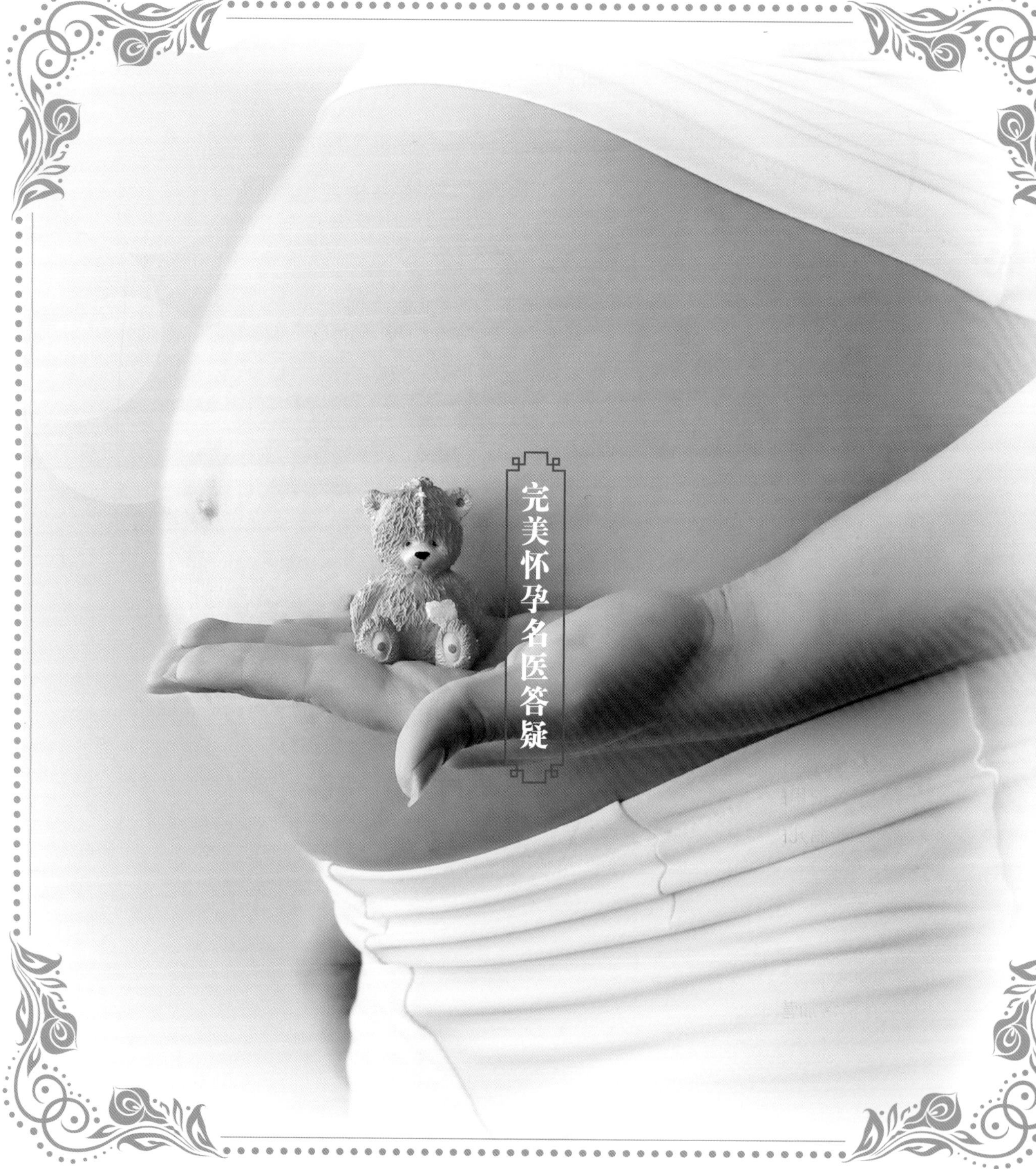
完美怀孕名医答疑

目录

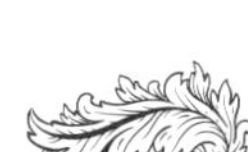

孕一月 悄无声息的“好孕”

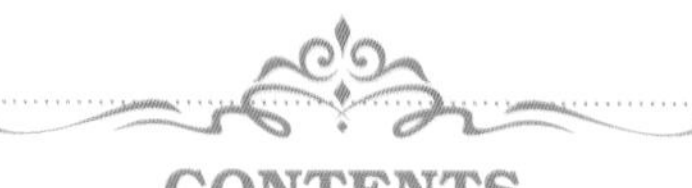

CONTENTS

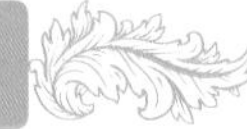

孕二月 令人惊喜的两道杠

CONTENTS

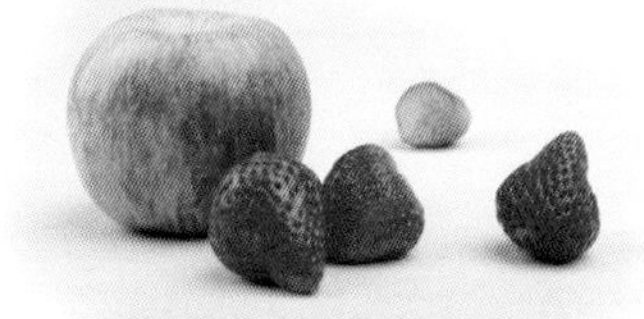

孕三月 早孕反应在本月达到高峰

CONTENTS

孕四月 久违的精神焕发

CONTENTS

孕五月 幸福的胎动

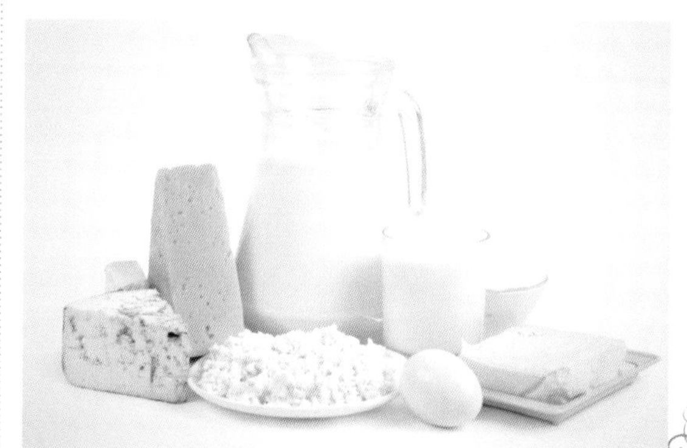

CONTENTS

孕六月 温暖的亲情互动

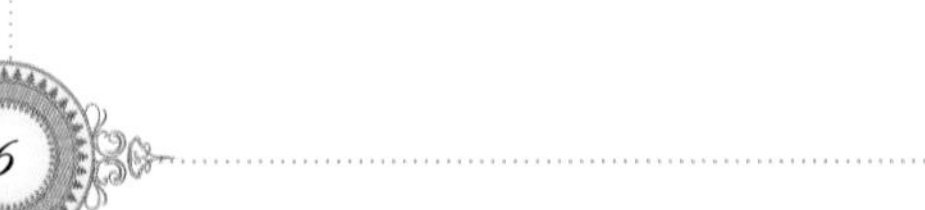

CONTENTS

孕七月 带球“孕”动

孕八月 日夜期盼的“大肚婆”

CONTENTS

孕九月 加油“冲刺”

CONTENTS

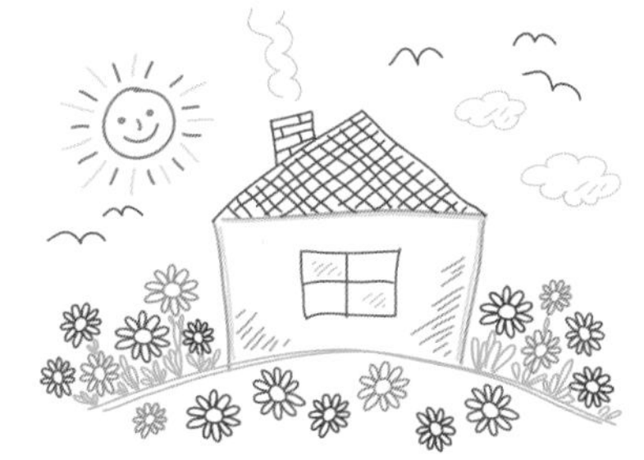

孕十月 瓜熟蒂落

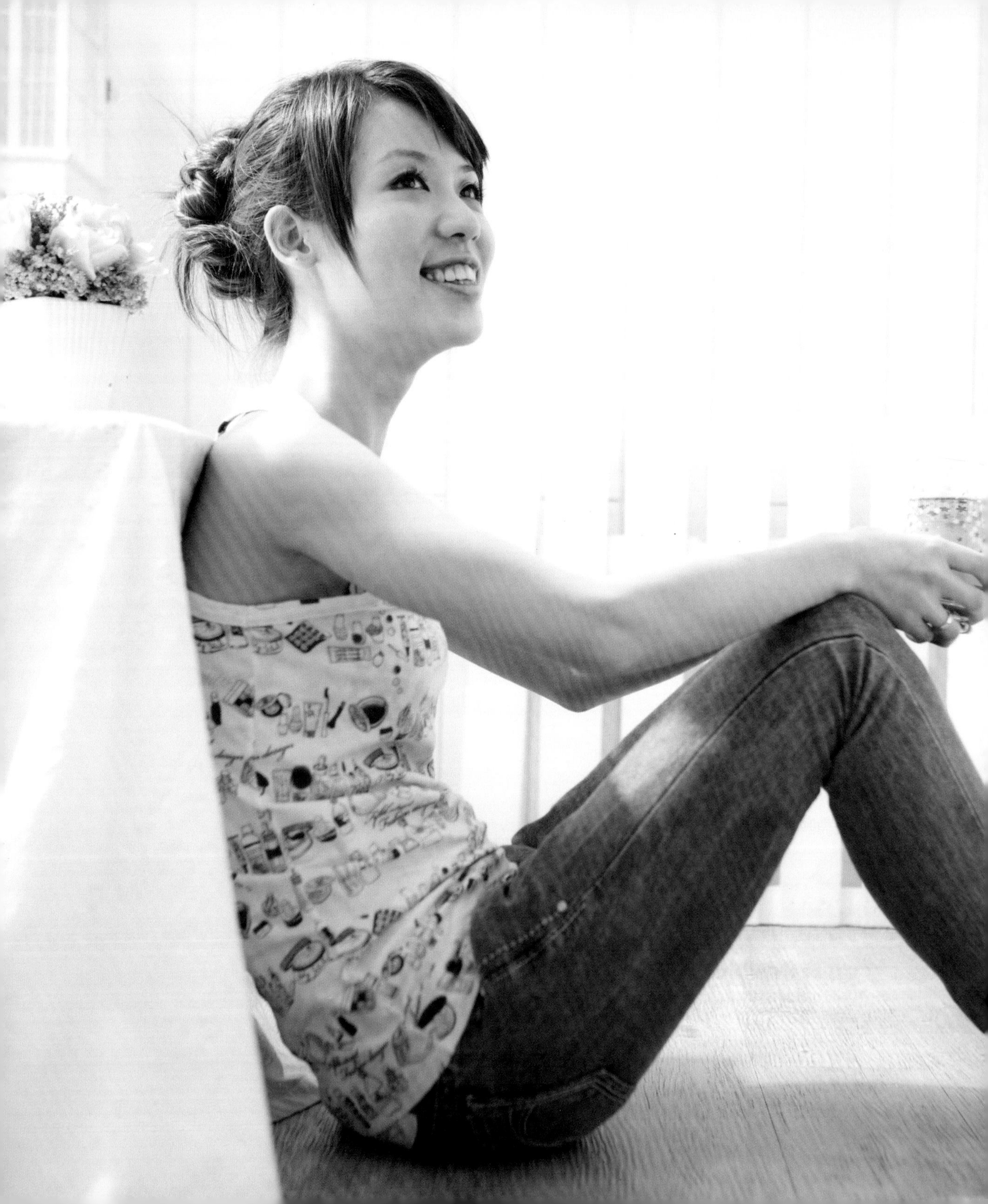

孕一月

悄无声息的『好孕』

这个月，受精卵成功着床，准妈妈一般不会有太大的反应，很多准妈妈甚至没有意识到自己怀孕了，此时胎儿还比较脆弱，但同时也是发育的重要时期，所以打算怀孕的准妈妈，不管是不是受孕成功，都要提早把自己当孕妇看待，要远离有噪声和化工污染的环境，饮食可以根据自己的食欲而定，还不需要刻意增加营养。

准妈妈和胎儿会发生什么变化

Zhunmama He Taier Hui Fasheng Shenme Bianhua

第1~2周胎儿发育

确切地说，这时胎儿还不存在，但是有一个日子准妈妈必须留心记住，那就是月经是哪一天光顾的，如果2周之后胎儿真的来了，那么你孕期的第一天就是从这一天开始算起的，怀孕40周的日子也是从这一天开始。

准备期的卵子

在这1~2周内，有近20个卵子在卵泡内开始成熟，其中只有一个卵泡长得比其他都快，最先成熟、破裂、释放出来（这通常发生在下一次月经来潮前14天左右），其他卵泡就萎缩了。

在第2周末，大多数女性都会迎来自己的排卵期，此时卵子已经释放出来，并在输卵管里等待着精子的到来。

准备期的精子

精子与卵子有着天然的不同：

首先是数量上的，尽管女性有两个卵巢，但从青春期开始排卵时算起，一共只剩下约50万个卵细胞，并且每个月只成活1个；而精子的数量可以用难以计数来形容，从青春期开始，男性身体就一直在制造精子，每次射精都会产生3亿~5亿个精子。

在个头上也差别很大，卵子是人体内最大的细胞，有0.2~0.5毫米，而精子即便有几亿条，也仅仅是2~3毫升。

性格上的差别就更大了，卵子就像水，大部分时候安静沉稳，而精子如同火，时刻都保持着战斗的激情，几乎每个精子都很活泼，动作敏捷，它们长成善于游动的蝌蚪状，椭圆的头部带着基因，用一条善于摆动的尾巴快速游动，尽管它们十分小，但每分钟能游动2~3毫米，这比它们的身长要长得多。

尽管数量如此之多，但只有一两百条能到达输卵管，最终只有一个精子能与卵子结合，可以说生命的诞生是一条非常激烈的精子战斗之旅。

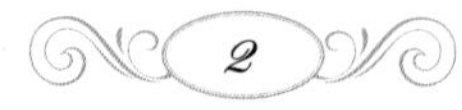

第1~2周母体变化

现在，准妈妈可能在经历着月经来潮，记得在日历本上记下这件事情，如果没有意外，会在这次月经结束后1周左右排卵，接近这段时间时，不妨留心观察身体是否发出了排卵的信号：

比如阴道分泌物变得像蛋清一样、体温略有升高、下腹部不适等，或者还可以用排卵试纸测一测，在卵子排出前2~3天或排卵当天发生浪漫的事情，怀孕的概率会非常大。

"好孕"叮咛

以平和、期待、喜悦的心情对待怀孕，千万不要将备孕当成压力，压力会令植物神经功能失调，进而影响正常排卵，反而影响怀孕，相信自己，只要按照备孕计划的方向进行着，就一定能孕育一个健康的宝宝。

第3周胎儿发育

在性生活后，来自准爸爸体内的精子与等待在准妈妈输卵管里的卵子结合成受精卵，新生命就这样诞生了。

受精的过程

在排卵期间，女性的身体会发生很奇妙的变化，宫颈黏液变得清亮，这让精子们能比较顺利就通过子宫颈口，继续在准妈妈身体里跋涉2天左右，来到输卵管壶腹部，若是遇到卵子，所有来到这里的精子都会头部朝向卵子，向卵子内部运动。

最有活力的精子，会最早穿透卵子外面的透明带进入卵细胞内部，这时，卵子外面发生神奇的化学变化，它将所有其他精子都阻挡在了外面，而只与第一个进入的精子形成受精卵，生命就此开始了，当然，新生命的性别也确定了。

准备着床

受精卵形成后便开始迅速分裂增殖，同时一边从输卵管移动至子宫，准备着床。经过3~4天的运动，它会到达子宫腔，与此同时，已经分裂成一个总体积不变的实心细胞团，称为桑胚体，也叫胚泡。

到达子宫腔后，胚泡便逐渐黏附在子宫的黏膜上面，这个过程叫着床。着床一般在受精后6~7天开始，在11~12天内完成。

着床之后胚泡进一步贴紧内膜，除非损伤胚泡，否则就无法使它与内膜分开。胚泡通过微小通道与子宫壁血管相连，来获得氧气和营养物质，胎盘要到下周末才开始成形。

第3周母体变化

虽然身体内在进行着生命的旺盛活动，但除了乳房胀痛甚至刺痛外，准妈妈这时期自身可能还没有什么感觉，对自己怀孕的事情也无从觉察。

如果清楚记得自己是在排卵期同房的，那么准妈妈的心可能变得十分柔软，想到一个小生命正在你身体里发育，这会激发准妈妈的母爱天性。

“好孕”叮咛

与过来人或者已经当了妈妈的朋友聊聊，会很容易找到相同的话题，你也会很有兴趣问问她们怀孕的经过，说说你的困惑，舒缓心情，消除恐惧感，同时也能对孕期多一份安心与期待。

第4周胎儿发育

这一周，受精卵发育进入第2周了，标志着胚胎期的开始，从现在开始一直到怀孕9周，受精卵会被叫作“胚胎”，也是在这几周里，胚胎细胞以惊人的速度分裂，这个阶段几乎所有器官都开始发育并运行，是整个胎儿期最为脆弱的时期，特别容易受到任何影响发育的因素的干扰。

这周通过B超可以看到胚胎的外形像一颗小小的松子，这时，大脑最先开始发育，胚胎一部分分裂形成大脑，另一部分则形成神经组织。

现在是羊膜囊中的卵黄囊为胎儿制造红细胞和输送营养物质，在本周末，胎儿赖以维系生命的胎盘开始逐渐发育，开始提供成长所需要的营养和氧气。

第4周母体变化

怀孕初期症状有点类似月经期，如果不是特别敏感的准妈妈，往往难以区分，通常都没什么感觉，或许在最后几天里，会出现类似感冒的症状：身体疲乏无力、发热、畏寒、嗜睡等，另外乳房可能会像从前月经前后一样胀痛，这些都很难引起异样感觉。

实际上，此时子宫虽然还是鸡蛋般大小，但里面的格局却发生了很大变化，子宫内膜变得肥厚松软而且富有营养，血管轻轻扩张，水分充足，这一切都是为了让胚胎“安心”住下来，同时向下丘脑发出不需要再排卵的信号。

可能会出现轻微出血，像是少量的月经来潮，这一般是受精卵着床引起的，平时体质很好、身体强壮的准妈妈相对容易出现这种现象，只要出血量不多，对健康并无影响，不必做特殊的护理，也不用过于担心。

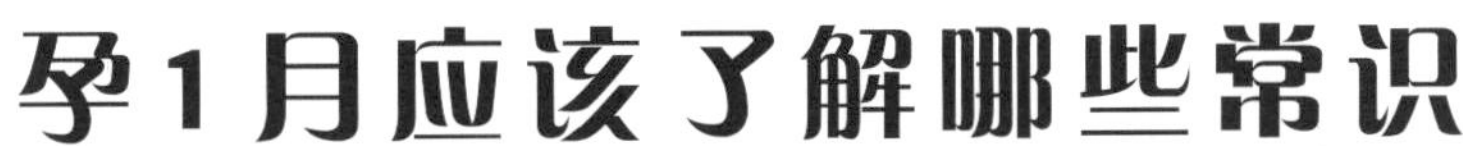

孕1月应该了解哪些常识

Yunyiyue Yinggai Liaojie Naxie Changshi

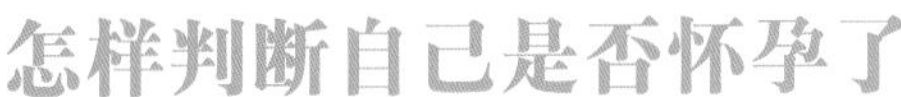

怎样判断自己是否怀孕了

很多准妈妈经过了忐忑不安的受孕期后，不知道该如何检测自己是否真的怀孕了。以下几点，准妈妈可以参考：

1 如果准妈妈平时的月经都很规律，近期的性生活没有采取避孕措施的话，月经一旦超过10天没有来，就很有可能怀孕了。

2 如果平日里的精力都非常充沛，最近显得疲惫无力，而且对什么事都提不起兴趣，就要考虑是不是怀孕了（受妊娠初期激素分泌影响的缘故）。

3 如果早晨起床后有恶心、呕吐的症状，那么很可能就是怀孕了。因为有一半的准妈妈在怀孕早期都会有呕吐、恶心等妊娠反应。

4 如果准妈妈发现自己的基础体温持续保持高温2个星期以上，甚至好像有轻微的感冒症状，就应该想到是不是怀孕了。

5 准妈妈可以在月经推迟2周后，用早孕试纸进行测试。

6 当然最保险的办法还是去医院检查（可参照下表）。

检查方法	怀孕特征	检查时间	准确率
妇科检查	子宫开始变大，宫颈及子宫下段变软和发紫色，阴道黏膜颜色变深等	受孕后两周	准确率几乎达100%
尿妊娠试验	收集清晨第一次小便，测定尿中有无“绒毛膜促性腺激素”，从而达到确诊怀孕的目的	停经5~20天后	可靠性达95%
B超检查	用一个超声探头在腹部检查，从屏幕上可见到子宫里有幼小的胚胎囊	怀孕5周后	准确率达100%

什么时候去医院做检查

准妈妈在确定怀孕之后，应尽快去医院进行检查，一般情况下，孕早期的3个月内检查一次，以便及时识别早孕症状，及早开始保健；孕中期（孕13~28周）每月检查一次，以便及时筛检高危妊娠，如果发现有高危因素就需要酌情增加检查次数，并给予必要的纠正治疗；孕29~36周每半月检查一次，以便及时发现影响正常分娩的各种因素及妊娠期并发症；孕36周以后至足月妊娠时，每周检查一次，以密切观察准妈妈和胎儿的情况，以便更好地为接生做好准备。

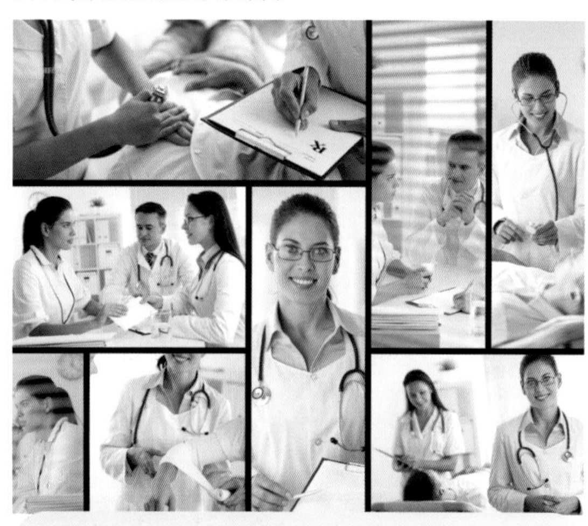

"好孕"叮咛

如果准妈妈因为特殊情况延迟了去医院检查的时间，应该向医生说明在没有检查期间所发生的一切情况（如有无腹痛、阴道出血、发烧、有毒物质接触、头痛、头晕、眼花等不适，有无胎动异常、阴道流液等）。

第一次做产检时医生会问什么

很多准妈妈都是第一次孕育胎儿，没有什么经验。那么去医院做检查的时候，医生一般会问准妈妈一些什么问题呢？如果准妈妈之前做好相应的准备，到时候就不会措手不及了。以下几个问题是医生比较常问的问题：

1 月经是否正常？一般会持续几天？最后一次月经是在几号？

2 有没有"害喜"的情况出现？如果有的话，大概是什么时候？

3 有没有做过刮宫手术？有没有流产过？

4 以前有没有生产过？如果有的话，以前怀孕的时候有没有出现过什么问题？

5 对药物有没有过敏史？

6 现在是不是正患有某种疾病，还在治疗当中？

7 准爸爸的年龄情况和身体情况。

8 夫妻双方有没有家族病史？

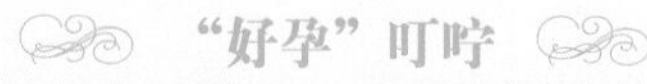

"好孕"叮咛

准妈妈第一次去医院检查，一定要空腹以便采血。因为第一次产前检查可能要花很长时间，所以准妈妈身边最好有人陪伴。同时建议准妈妈穿易于穿脱的衣物，并随身带好医保卡。

怎样推算预产期

准妈妈一旦确定怀孕，最想知道的就是宝宝什么时候出生了。当然预先推算出宝宝的出生日期，无论对于准妈妈做好临产准备还是做好有关迎接宝宝的事情都非常重要。那么预产期到底如何推算呢？

我们通常把4周时间作为一个妊娠月，怀孕全过程是280天，即40周，所以有十月怀胎之说。计算预产期的方法是：在末次月经第一天（月经来潮的第一天）加上9个月零7天。例如，末次来月经是2014年3月1日，加9个月为12月1日，再加7天，为12月8日，那么2014年12月8日就是预产期。如果末次月经记的是阴历日子，最好把它换成阳历，再按上述计算方法计算。

妊娠准确的时间取决于胎儿成熟的时间和准妈妈经期的长短。一般情况来说，每3周来一次月经的准妈妈，妊娠期限为41周减2周＝39周；每4周来一次月经的准妈妈，妊娠期限应为40周；每5周来一次月经的准妈妈，妊娠期限为40周加1周＝41周。

另外早孕反应一般在闭经6周左右开始，出现早孕反应日再加34周，为估计预产期。胎动日期常在怀孕4个月末或5个月初开始，胎动出现日再加20周，也为估计预产期。

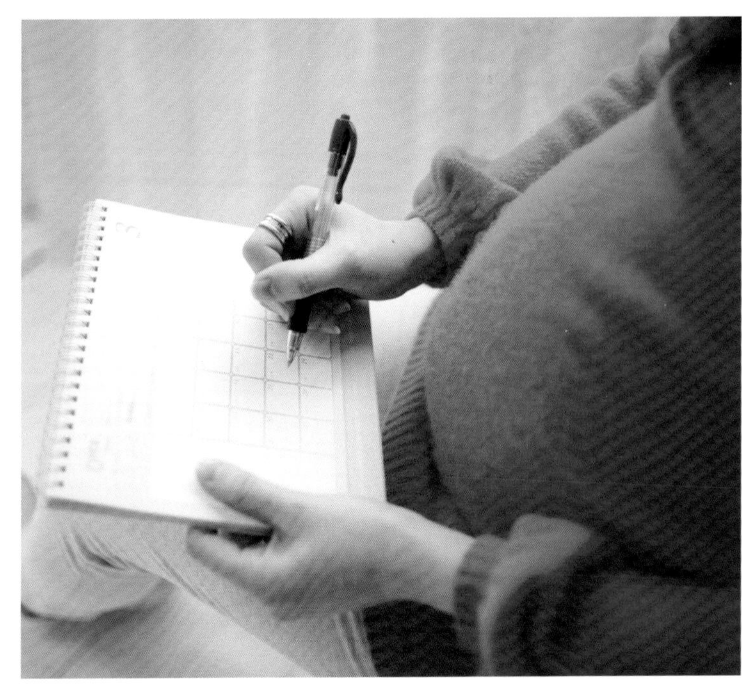

“好孕”叮咛

准妈妈要记住3个关键日期：末次月经的第一天；早孕反应发生的时间；感知胎动时间。

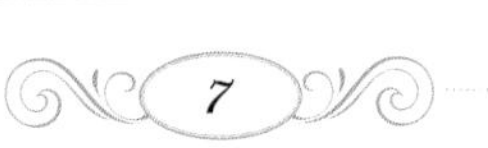

早孕试纸使用的注意事项

准妈妈在使用早孕试纸的时候要注意以下事项：

1 注意产品的生产日期，不要使用过期的测试卡，因为化学药剂时间长了就会失效。

2 去卫生间具体操作之前要仔细读测试卡使用说明，然后要小心谨慎地按照说明去做。

3 如果准妈妈对测试结果拿不准，最好咨询医生，在医生的指导下完成测试。如果测试结果呈阳性，但是又不太明显，准妈妈可以先假设自己怀孕了，及时去医院做检查。

4 如果自测结果呈阴性，但一周之后月经仍未来潮，应再做一次自测。如果不是阳性，最好去医院做检查。

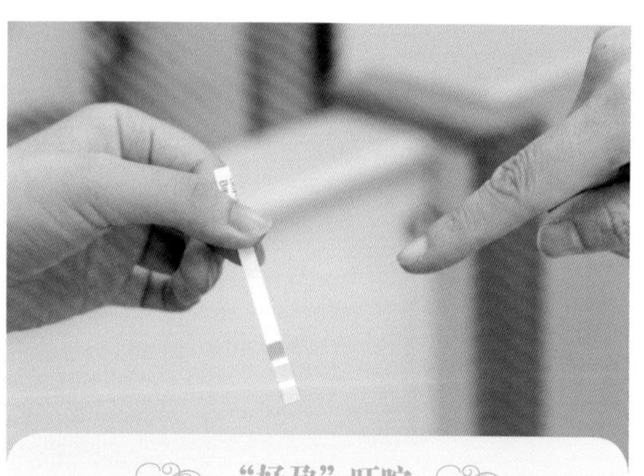

“好孕”叮咛

准妈妈在家里做怀孕自我测试，没有任何外界的指导，一般测试结果只能达到50%~75%的精确率。要是对测试结果不放心，最好去医院确认一下。

怎样推断胎儿的血型

准爸爸准妈妈对于未来的宝宝一定充满了好奇心，如宝宝的模样、血型、性格等，哪些会遗传准妈妈，哪些又会遗传准爸爸呢？很多东西都是未知的，但是血型是可以根据遗传规则推断出来的。

正常情况下人的血型按ABO系统可分为A型、B型、O型和AB型4种。不同血型的准爸爸准妈妈，可以按照下表对宝宝的血型做一个推测：

父母血型	子女可能血型	子女不可能血型
A*A	A，O	B，AB
A*O	A，O	B，AB
A*B	A，B，AB，O	
A*AB	A，B，AB	O
B*B	B，O	A，AB
B*O	B，O	A，AB
B*AB	A，B，AB	O
AB*O	A，B	AB，O
AB*AB	A，B，AB	O
O*O	O	A，B，AB

如何及早发现葡萄胎、宫外孕

宫外孕

宫外孕指受精卵在宫腔外着床发育，以输卵管妊娠最多见。发生宫外孕的准妈妈，一般会在怀孕6~8周（不知道自己怀孕时，一旦出现长时间的停经后，也应注意宫外孕的可能）出现不规则阴道流血，血量可多可少，同时伴有下腹一侧出现隐痛或胀痛，有排便感，疼痛为阵发性或持续性时，应立即送医院救治。

准妈妈如果以前就发生过宫外孕，在彻底治愈后必须坚持避孕一段时间，待医生检查后认为一切正常后方可考虑怀孕，以免再次引发危险的宫外孕。

葡萄胎

葡萄胎是一种妊娠期的良性肿瘤，是胚胎的滋养细胞绒毛水肿增大，形成大小不等的水泡，相连成串，像葡萄一样，故称葡萄胎。

发生葡萄胎的准妈妈，一般表现为闭经后的6~8周不规则阴道流血，最初出血量少，为暗红色，后逐渐增多或继续出血。可伴有阵发性下腹痛，腹部呈胀痛或钝痛。一般能忍受，常发生于阴道流血前，也可伴有妊娠呕吐。患有葡萄胎的准妈妈，在孕早期就有妊娠高血压疾病征象如高血压、下肢水肿和尿中有白色絮状沉淀。在妊娠4个月左右，临近自行排出时可发生大出血，并可见到葡萄样组织。

职场妈妈怀孕后怎么安排工作

1 一旦怀孕，准妈妈应找个好时机跟公司说明自己怀孕的事实，做好工作调整，以免耽误工作，给公司留下不好的印象。并且在上班期间可以做好自身的本职工作，在暂离工作岗位的时候可以完美地交接自己的工作，给公司和同事留下好印象。

2 现在公司都有产假，怀孕之后坚持工作的准妈妈需了解单位的产假制度。根据自己对工作的热情和态度、自己的身体状况以及家庭的经济状况，来确定休产假的起止时间，以及产后重返职场的时间。并且要学会协调好工作与育儿之间的矛盾。

3 在产前提前规划好，是请父母还是月嫂在月子期内照顾准妈妈，以免出现意外情况时无法应付。对产后宝宝的照料也要有一个合理的安排，以便准妈妈可以在产假结束之后及时以最佳状态重返工作岗位。

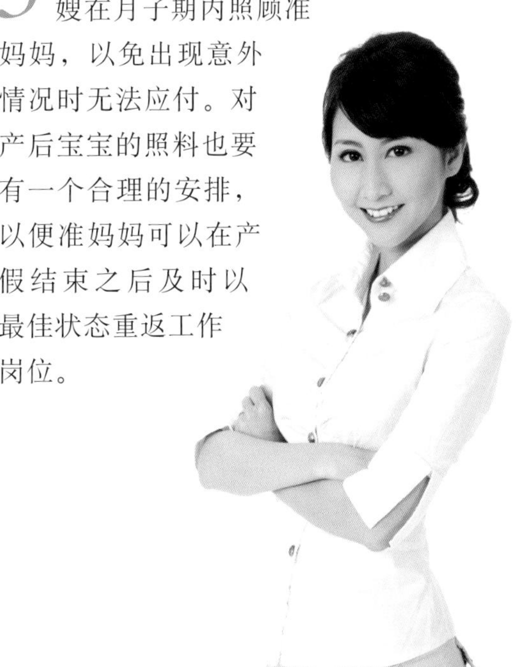

孕1月营养疑难解答

Yunyiyue Yingyang Yinan Jieda

孕1月需增加营养吗

如果准妈妈的身体状况一直很好，营养供给均衡，也没有节食经历，那么在本月的营养供给和饮食选择问题上，不需要花费太大的心思，因为在怀孕初期，准妈妈的基础代谢与正常人没有显著区别。

多数准妈妈会有恶心、呕吐及食欲不振的早孕反应现象，应注意休息，适当调整饮食，当然少食多餐是最好的办法。准妈妈可以不必拘泥于一日三餐的固定习惯，想吃的时候就吃，尤其要多吃富含蛋白质、维生素和矿物质的食物。准妈妈可以吃一些易消化、少油腻、味清淡的食物。

早晨可以喝一些牛奶，吃一些鸡蛋、面包、饼干等。每餐食量不宜太多，以免引起呕吐。有些准妈妈喝汤或吃油腻食物时会感到恶心，因此吃饭时少喝汤，两餐之间可以喝一些果汁、菜汁等。多吃蔬菜水果，也可减轻恶心的症状。

孕期健康早餐应该怎么吃

准妈妈在孕期一定要吃早餐，而且要保证质量。早餐应该吃温热的食物，以保护胃气。热稀饭、热燕麦片、热奶、热豆花、热面汤等热食，都可以起到温胃、养胃的作用。尤其是寒冷的冬季，这点特别重要。准妈妈需要改掉早餐吃油条的习惯，炸油条使用的明矾含有铝，铝可通过胎盘侵入胎儿大脑，影响胎儿智力发育。

在合理的早餐营养结构中三大产热营养素蛋白质、脂肪、碳水化合物的产热值的比例应该在12：2~30：60。

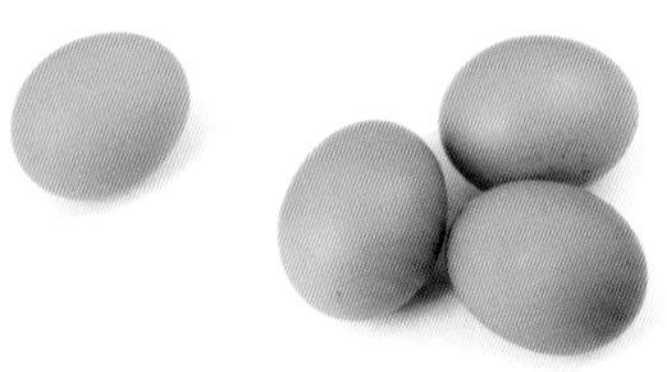

“好孕”叮咛

本月末，有些准妈妈会有晨起恶心的症状，这往往是由空腹造成的，可以早晨醒来先吃一些含蛋白质、碳水化合物的食物，如温牛奶加苏打饼干，再去洗漱，对缓解症状有帮助。

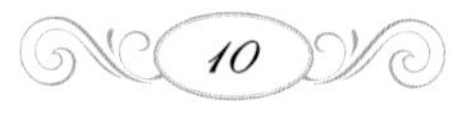

准妈妈在孕期感冒了怎么吃

孕期感冒可大可小，如果不注意或治疗不当的话，会给胎儿造成无法挽回的伤害。所以很多准妈妈非常害怕感冒。感冒后，吃药还是不吃药成了准妈妈的最大困扰：吃药怕有不良反应，不吃又怕感冒加重。在这种情况下，准妈妈通常不知该如何是好，甚至产生不必要的恐慌。其实孕期感冒可以通过合理的饮食方案得到缓解。

1 多吃一些富含维生素C的食物。维生素C是体内有害物质过氧化物的清除剂，同时具有提高呼吸道纤毛运动和防御功能。建议准妈妈多吃富含维生素C的食物（如番茄、菜花、青椒、柑橘、草莓、猕猴桃、西瓜、葡萄等）。

2 当准妈妈受凉，或感觉要感冒时，可以喝一碗热的红糖姜水，然后再美美地睡上一觉。因为生姜有助于降低体温，缓解头痛。准妈妈平时也可以吃一些生蒜、生葱来预防感冒。

3 多吃一些富含锌的食物。当人体缺锌时，呼吸道防御功能会下降，准妈妈则需要比平时摄入更多的含锌食品（如海产品、瘦肉、花生米、葵花子和豆类等食品都富含锌）。

4 鸡汤可减轻感冒时鼻塞、流鼻涕等症状，而且对清除呼吸道病毒有较好的效果。经常喝鸡汤还可增强人体的自然抵抗能力，预防感冒的发生。

准妈妈孕期怎样健康吃酸

准妈妈怀孕后，胎盘分泌的某些物质有抑制胃酸分泌的作用，能使胃酸显著减少，消化酶活性降低，并会影响胃肠的消化吸收功能，从而使准妈妈产生恶心呕吐、食欲下降、肢软乏力等症状。由于酸味能刺激胃分泌胃液，有利于食物的消化与吸收，所以多数准妈妈都爱吃酸味食物。另外，酸性食物有利于铁的吸收，可促进血红蛋白的生成，酸性物质还参与游离钙形成钙盐在骨骼中沉积的过程，利于胎儿骨骼的形成，所以准妈妈多吃些酸味食物很有好处。

不过，孕期吃酸味食物应科学对待，不要多吃人工腌制的酸菜和醋制品。人工腌制的酸菜、醋制品虽然有一定的酸味，但维生素、蛋白质、矿物质、糖类等多种营养几乎丧失殆尽，而且腌菜中的致癌物质亚硝酸盐含量较高，过多地食用显然对母体、胎儿健康无益。

从营养角度来看，喜吃酸食的准妈妈，最好选择既有酸味又营养丰富的西红柿、樱桃、杨梅、石榴、橘子、酸枣、葡萄、青苹果等新鲜水果，其所含有的丰富的维生素C，也是准妈妈和胎儿所必需的营养物质，对胎儿形成细胞基质、结缔组织发育、心血管的生长发育、造血系统的健全都有着重要的作用，同时还可以帮助准妈妈增强身体的抵抗力，有助于铁的吸收。

准妈妈孕期怎样吃辣

怀孕后适当地吃一些辣椒，对准妈妈是有好处的。辣椒营养丰富，含有大量的维生素，对人摄取全面的营养成分有益；吃辣时，辣味刺激舌头、嘴的神经末梢，刺激唾液或汗液分泌，肠胃加倍工作，从而增进食欲；同时，大脑还会释放出具有兴奋作用的内啡肽，使人感到轻松和愉悦。

怎么吃比较好

孕期吃辣贵在适度。如果实在想吃，可以在饭菜里稍微放一点调节口味，但一定不要多到令自己感到烧心或引发便秘的程度。吃辣椒后，可以喝点绿豆汤之类的清凉饮料降降火气。

哪些情况不能吃

1 前置胎盘：前置胎盘的准妈妈要绝对禁止吃辣椒。

2 临产时：临产前吃辣椒，可间接引起子宫破裂、子痫等。

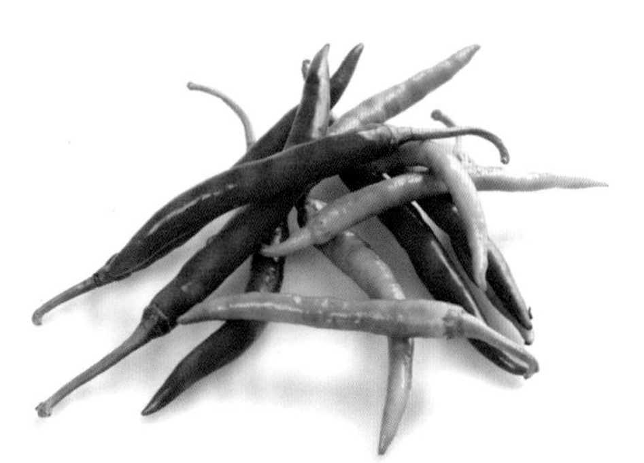

哪些准妈妈不宜喝牛奶

牛奶虽然营养丰富，但是患有以下疾病的准妈妈不宜喝：

1 患有缺铁性贫血的准妈妈。食物中的铁需在消化道中转化成亚铁才能被吸收利用。患有缺铁性贫血的准妈妈若喝牛奶，体内的亚铁就会与牛奶的钙盐、磷盐结合成不溶性化合物，影响铁的吸收利用，不利于恢复健康。

2 患有返流性食道炎的准妈妈。研究证实，含有脂肪的牛奶会影响下食道括约肌的收缩，从而增加胃液或肠液的返流，加重食道炎症状。

3 患有消化道溃疡的准妈妈。牛奶虽可缓解胃酸对溃疡面的刺激，但因其能刺激胃肠黏膜分泌大量胃酸，会使准妈妈的病情加重。

4 乳糖不耐受的准妈妈。牛奶中乳糖含量较高，但必须在消化道乳糖酸作用下分解为半乳糖和葡萄糖后才能被人体吸收。如果准妈妈属于乳糖不耐受体质，食用牛奶后就会引起腹痛、腹泻。

5 患有胆囊炎和胰腺炎的准妈妈。牛奶中脂肪的消化需要胆汁和胰脂酶的参与，饮用牛奶将加重胆囊和胰腺的负担，进而加重病情。

孕期吃鱼有什么好处，有什么讲究

鱼类含有丰富的蛋白质、卵磷脂、钾、钙、锌等营养素，这些都是胎儿发育的必要物质，尤其是神经系统。鱼体内含有一种重要物质，DHA在脑细胞膜的形成中起着重要作用。据研究表明，实际上当受精卵开始分裂细胞时，胎儿通过胎盘从母体中获得DHA，进而影响胎儿的生长发育，如果准妈妈缺少DHA，则形成胎儿脑细胞膜的磷脂质也不足，给胎儿大脑的形成和发育带来不良影响，甚至造成流产或生下脑细胞数较少的先天性弱智婴儿。因此，准妈妈在怀孕期间应多吃鱼以吸收足够的DHA，来满足胎儿生长发育的需要，在一周之内应吃一两次鱼或贝类。不过吃鱼也不是越多越好，每周吃鱼不宜超过3次。

准妈妈怎样吃鱼才健康

1 多吃深海鱼类。包括人工饲养的鳟鱼及鲇鱼、虾、太平洋三文鱼、黄鱼、大西洋蓝蟹及黑丝蟹鱼等。

2 烹调的时候尽量采用水煮的方式，清淡饮食比较好。

3 对于鱼类过敏的准妈妈，不妨改吃孕妇专用的营养配方食品，以减少婴幼儿过敏体质的产生。千万不要勉强摄取鱼类，以免造成身体不适。

4 准妈妈要吃鱼，但是最好不要吃鱼油，因为鱼油会影响凝血机能，准妈妈吃多了可能会增加出血概率。

哪些鱼不能吃

1 稻田或者紧靠稻田的塘、堰养殖的鱼不要吃。农民种稻要施用一定量的农药或杀虫剂，这些有害物污染田水，进而潜入鱼体而蓄积起来。其中，鱼头的危险性最大，准妈妈更要避开。

2 厂矿尤其是化工厂附近水域里的鱼不能吃。工业废气、废水、废渣不断排放到这些水域中毒害鱼类，致使鱼肉中镉、铅、汞等重金属含量增加。

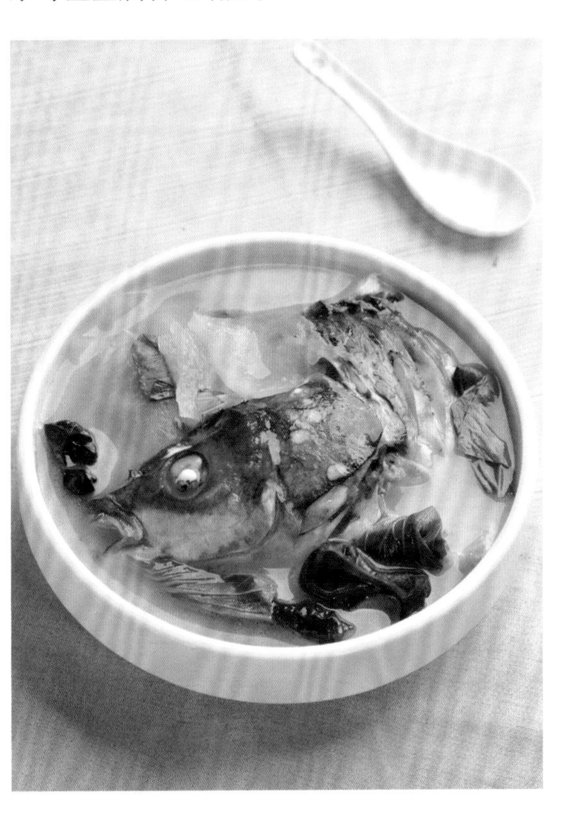

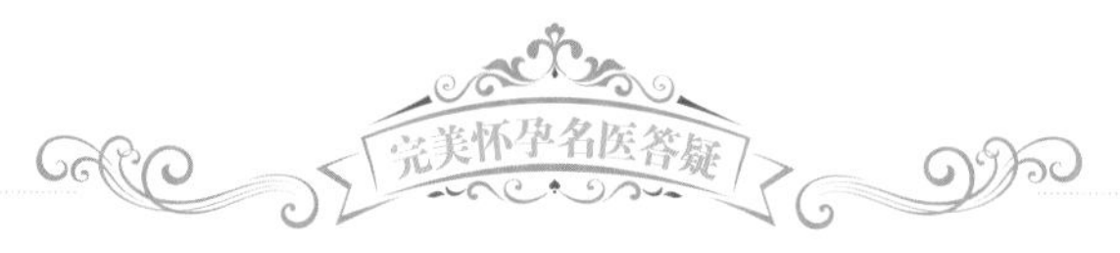

3 咸鱼。咸鱼蕴藏有大量二甲基亚硝酸盐，进入体内可以转化成致癌性很强的二甲基亚硝胺，增加胎儿出生后的患癌危险。

4 出现腐败迹象的鱼类。一些鱼腐败后，会分解形成大量组织胺，诱发强烈的变态反应，对准妈妈构成危险。

5 避免吃鲨鱼、鲭鱼、旗鱼及方头鱼，因为这4种鱼的汞含量可能会影响胎儿大脑的生长发育。

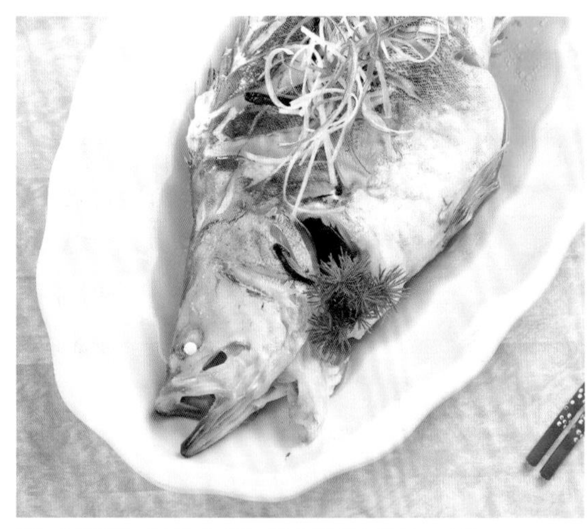

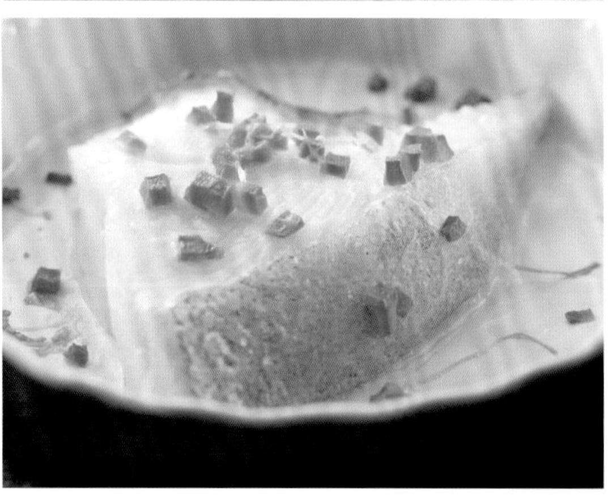

如何识别污染鱼

一般来说，鲜鱼体表应具有固有的色泽和光泽。黏液透明、完整或稍有花鳞，但紧贴鱼体，不易脱落。鳃闭合，鲜红而清晰。黏液透明无异味。眼球饱满，角膜亮而透明，肌肉结实而富有弹性。变质的鱼则不同，皮肤真皮层内的色素细胞所含的色素易被氧化或溶于水或遇酸沉淀，使鱼体失去光泽。鱼体自溶后，组织变软，鱼鳞较易剥落。鱼鳃的血红蛋白分解，鳃色发生变化呈深褐色或灰白色。鳃丝上的黏液浑浊，鳃丝黏结，眼球周围结缔组织变软，眼球下陷，眼内黏蛋白分解，角膜浑浊。鱼体内细胞晶体组织破坏，肌肉弹性消失。

识别受污染的鱼，可以先看鱼形，污染鱼体态畸形，头大尾细，肚皮鼓起，脊椎弯曲，皮肤颜色变化；其次看鱼眼，受污染的鱼眼睛浑浊，有的甚至鼓出来；然后看鱼鳃，受污染的鱼鳃不再光滑，且较粗糙，呈暗红色或褐色；最后闻气味，被污染的鱼往往带有难闻的气味，有的呈大蒜味，有的散发出氨味，还有的呈煤油味（如酚污染），失去了鱼类固有的鲜腥味。

“好孕”叮咛

鱼的烹调方式以水煮为佳，可以不放油。准妈妈吃鱼还应注意搭配，豆腐煮鱼就是一种很好的搭配方式，可使豆腐和鱼两种高蛋白食物得以互补。另外，鱼与大蒜和醋搭配也值得提倡。

孕1月护理疑难解答

Yunyiyue Huli Yinan Jieda

准妈妈孕早期怎样防止感冒

1 坚持锻炼身体。锻炼是提高身体抗病能力的有效途径，准妈妈在整个孕期都要坚持锻炼。

运动推荐：预防感冒健身操。准妈妈可以将双手搓热，从嘴朝鼻梁、额头、两颊回复至鼻翼，画圈摩搓；双手放置胸前，对掌来回摩擦，感觉胸前发热为止；双手交替轮流拍打胸部各20次。

2 多开窗换气，让新鲜空气不断进入室内。使用空调的家庭不能一天24小时门窗紧闭，不能完全靠空调的换气保持室内空气新鲜。另外，要在太阳出来后再开窗换气，如果太阳还没有出来开窗通风，室外的二氧化碳浓度较高，会对准妈妈不利。

3 刷牙防感冒。刷牙能减少口腔细菌，防止病毒从口而入后引起的感冒。但是准妈妈要注意保持牙刷清洁，有的牙刷常常放在阴暗的地方，容易滋生病菌，病毒通过刷牙时进入口腔内，引起感冒，同时还要注意定期更换牙刷。

4 准妈妈每天清晨起床洗漱后，用盐水漱口，再喝半杯白开水，不但可预防感冒，还对牙龈的健康有好处，因为孕期牙龈充血，易患牙龈炎。

5 准妈妈清晨起床后用冷水洗脸，尤其是用冷水擦鼻部，可增强抗感冒的能力。晚上可用温水洗脸，以免由于冷的刺激影响睡眠。

6 室内湿度保持在45%，干燥的空气有利于病毒在呼吸道内聚集生长。可使用加湿器保持室内适宜的湿度。

7 多喝水对预防感冒和咽炎具有很好的效果，每天最好保证喝1600毫升水。

8 尽量不去或少去人群密集的公共场所，人越多被感染的概率越大。

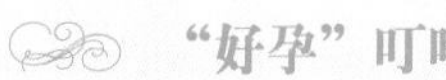

“好孕”叮咛

准妈妈要调整心态，保持乐观情绪。因为愉快的心理因素会刺激体内激素分泌，使人体杀灭病原微生物能力增强，从而增强自身免疫的抵抗能力，预防感冒。

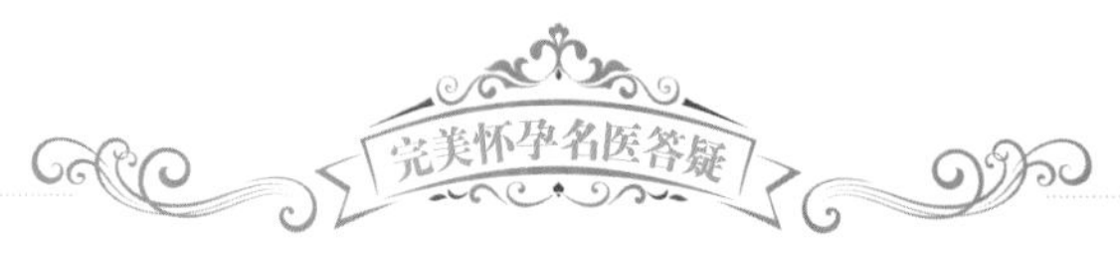

孕早期感冒怎么护理

1 揉搓鼻子。两手合掌，手指交缠，把发热的大拇指置于眉尖的印堂穴上，往下一直推至鼻子两侧的迎香穴，迎香穴距离鼻翼两侧1.5厘米。可促进鼻周围的血液循环，气血畅通。

2 搓摩脸部。搓摩脸部时先将手掌搓热，然后两个手掌的指尖向上按住额头，再由上往下、沿着鼻子的两侧至下巴搓摩，直到发热为止。可促进脸部的血液循环，疏通许多穴道和经脉。

3 搓摩两耳。待脸部搓摩发热后，两个手掌的指尖由下巴沿脸颊两侧往上靠拢，到达耳部后用食指和拇指抓住耳垂轻轻往外拉，每次做64次。

孕早期性生活要注意什么

孕早期，胚胎正处在发育阶段，特别是胎盘和母体子宫壁的连接还不紧密，如果这时进行性生活，很可能由于动作的不当或精神的过度兴奋时的不慎，使子宫受到震动，很容易使胎盘脱落，极容易使胎盘剥离引起流产。所以，孕早期不建议性生活。

准妈妈的乳房非常敏感，过分的抚摸、挤压可以引起乳房内部损伤，引起乳腺增生等。而且受到内分泌的影响，准妈妈的乳房对爱抚的反应更加强烈，虽然这种变化对性生活有提升作用，但容易引起子宫收缩，从而造成流产或早产。因此，孕期不宜过多地刺激准妈妈敏感的乳房，尤其是在怀孕早期或晚期。

在孕早期，准妈妈可能会因妊娠反应而性欲减退。因此，如果孕早期准妈妈对性生活没有兴趣的话，准爸爸应该理解，不能勉强，并且应该照顾好准妈妈的身体和情绪。

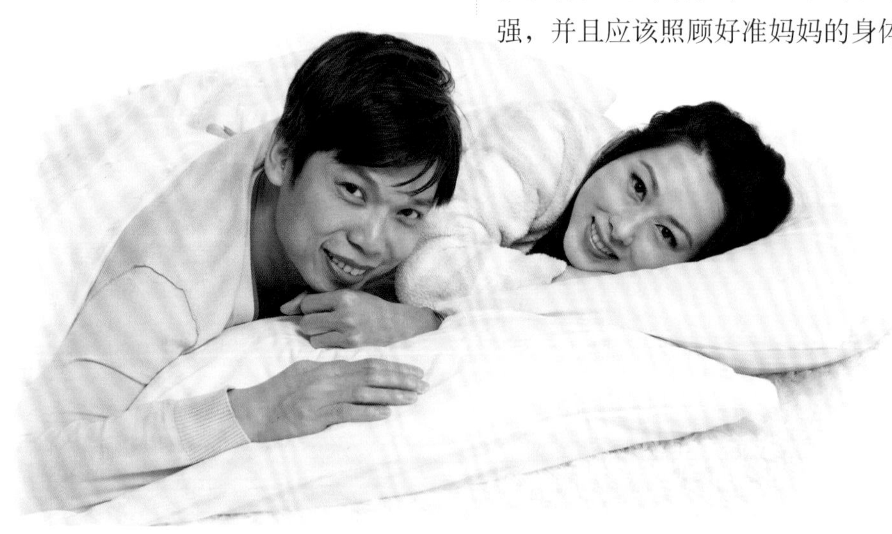

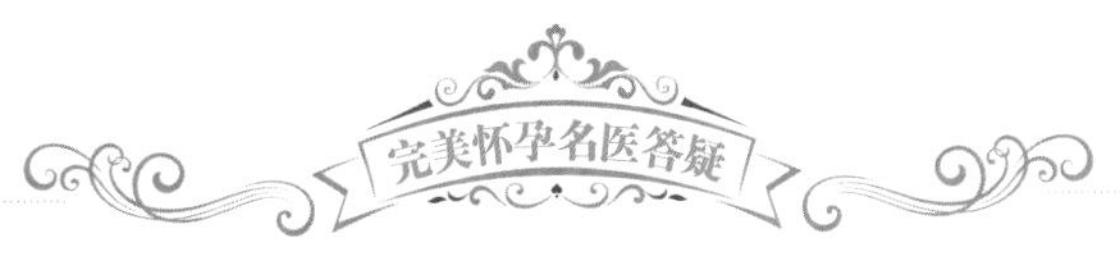

怎样为准妈妈打造安全舒适的家居环境

一个良好的家居环境对已经怀孕的准妈妈来说，是非常重要的。卧室的气氛、通风效果，房间装修后残留的有害物等，都会影响到准妈妈的睡眠和健康，与胎儿的健康成长也有着密不可分的关系。

营造温馨卧室

卧室内的卧具摆放合适与否与准妈妈的睡眠质量有直接的关系。卧室要选择采光、通风较好的地方，床铺要放在远离窗户、相对背光的地方，因为在窗户下睡觉容易吹风着凉，从窗户照进的太亮的光线也影响睡眠。

保持室内通风

准妈妈一定要注意空气的流通，尽量少用空调，保持适当的温度和湿度。经常开窗换气，让新鲜空气不断流入，同时让室内的二氧化碳及时排出，减少空气中病原微生物的滋生。同时还要注意保证居室的温度、湿度适宜。如果空气过于干燥，可采用加湿器加湿，或是在室内放置两盆水。

给屋子去蟑灭螨

蟑螂能携带的细菌病原体有40多种，螨虫的分泌物足以引起过敏性哮喘、过敏性鼻炎和跗性过敏性皮炎等变应性疾病，严重危害准妈妈和胎儿的健康。此外，地毯是螨虫栖息的良好场所，所以一定要注意清洁地毯。或者干脆把地毯卷起来，暂停使用。

购买家具认环保

如果孕期要购买新家具，就尽量购买真正的木制品家具。另外也可在家具外面喷一层密封胶，以防止甲醛雾气的散发。

房子装修要谨慎

装修材料中的有害物质，如甲醛、苯、甲苯、乙苯、氨等，无法在短时间内完全散发掉，不但有害于准妈妈的健康，还会增加胎儿先天性畸形、白血病的发病率。所以，怀孕前后如果打算装修房子的话，一定要选择环保、无污染的装修材料。

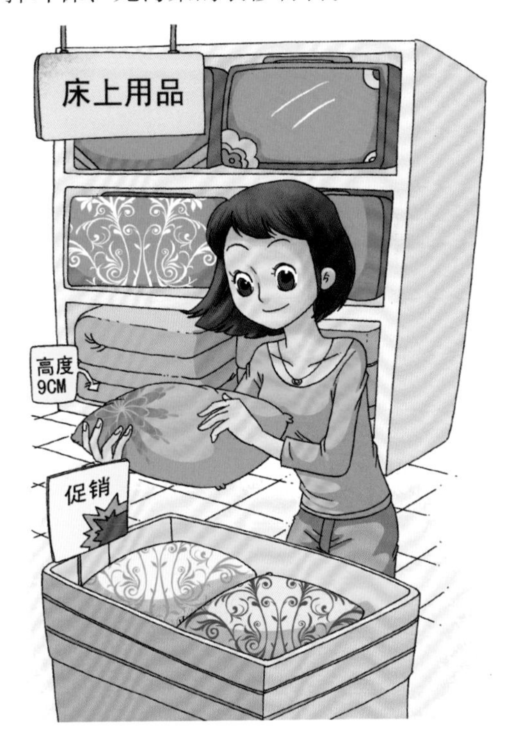

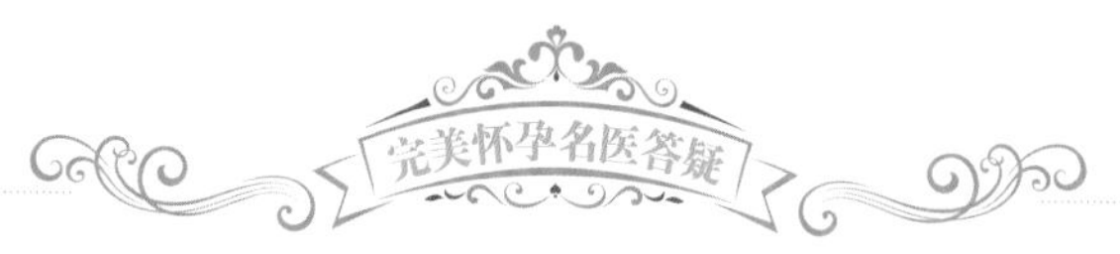

饲养宠物的准妈妈在孕期要注意哪些问题

一般在猫、狗等动物身上都会隐藏着一种肉眼看不见的小原虫——弓形虫，这种原虫寄生到人和动物体内就会引起弓形虫病。正常人感染弓形虫大多不表现出症状，只有少数人会发低烧、流鼻涕等，并且可自愈。但是准妈妈如果在怀孕早期感染这种病原体，很可能会传染给胚胎状态的宝宝，容易引起死胎、流产、死产或畸形儿等严重后果。

在众多的宠物中，猫咪的粪便最容易传播弓形虫。一只猫的粪便中每天可以排泄数以万计的弓形体卵囊，并且，通过接触猫的唾液、痰或饮用受污染的水，抑或食用受污染的食物，都有被感染的危险。

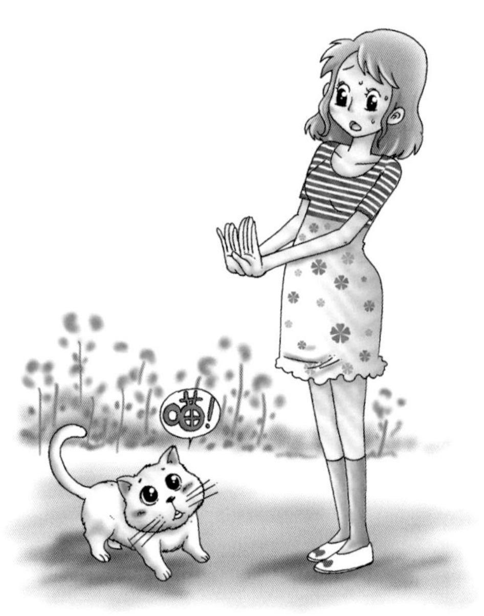

除了小动物，生肉类食物特别是猪肉、牛肉和羊肉也可能带有寄生虫。所以，准妈妈最好不要吃未熟的肉，加工生肉后、吃东西前都要洗手。

如果准妈妈在孕前就一直饲养宠物，孕期也不想离开宠物的话，就要特别注意宠物的卫生问题了：

1 在计划怀孕之前，带宠物去检查一下弓形虫，防患于未然。

2 减少宠物在外游荡以及与其他动物接触的机会，特别注意不要让宠物在外面吃不干净的食物。如果自己动手替宠物清洁或喂饲时，最好先戴上手套，用完的手套也要第一时间彻底清洁或丢弃掉。当完成清洁或喂饲的工作后，切记要马上洗手。

3 不要和猫狗在一个房间活动，不要让它上床一起睡，接触宠物后要洗手。也不要让猫咪跳到准妈妈怀中走来走去。

4 处理宠物粪便的工作由准爸爸来代劳，若需要自己清理，那就戴手套，并且事后一定用肥皂洗手。

5 不要接触来路不明、卫生状况不明的小动物。

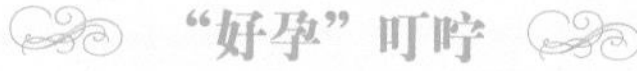

“好孕”叮咛

为了确保孕期安全，准妈妈可以将宠物，尤其是猫，寄养在朋友或者亲戚家里。

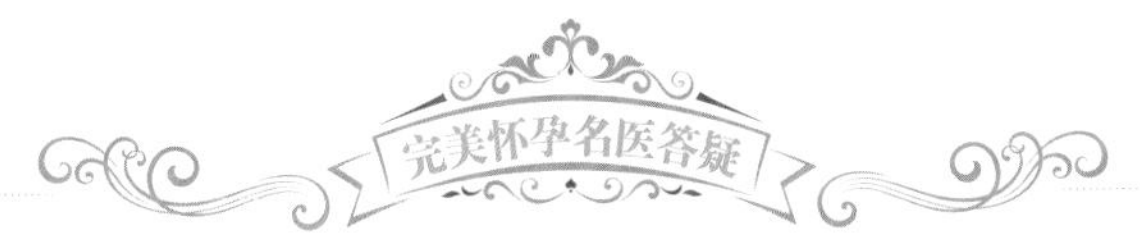

孕早期心理调节

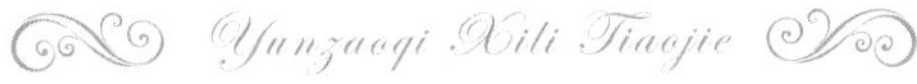

Yunzaoqi Xinli Tiaojie

准妈妈心理状况对胎儿有什么影响

如果准爸爸准妈妈的感情非常融洽，家庭氛围非常的和谐，那么受精卵就会“安然舒适”地在子宫内发育成长，生下的孩子就会更加健康和聪慧。

准妈妈愉快乐观的情绪，会使血液中增加有利于健康发育的化学物质，令宝宝发育正常，分娩时也会比较顺利。反之，紧张、恐惧、焦虑、忧郁、悲伤的情绪，会使血液中有害于神经系统和其他组织器官的物质增加，并可通过胎盘影响胎儿发育，甚至导致胎儿畸形、早产、未成熟等。当准妈妈情绪过度紧张时，交感神经兴奋就会占优势，肾上腺皮质激素分泌增加，阻碍宝宝上颌的发育从而造成腭裂。

孕早期准妈妈应注意心理调节

在孕早期，准妈妈有三种心态是最要不得的。

1 过分担心的心理。有些准妈妈对怀孕没有科学的认识，容易产生既高兴又担心的矛盾心理。对自己的身体能否胜任孕育宝宝的任务、宝宝发育是否正常总是持有怀疑的态度，把药物都拒之千里之外。

2 对早孕反应过于担忧的心理。其实严格来说，早孕反应是一种身体和心理因素共同作用而产生的症状。医学家发现，孕吐与心理因素有密切的关系。如准妈妈厌恶怀孕，那么绝大多数准妈妈会孕吐并伴有体重减轻的症状；如果准妈妈本身性格比较外露，心理和情绪变化很大，也会发生剧烈孕吐和其他反应。

3 心理过于紧张。有些准妈妈及家人由于盼子心切，对未来的生活又茫然无知，因为住房、收入、照料宝宝等问题的担心，从而导致心理上的高度紧张。

孕期怎样避免辐射和胎儿畸形

Yunqi Zenyang Bimian Fushe He Taier Jixing

怎样避免辐射伤害到胎儿

各种电子自动化设备、家用电器、通信工具，只要处于操作使用状态，或多或少都会产生电磁辐射。而人体也是导电体，所以，电磁辐射作用到人的身上，同样会产生电磁感应，并有部分的能量沉积，最终导致人体细胞功能和细胞状态异常，改变神经细胞的电传导，扰乱人正常的生理活动，日积月累还会造成神经衰弱及神经功能紊乱。对于正处于孕产关键期的准妈妈来说，是否能够科学防止工作、生活环境的电磁辐射，关系到胎儿的健康成长。

1 经常清洁电视机、电脑等显示设备，它们容易吸附灰尘，如果不及时擦拭，电磁辐射就会滞留在灰尘中，并随着灰尘在室内空气里弥漫，很容易被人体的皮肤吸附，甚至随着呼吸道进入体内，久而久之就会对健康造成不良影响。

清洁电器的外部时，首先应将电源插头拔下，以保证安全。擦拭显示器的荧光屏时，要用专用的清洁剂和干净柔软的布，或是用棉球蘸取磁头清洗液擦拭。很多人为了图省事，用湿布一擦就算了，这样表面上看起来干净了，但有些手指印、污渍及缝隙里的尘垢仍然残留在上面。最后，一定要用干布再擦一遍，不要让电器长时间停留在潮湿状态中。

2 居住、工作在高压线、变电站、电台、电视台、雷达站、电磁波发射塔附近易受电磁辐射的准妈妈，可以提前考虑换个居所和工作。

3 注意家用电器的合理布置，特别是在卧室，不要集中摆放收音机、电视机、电脑、电冰箱等一些易产生电磁波的家用电器。在购买家用电器和办公自动化设备时，一定要买正规企业生产的合格产品，因为合格产品的电磁辐射值必须被控制在国家规定的安全范围以内。

4 远离辐射源。一般来讲彩电与人的距离应在4~5米；电脑显示器与人的距离要保持在30厘米以上；与日光灯的距离应保持2~3米；微波炉在开启之后至少离开1米远。

5 要注意室内通风，这样也可以减轻家电产生的辐射。

办公室怎样防辐射

1 如果是在电脑机房上班，要尽量避免在电脑背后作业。可以在显示器上安一块电脑专用滤色板以减轻辐射的危害。电脑旁边不要放置闲杂金属物品，以免形成电磁波的再次发射。此外，每日使用电脑的时间最好控制在2~4小时之内。

2 尽量减少使用电脑的时间。如需要长时间使用时，应注意至少每间隔一小时离开一次，以减轻眼睛的疲劳程度和所受辐射的影响。必须每天接触电脑的准妈妈，建议购买防辐射服来避免电脑辐射。

3 在医务、科研战线上因工作需要必须与辐射源打交道的准妈妈，应及早穿上针对电磁辐射的防护服，将电磁辐射最大限度地阻挡在身体之外。

4 中午休息，或者工作期间不需要使用电脑时，最好关闭电源而不要处于待机状态，因为待机时仍可产生相当的电磁场，长时间接触还会在人体内产生辐射积累。

5 使用电脑后，脸上会吸附不少电磁辐射的颗粒，所以，准妈妈下班回家后要及时用清水洗脸，这样将使所受辐射减轻70%以上。

6 喝一些清淡的绿茶。绿茶中的茶多酚是抗辐射物质，茶叶中还含有脂多糖，能改善造血功能。注意不要喝太浓的绿茶，浓茶中的咖啡因含量较高，对胎儿健康不利。或者喝菊花茶，茶中可以加几粒枸杞，养肝明目。

7 适当食用一些具有提高身体防辐射能力的食物，如卷心菜、豆类、海带、紫菜、黑芝麻、西红柿、葡萄等。常用电脑的人会感到眼睛不适，视力下降，易有疲劳的感觉，建议常用电脑的准妈妈适当吃一些对眼睛有益的食品。如鸡蛋、鱼类、鱼肝油、胡萝卜、菠菜、地瓜、南瓜、枸杞子、菊花、芝麻等。

8 可以在办公桌养一盆防辐射的绿色植物，如仙人掌。仙人掌含水分多，易于吸收和化解周围环境的电磁场辐射毒素，减少室内外的污染，有益人体健康。芦荟也不错。还可以在电脑前摆放洋梨、橘子、香瓜、小南瓜等小盆带果绿植，不仅可减少辐射，还可以散发清新气味，让准妈妈工作的时候有个好心情。

“好孕”叮咛

还未分化的、比较原始的或快速成长的细胞，对于辐射比较敏感。所以，在胎儿成形的孕早期，准妈妈尤其要注意避免接触辐射源。孕早期如果接触的辐射量较大，很可能造成胎儿先天疾病或者流产。怀孕3个月以上，胎儿虽然发展得比较稳定，但仍要留意不要长时间暴露在辐射环境中，否则可能影响胎儿的神经系统，造成小脑症、水脑症、智能不足等。

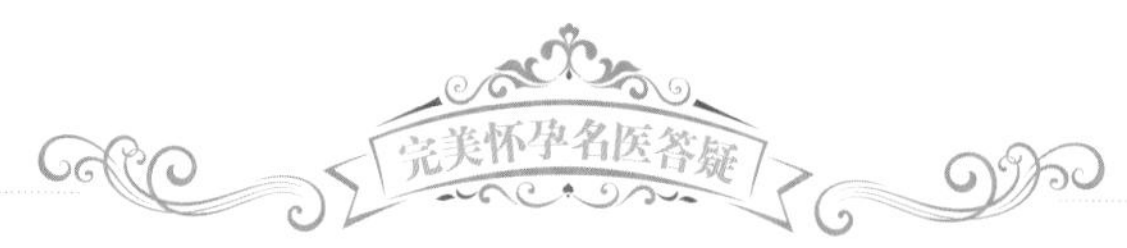

哪些因素易导致胎儿畸形，该如何避免

通常是在胚胎发育阶段受到各种有害因素的影响而使细胞染色体发生畸变产生畸形，或有害物质抑制细胞的有丝分裂，妨碍了胎儿器官的正常分化与发育而产生畸形。准爸爸准妈妈一定要注意一切致畸因素的影响。

饮食防畸

1 谨防食物中的弓形虫。弓形虫除了可能隐藏在小动物身上外，还有可能隐藏在蔬菜、水果表面，以及一些生肉类食物内特别是猪肉、牛肉和羊肉。准妈妈食用蔬菜、水果前一定要清洗干净，最好不要吃未熟的肉，加工生肉后、吃东西前都要洗手，切生肉和内脏的菜板、菜刀，要与切熟肉和蔬菜水果的菜板、菜刀分开。

2 不吃含汞的鱼。日常生活中，准妈妈接触汞的最主要途径就是吃了受汞污染的鱼类。位于食物链终端的大型鱼体内的汞含量最高，比如剑鱼、金枪鱼，以及一些生活在被酸雨污染的湖泊里的淡水鱼（鲈鱼、鳟鱼、梭子鱼等）。准妈妈如果吃以上鱼类，最好每周不超过1次。

3 合理补充叶酸。叶酸是B族维生素之一，适当补充叶酸可以预防胎儿神经管发育畸形。人体不能自然生成叶酸，而准妈妈每天靠正常饮食摄入的叶酸量远远不能满足胎儿生长的需要。因此，有计划地补充叶酸是非常必要的。

4 避免饮用受到铅污染的水。老旧的水管中含有的铅可能会进入自来水里，所以准妈妈从自来水中接饮用水之前，最好先打开水龙头放几分钟水，或者使用自来水过滤器；另外，如果准妈妈家中有热水管道，不要直接喝热水管道里的水，或用热水来做饭，最好将凉水烧开。

5 不用含铅的餐具。如果用一些含铅的玻璃制品和含铅釉的瓷器做餐具的话，那

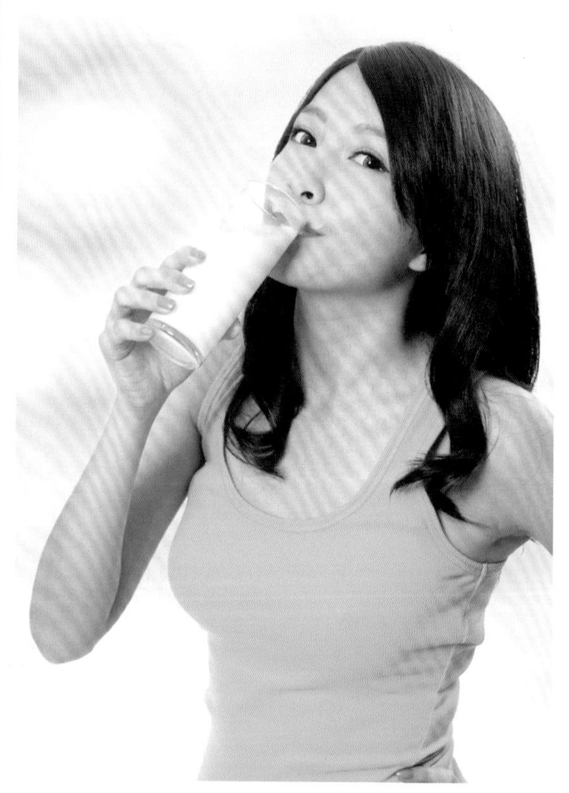

么餐具中的铅会慢慢溶解到食物中，准妈妈长期误食，会影响到自身和胎儿的健康。

6 避免大量饮酒、吸烟、喝浓茶和咖啡。因为这些都有可能产生死胎、低体重儿、胎儿智力低下等情况。

日常生活防畸

1 孕早期应用雌激素、雄激素及孕激素，可引起胎儿性别的变化及其他畸形，准妈妈要避免使用。此外，四环素、激素类的药物都有致畸的报道，所以准妈妈在妊娠期的用药应在医生指导下合理使用。

2 孕早期如果要做腹部X线透视或摄片，一定要向医生说明情况并征得医生的同意。因为孕早期过量接受放射性物质有可能导致畸形儿的产生，引起先天性心脏缺陷、小头畸形、死胎等危险。

3 谨防病毒感染。常见的流感、风疹、巨细胞病毒、单纯疱疹病毒等病毒感染，可使胎儿患小头畸形及脑积水、脑钙化等组织或器官畸形。

“好孕”叮咛

准妈妈在使用洗涤剂等日用洗化用品时，可以戴上胶皮手套。像一些有浓烈气味或是有严重警示标签的产品，准妈妈一定要避免直接接触。

哪些准妈妈需要做排畸检查

为了避免胎儿发育畸形，准爸爸准妈妈一定要在产前做好检查和遗传咨询，凡具有下列情况之一的准妈妈，在怀孕4~6个月时，都应进行产前检查和遗传咨询，并进行相关的产前诊断。

1 孕前及孕期饲养宠物并经常接触宠物的准妈妈。

2 孕早期曾服用可能致胎儿畸形的药物，或接受过放射线诊断或治疗的准妈妈。

3 年龄在35岁以上的准妈妈。

4 曾生过无脑儿、脊柱裂或其他畸形胎儿的准妈妈。

5 有习惯性流产、多次胎死宫内的准妈妈。

6 家族中有先天性代谢性疾病的患者，或准妈妈本人曾生育过代谢性疾病患儿。

7 夫妻双方均为同一种地中海贫血患者。

8 怀孕早期，曾患过风疹、巨细胞病毒、单纯疱疹等病毒感染的准妈妈。

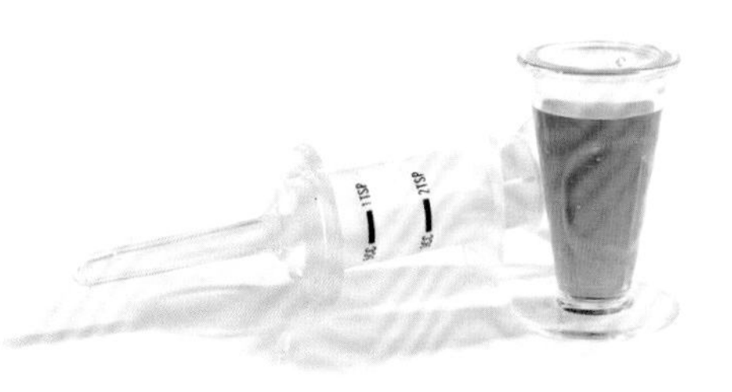

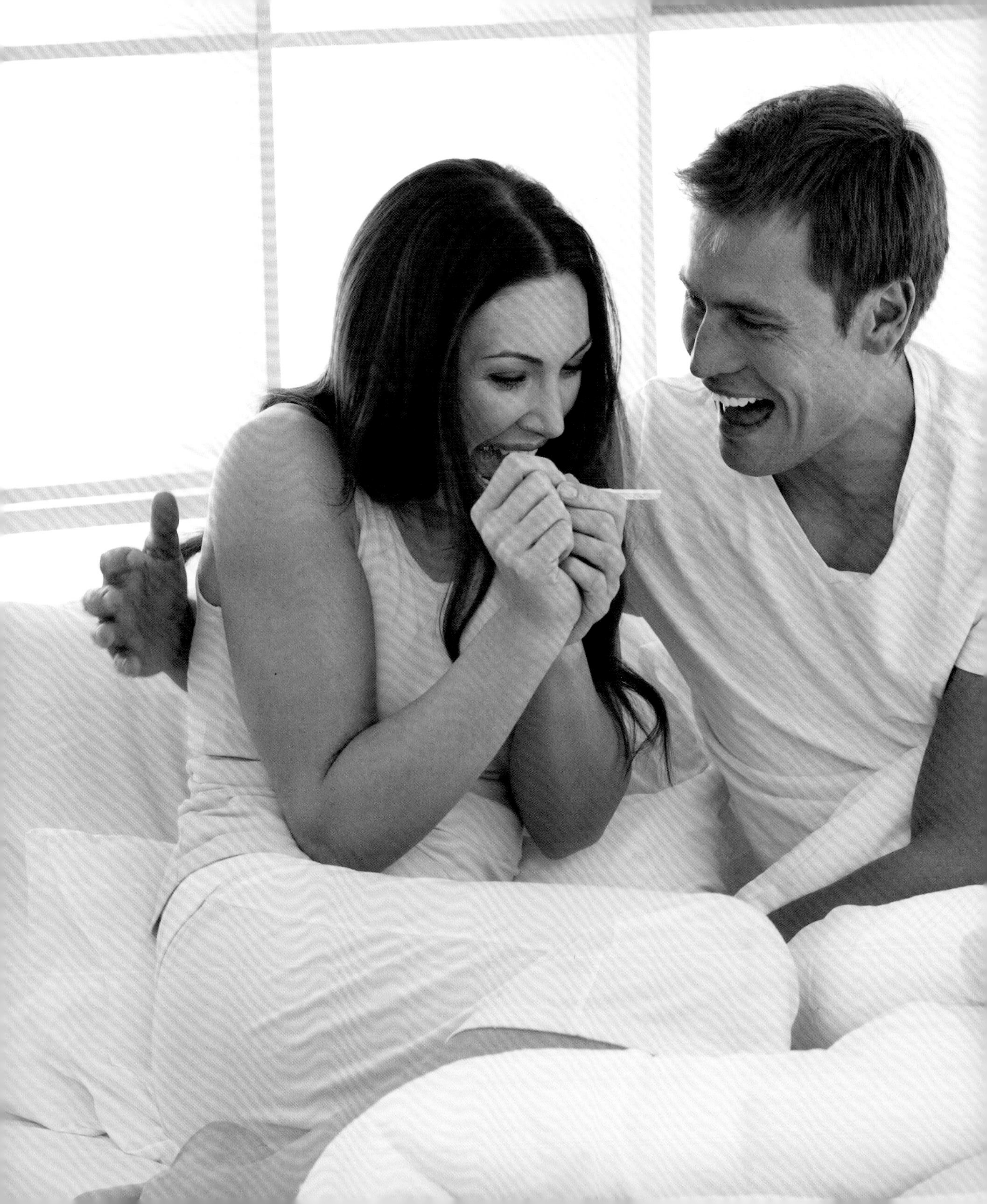

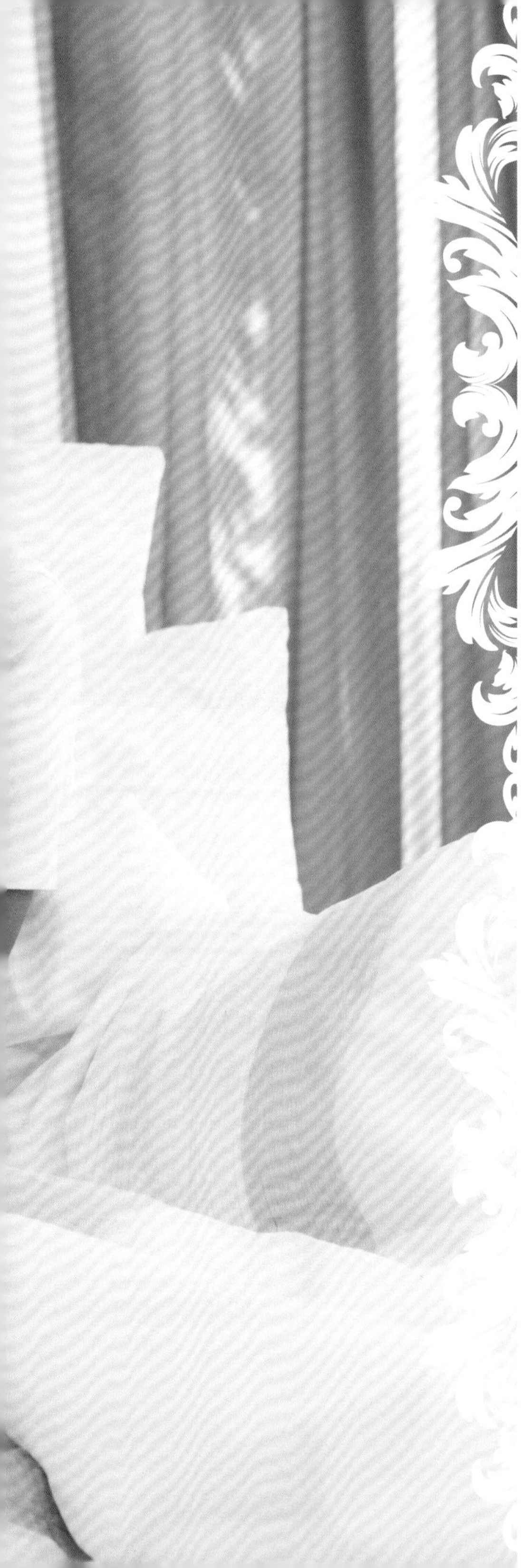

孕二月

令人惊喜的两道杠

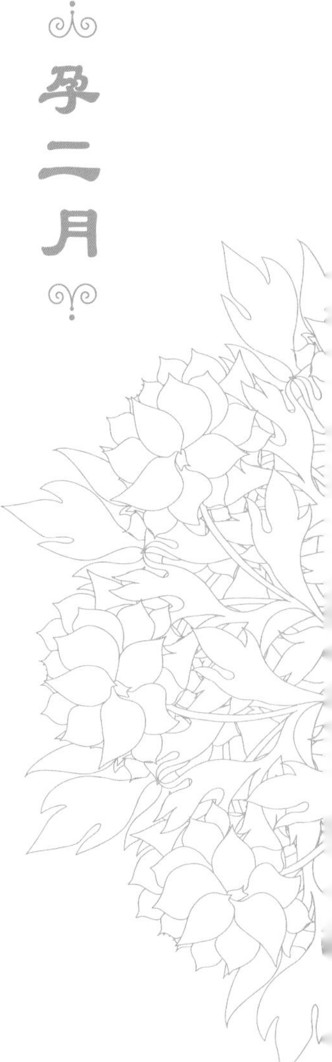

很多准妈妈都是在这个月确认的孕讯，当确认自己可能怀孕时，一种惊喜的心情会油然而生，一种庄严神圣的感觉便会涌上心头，腹中那个还摸不着的小生命是一份天赐的礼物，在高兴与紧张的同时，准爸妈不要忘了调整自己的心情，让自己尽快进入做父母的角色哦！

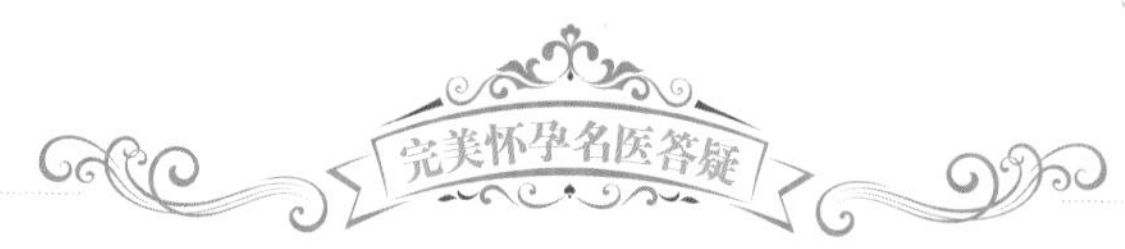

准妈妈和胎儿会发生什么变化

Zhunmama He Taier Hui Fasheng Shenme Bianhua

第5周胎儿发育

本周，胚胎分裂形成内、中、外3个胚层，所有器官和身体部位都将由这些组织发育形成：

外胚层——皮肤、指甲、眼睛、鼻子、神经系统等；

中胚层——肌肉、骨骼、淋巴组织、血细胞、心脏等；

内胚层——舌头、扁桃体、尿道、膀胱等。

神经系统和循环系统最先开始分化，心脏开始成形，刚开始有了搏动，每分钟可达69次左右。

这时候，胚胎长度为0.4~0.5厘米，有一个小苹果籽大小，看起来还不像人，更像一只小蝌蚪，胚胎的上面和下面开始形成肢体的幼芽，将来发育成宝宝的手和腿。面部器官本周开始形成，鼻孔已经出现，眼睛的视网膜也逐步成形。形成嘴巴的地方的下面有些小的皱褶，它以后会发育成宝宝的脖子和下巴。

第5周母体变化

如果有规律的月经周期，到了这一周，准妈妈会发现月经超期已经有几天了，除此之外，还可能有一种异于往常的充实感，这是激素在起作用，卵巢分泌的激素会随着胚胎的发育分泌得越来越多，身体开始感觉到它带来的变化，这也是提醒准妈妈怀孕的信息，应该考虑验孕。

从外观上看，准妈妈的腹部仍然没有什么变化，但里面的子宫在一天天慢慢膨大，由于怀孕的影响，准妈妈可能开始感觉到口渴、尿频、犯困、乳房增大变软并且触痛等早孕症状，初次怀孕的话，这些表征会更明显。

有的准妈妈早早就会感到胃部不适，有烧灼感，这种感觉可能持续到分娩结束，这在医学上称妊娠期胃灼热症。

“好孕”叮咛

多提醒自己喝水，缺水会令人感觉更不舒服，另外，充足的水分能让体内的有毒物质及时从尿中排出，同时不要忘了继续每天服用叶酸。

第6周胎儿发育

现在，小胚胎看上去像小扁豆粒般大小，大约6毫米长，生长十分迅速。

脑和呼吸系统正在发育，神经管开始连接大脑和脊髓，原肠也开始发育，肝脏开始发育，血液循环系统的器官原形已经出现，四肢的雏形已经出现，只是还不很规则，心脏已经开始划分心室，并进行有规律的跳动并开始供血。

这一周，胚胎形成了与母体相连的脐带，开始漂浮在充满液体（羊水）的羊膜囊中，活像一条快乐地游弋在水里的小鱼儿。

第6周母体变化

从外观看来，准妈妈依然没有什么明显的变化，但大部分准妈妈开始出现了早孕反应，会食欲不佳，同时伴有恶心、呕吐、唾液分泌多，并且精神不济，常常昏昏欲睡，情绪低落，不愿多说话，不愿做家务，不愿运动，只想静静地待在家里。

在雌激素与孕激素的作用下，准妈妈的乳房有些微增大，变得柔软，乳晕和乳头的颜色变深，会感到胀痛，乳晕有小结节突出，白带增多，而且会意识到排尿变得频繁。

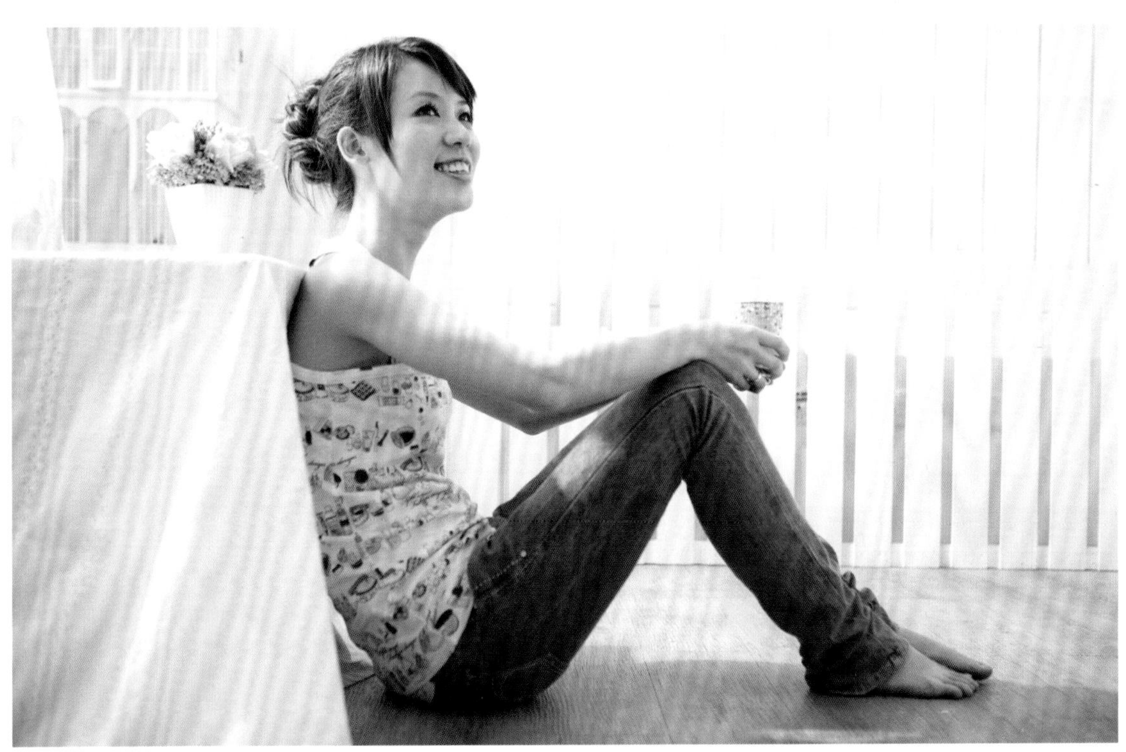

第7周胎儿发育

这一周，胚胎大约有13毫米长，重约4克，有了一个与身体不成比例的大头，向胸部弯曲，面部器官十分明显，眼睛就是两个明显的黑点，鼻孔大开着，耳朵有些凹陷，腭部正在发育。

尽管此时胚胎还是很小，但大脑、身体将经历重要的发育时期。

胚胎的神经系统轮廓在这一周已接近完成，头部明显增大，80%的脑和脊髓的神经细胞开始形成，大脑平均每分钟就有10000个神经细胞产生，迅速发育成前脑、后脑和中脑3个部分，大脑皮质也已经清晰可见。

胚胎上伸出的幼芽般的四肢长成的胳膊和腿现在看上去很明显，在其末端有裂，以后这些变成手指和脚趾。两条胳膊很像鱼鳍，比腿长一些，而且宝宝的胳膊比腿发育得稍快，这种状况一直会持续到宝宝3岁以后。

胚胎有两肺、肠、肝、两肾以及内生殖器官，但均尚未完全形成，他的心脏已经划分成左心房和右心室，并有规律地跳动着，每分钟大约跳150下（比成人要快2倍），开始有血液在胚胎的体内循环。胃和食管正在建造过程当中。舌头很快就会建设完成。此前已经成形的各个器官，也随着胎儿的长大不断拉长增大。

第7周母体变化

很多准妈妈变得没有胃口、犯恶心，除了恶心、呕吐外，乏力的感觉也会非常明显，一些准妈妈情绪会变得很烦躁。

也有些准妈妈总是有饥饿的感觉，而且常常饥不择食地吞咽各种食物，这和个人激素有关，都是正常的，在怀孕初期时没必要压抑自己的食欲。

在本周的中间，胚胎开始有轻微的动作，遗憾的是准妈妈还感觉不到，大约需要等到第5个月时准妈妈才能享受到胎动的乐趣。

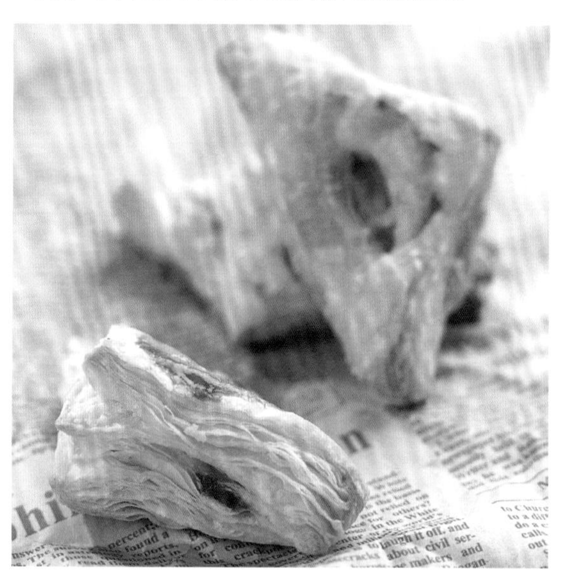

“好孕”叮咛

有一种情况需要引起准妈妈注意：虽然吃得多，人却越来越瘦了，这可能不单纯是孕吐造成的，最好咨询一下医生。

第8周胎儿发育

这周，胚胎长到了葡萄大小，身长在16~20毫米，大约一颗葡萄那么大，接下来它会以平均每天1毫米的速度继续长大，这个增长速度会一直持续到第20周。

胚胎的器官已经开始有明显的特征，两侧颌骨联合起来形成了口腔，已经有了舌头，牙和腭在发育，耳朵也在继续成形，手指和脚趾间看上去有少量的蹼状物，眼睑开始出现褶痕，位于头部两侧，胳膊在肘部变得弯曲，手脚还会轻柔地动，在羊水中进行类似游泳般的活动。

此时，心脏和大脑已经发育得非常复杂，各种复杂的器官都开始成长，胚胎蜷缩成一团，皮肤像纸一样薄，血管清晰，是一个透明的小家伙，它正在像豆子一样跳动。

不过，由于肠道很长，胚胎的身体暂时还没有足够的空间容纳，所以此时要在腹腔外生长，与脐带相连，以后会回到腹腔中去。

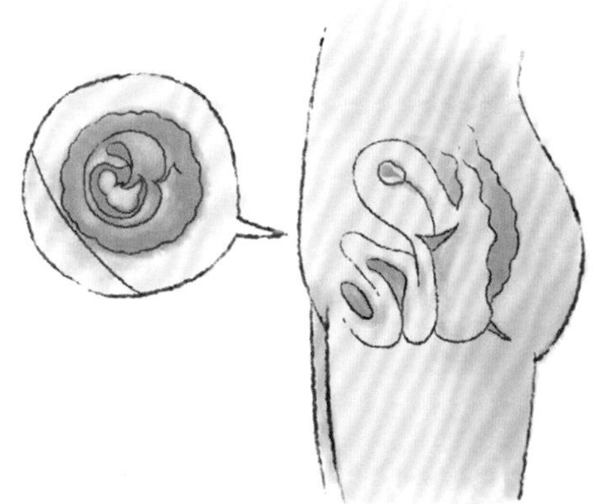

第8周母体变化

准妈妈的腹部现在看上去仍很平坦，但子宫已有明显变化，它不但增大了，而且变得很软，阴道壁及子宫颈因为充血而变软，呈紫蓝色。

许多准妈妈在这一周第一次有了腹部疼痛的感觉，这是因为子宫在迅速地成长扩张，从而出现了牵拉痛感。

子宫迅速增大还导致了更明显的尿频，因为膀胱紧邻子宫，子宫占据较多位置自然会压迫到膀胱。

对于很多准妈妈来说，这一周可能也是很难熬的一周，有的准妈妈在这一周开始明显感到孕吐来袭，对于孕吐已经开始的准妈妈来说，这个时期可能是妊娠反应最严重的时候，变得格外不舒服，因此更需要家人的关怀。

“好孕”叮咛

有许多经验表明，预先认定自己一定会害喜的话，那么多半会因为看到别人孕吐自己就恶心起来，或者想到会孕吐就真的呕吐了，尤其是在坐车或者坐船的时候，所以，无论你是否害喜了，都不要暗示自己“我要呕吐了”，也有一些准妈妈一直到分娩都不觉得有孕吐反应。

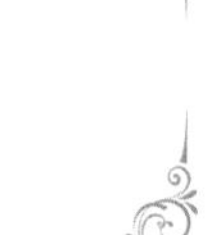

孕2月应该了解哪些常识

Yuneryue Yinggai Liaojie Naxie Changshi

孕期准妈妈依法享有的权利

孕期的准妈妈是有专享特权的，职场准妈妈不妨了解一下，看看你孕期有哪些权利：

1 《中华人民共和国妇女权益保障法》第二十七条：任何单位不得因结婚、怀孕、产假、哺乳等情形，降低女职工的工资，辞退女职工，单方解除劳动（聘用）合同或者服务协议。但是，女职工要求终止劳动（聘用）合同或者服务协议的除外。

2 《中华人民共和国劳动法》第二十九条：女职工在孕期、产期、哺乳期内，用人单位不得解除劳动合同。

3 《中华人民共和国劳动法》第六十一条：不得安排女职工在怀孕期间从事国家规定的第三级体力劳动强度的劳动和孕期禁忌从事的劳动。对怀孕七个月以上的女职工，不得安排其延长工作时间和夜班劳动。

流产的原因

流产是指妊娠28周内，由于某种原因而发生妊娠终止的现象。如发生在妊娠12周以内称为早期流产；如发生在12周以后者，称为晚期流产。流产最主要的信号就是阴道出血和腹痛（主要是因为子宫收缩而引起腹痛）。如果准妈妈发现自己阴道有少量流血，下腹有轻微疼痛或者感觉腰酸下坠，这可能就是流产的前兆，也是胎儿给你传递的“危险信号”。

导致自然流产的原因很多，比如遗传基因缺陷、免疫因素、母体疾病因素甚至是环境因素，都可能引起自然流产。一般有以下几种原因：

1 胚胎发育不正常。

2 准妈妈如果患有急慢性疾病比如贫血、高血压、慢性肾炎、心脏病，容易导致流产。患有子宫畸形、盆腔肿瘤、宫腔内口松弛或有裂伤等生殖器官疾病的准妈妈，也有可能造成流产。

3 准妈妈受到含汞、铅、镉等有害物质或有毒环境的影响，或者受到物理因素如高温、噪声的干扰和影响，也可导致流产。

4 准妈妈若受到病毒感染，母体的病毒通过血液进入胎盘，会导致流产。同时准妈妈黄体功能失调，或者甲状腺功能低下也会造成流产。

5 如果准妈妈和胎儿双方免疫不适应会导致母体排斥胎儿，以致发生流产。

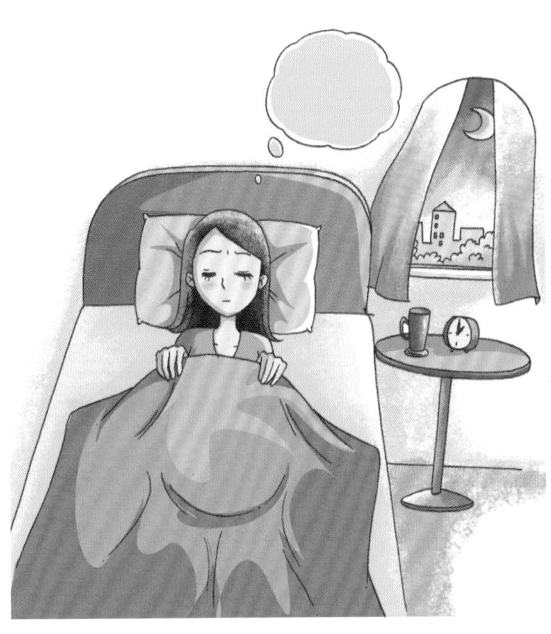

“好孕”叮咛

极少数发育不正常的胚胎，即使保住，在出生后也会造成宝宝某些功能异常或畸形，所以孕早期胚胎发育不正常，准妈妈不可强行保胎。

胎儿出现危险的信号

准妈妈怎样才能知道胎儿是否健康、安全？若出现以下信号，准妈妈就一定要注意了。

阴道流血

一旦阴道流血，胎盘可能发生了一部分剥离。随着孕期的延长，剥离了一部分的胎盘对胎儿的供血常会不足，有可能造成胎儿发育迟缓。当先兆流产造成胎盘剥离达1/3时，胎儿就会有生命危险了，当剥离面积达1/2时，胎儿必死无疑。发生宫外孕时也会发生阴道流血。少见的阴道流血原因还有葡萄胎。

妊娠剧吐

在孕早期，准妈妈会出现食欲减退、恶心、呕吐的孕吐现象。一般在怀孕3个月后会自行消失，这属于正常生理现象。但一些准妈妈出现过分剧烈的孕吐就应引起重视了，当怀孕出现异常，造成HCG（绒毛膜促性腺激素）过高（最典型的是葡萄胎），孕吐就会增强。

突发腹痛

多见于先兆流产、宫外孕、恶性葡萄胎、早产和胎盘早剥等，准妈妈应及时就医查明原因。

面部和四肢水肿迅速加重

当准妈妈发生妊娠高血压疾病时就会出现这种情况。严重者因水肿一周内体重会增加500克。如患此病，胎盘血管也会发生痉挛，造成胎儿的血液和营养供应不良，最严重的胎儿的血供可减少2/3，胎儿的发育就会明显迟缓，出生时也常属低体重儿。

如何预防流产

很多准妈妈怀孕以后，都会担心流产的问题。该如何避免流产的发生呢？以下几点安全妊娠的建议可供准妈妈参考：

1 对有自然流产史的准妈妈来说，妊娠3个月以内、7个月以后应避免性生活，习惯性流产的准妈妈整个孕期都应严禁性生活。

2 生活有规律。起居应以平和为上，如早晨多吸收新鲜空气，适当地活动，每日保证睡眠8小时，条件允许可以午睡一会儿。既不要过于贪睡，也不要太过劳累。养成每日定时大便的习惯，保证大便通畅，但避免用泻药。

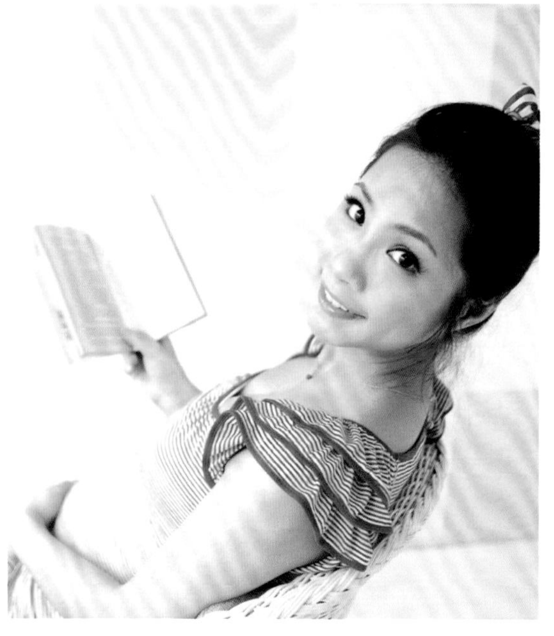

3 选择合理的饮食。如富含各种维生素及矿物质的食品，如各种蔬菜、水果、豆类、蛋类、肉类等。

4 注意个人卫生。多换衣，勤洗澡，但不宜选择盆浴。因为脏水和细菌会进入阴道引发感染。特别要注意阴部清洁，防止病菌感染；衣着应宽大，腰带不宜束紧；平时应穿平底鞋。

5 避免使腹部紧张或受压迫的动作，如弯腰、搬动重物、伸手到高处去取东西及频繁地上楼下楼等活动。

6 不要乘坐震动很剧烈的交通工具，如坐汽车时尽量坐在前排。

7 保持心情舒畅。自然流产是因为准妈妈大脑皮层下中枢兴奋亢进所致，实验证明神经系统的机能状态对流产起着决定性的作用，因此妊娠期精神要舒畅，避免各种刺激。

8 一旦发生流产征兆，应立即卧床休息，必要时去医院就诊。

“好孕”叮咛

在适宜年龄生产，可以减少流产的发生。

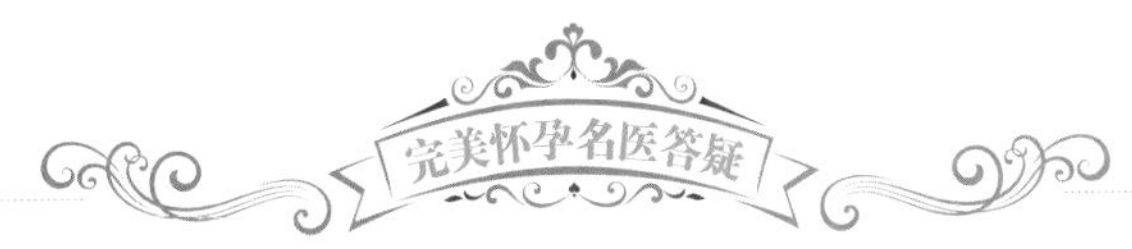

孕2月营养疑难解答

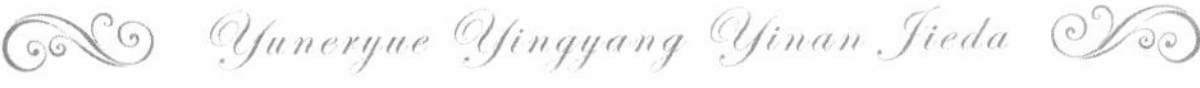
Yuneryue Yingyang Yinan Jieda

准妈妈在本月需要注意哪些饮食细节

本月是胎儿器官形成的关键期，为了保证各种营养素的供给，保证胎儿和准妈妈的健康，本月以及此后的饮食安排要注意以下几点：

食物要多样化

准妈妈要根据孕早期每日膳食结构安排每日饮食，每天保证各类食物的摄入量和适当比例。每天三餐的食物品种不同，每周的食物品种不重复。

食物要易于消化

动物性食物中的鱼肉、鸡肉、蛋类、奶类，豆类食物中的豆腐、豆浆，均利于消化吸收，并含有丰富的优质蛋白质，且味道鲜美，准妈妈可以经常选用。大米粥、小米粥、烤面包、馒头、饼干、甘薯，易消化吸收，含糖分高，能提高血糖含量，改善准妈妈因呕吐引起的酸中毒。酸奶、冰淇淋等冷饮较热食的气味小，有止吐作用，又能增加蛋白质的供给量，准妈妈可以适量食用。

少食多餐

孕早期特别是妊娠反应严重的准妈妈，不要拘泥于进食时间，只要想吃就可以吃。睡前和早起时，坐在床上吃几块饼干、面包等点心，可以减轻呕吐，增加进食量。

烹调要符合准妈妈口味

怀孕后很多准妈妈饮食习惯发生了变化，有的准妈妈喜欢吃酸的，有的喜欢吃辣的，因此要根据准妈妈的口味，选择烹调方法。

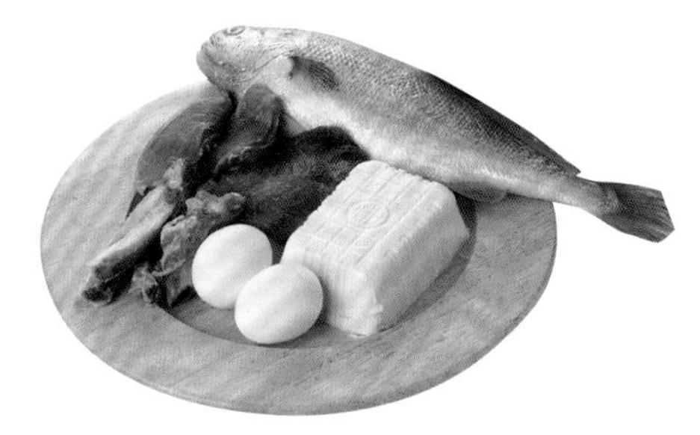

“好孕”叮咛

怀孕后多数准妈妈不喜欢油腻的煎炸食物，所以做菜的时候要以炒、炖和清蒸为主。

准妈妈每日需要摄入的食物量是多少

根据中国营养学会推荐的标准：孕早期，准妈妈每日的热量摄入为2100千卡；到孕中期，准妈妈每日所需热量为2300千卡；孕晚期，准妈妈每日所需的热量为2600千卡。

从以上的营养学数据可以看出，怀孕之后，准妈妈每日所需的热量并没有增加太多，所以，怀孕之后没必要大吃大喝。准妈妈每日所需的各类食物总量可以参考下表：

鸡蛋	1~2个
主食（米、面）	300~500克
蔬菜	500~800克
瘦肉、鱼、虾	200~250克
豆类食品	100~200克
鲜奶	250克左右
水果	200~250克

要保证准妈妈每日都摄入足够的营养，就必须做到均衡膳食，即全面提供符合卫生要求、营养全面、配比合理的膳食标准和膳食配方。身体在完成各种代谢活动时，需要蛋白质、脂肪、碳水化合物、水、各种维生素、矿物质和必需的微量元素，还需要纤维素等40多种营养素。没有任何一种食品具备这么多的营养素，所以，准妈妈每天的饮食结构要全面、合理。

同时，准妈妈要少吃油炸食品、高热量食品、含糖分高的食品等，这些食物不仅没有营养，热量还很高，容易导致肥胖，对宝宝的健康也不利。

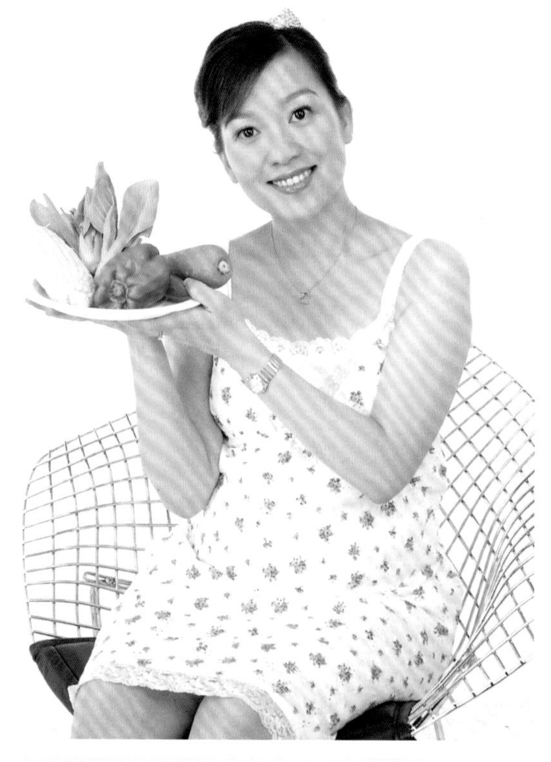

“好孕”叮咛

营养学家发现，宝宝出生后的饮食习惯深受准妈妈饮食习惯的影响。如果准妈妈胃口不好、偏食，或吃饭过程常被干扰，甚至有一餐没一餐的，那么，宝宝就经常表现出没有胃口、不喜欢吃东西、常吐奶、消化吸收不良，甚至较大宝宝出现明显偏食的现象等。所以，准妈妈一定要养成良好的饮食习惯。

怎样吃可以缓解疲劳感

孕早期身体开始悄然发生变化，一颗种子在体内萌芽，准妈妈的身体开始担负起孕育和保护这颗种子的重任，因此常会感觉到疲劳，坚持上班的准妈妈自然更是如此。消除疲劳的方式虽然有上百种，不过准妈妈多了小生命要孕育，所以，在选择消除疲劳的方式时还要考虑到安全问题。

防止疲劳要多吃和少吃的食物

不少食物具有消除疲劳、提振精神、舒缓压力的作用。富含B族维生素的食物，适当吃一些可以帮助准妈妈消除疲劳，对孕吐也有很好的缓解作用，如蛋类、奶酪、全谷类、豆类、海产类、瘦猪肉、奶类、酵母粉、绿色蔬菜、坚果类等。

避免摄取过多油炸食物、过于精细的主食、含淀粉过高的食物等，因为这些食物都会增加身体负担，让疲劳更为严重。

黄金配餐

孕期最理想的吃饭时间为早餐7~8点、午餐12点、晚餐6~7点，三餐之间最好安排两次加餐，进食一些点心（饼干、坚果）、饮料（奶、酸奶、鲜榨果汁等）和蔬菜水果，可以适当补充能量，使下一餐用餐前不致太饿，也有利于营养均衡。

这个时候，准妈妈容易感觉疲劳，可以这样安排自己的一日饮食。

早餐：主、副食搭配，干稀搭配。一些牛奶、粥、汤，配着吃三明治、面包、点心等主食，以及鸡蛋、蔬菜等。如果早餐不习惯吃肉，可以尝试豆干、素什锦等豆制品。

加餐：可选择酸奶、奶酪配苹果。如果早餐喝牛奶会肠胃不适，可以加餐时喝，最好配2片饼干。

中餐：要吃好，不要选择西式快餐。如果不得已而为之，别忘了给自己点一份蔬菜沙拉，并且以果汁、矿泉水代替碳酸饮料。

加餐：可以吃坚果、豆制品和饼干。

晚餐：只要确保营养，可以适当少吃一些主食，以降低摄入的热量。但是不能缺少肉类和新鲜蔬菜。

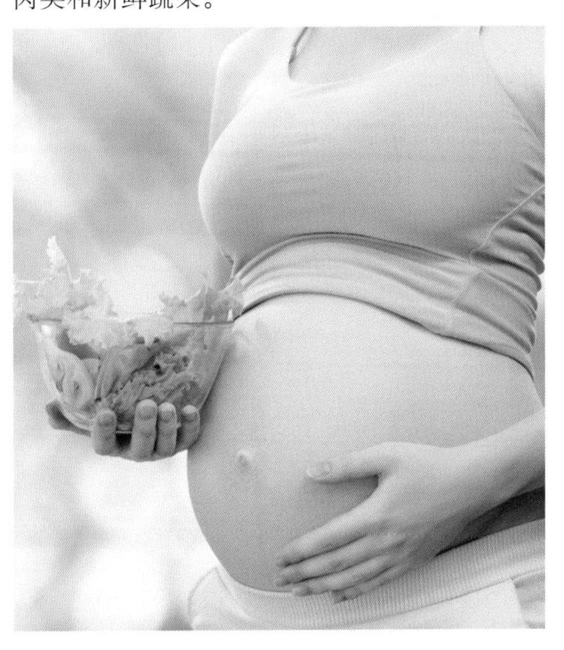

怀孕后要喝“孕妇奶粉”吗

如今，市场上出现了各种专门为准妈妈准备的“孕妇奶粉”，它在牛奶的基础上，特别添加了叶酸、钙、铁、DHA等各种孕期所需要的营养成分，那么准妈妈怀孕后就要喝孕妇奶粉吗？

事实上，孕早期胚胎较小，生长比较缓慢，准妈妈所需热能和营养素基本上与孕前相同。并且怀孕后，准妈妈会比较注意饮食营养，而早期所需的营养又和普通人一样，所以在孕早期不需要马上食用孕妇奶粉，再加上早孕反应，准妈妈可能也喝不下孕妇奶粉。

到了妊娠中、晚期，随着恶心、呕吐等不适慢慢减退、消失，准妈妈的胃口越来越好，胎儿所需的营养也越来越多了，但有相当一部分准妈妈由于食量、习惯等，仍难以获得满足胎儿生长及自身健康的诸多营养素，尤其是钙、铁等。所以建议有条件的准妈妈可以在孕中、晚期，把孕期所需的牛奶换成孕妇奶粉，来补充营养不足。

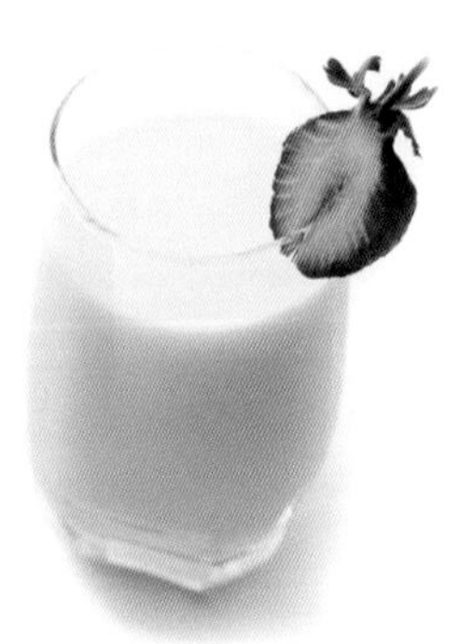

孕期可以吃中药进补吗

孕期一般不主张吃中药进补。

很多准妈妈在怀孕以后，亲戚朋友会送一些参类、桂圆、鹿茸、百合等中药补品让其滋补身体，可又不知道哪些有益，哪些有害。其实对于大部分准妈妈来说，妊娠期间通常处于“阳有余而阴不足，气有余而血不足”的状态，所以进补时应依循“宜凉忌温热”的原则，即使准妈妈体质较为虚弱也不能盲目服用滋补药品。因为体虚有气虚、血虚、阴虚、阳虚之分，补药也有补气、补血、补阴、补阳之分，若服用不当，将会适得其反。建议准妈妈在进补前，应在医生的指导下，根据自身体质，适量合理地服用一些补品。

一般来说，准妈妈进补最好选用清补、平补之品，如生白术、淮山药、百合、莲子等。凡属温热补品，如鹿茸、鹿角胶、胡桃肉等均不宜服用。桂圆性味甘、温，有益心脾、补气血和安神作用，但甘温之品能助火，火动阴血，对母婴的健康有害无益。至于参类，如果是太子参或西洋参，它们有清补、平补的作用，可以服用，但如果是人参，准妈妈就不要服用了。中医认为，人参是大补元气的，准妈妈久服或用量过大，会阴虚火旺，对安胎十分不利。

怎样通过饮食帮助胎儿发育得更好

准妈妈在怀孕期间如果能有意识地进食某些食物，会对腹中胎儿的生长发育起到意想不到的微妙作用，精巧科学地调配饮食，能帮助准妈妈生出一个称心如意的漂亮宝贝。

1 改善偏黑的肤色。有的准爸爸准妈妈肤色偏黑，准妈妈就可以多吃一些富含维生素C的食物。因为维生素C对皮肤黑色素的生成有干扰作用，从而可以减少黑色素的沉淀，日后生下的宝宝皮肤会白嫩细腻。含维生素C丰富的食物有番茄、葡萄、柑橘、菜花、冬瓜、苹果、刺梨、鲜枣等蔬菜和水果，其中尤以苹果为最佳。

2 告别粗糙的肤质。如果父母皮肤粗糙，孕妇应该经常食用富含维生素A的食物，因为维生素A能保护皮肤上皮细胞，使日后孩子的皮肤细腻有光泽。这类食物有动物的肝脏、蛋黄牛奶、胡萝卜、番茄以及绿色蔬菜、水果、干果和植物油等。

3 告别矮小的身材。如果父母个头儿不高，应吃些富含维生素D的食物。维生素D可以促进骨骼发育，促使人体增高，它的这种效果尤其对于胎儿、婴儿最为明显。此类食品有虾皮、蛋黄、动物肝脏以及蔬菜。

4 培育光泽油亮的乌发。如果准爸爸准妈妈头发早白或者略见枯黄、脱落，那么，准妈妈可多吃些含有B族维生素的食物。比如瘦肉、鱼、动物肝脏、牛奶、面包、豆类、鸡蛋、紫菜、核桃、芝麻、玉米以及绿色蔬菜，这些食物可以使孩子发质得到改善，不仅浓密、乌黑，而且光泽油亮。

5 拥有聪明的大脑。相信所有的准爸爸准妈妈都想提高孩子的智力，那么，准妈妈就应该在怀孕期间多吃些含碘丰富的食物，比如海带等海产品，用以补充胎儿对碘的需要，促进胎儿甲状腺的合成，有利于胎儿大脑的良好发育。这类食品中尤以海带为最佳，海带含有丰富的蛋白质、脂肪酸和钙、铁等微量元素。食用海带不仅可以补碘，还可以促进人体新陈代谢、提高机体抗感染能力，起到补脑健脑的作用。

6 拥有良好的视力。视力不佳或患有近视的准爸爸准妈妈往往会有这样的忧虑，担心胎儿遗传上他们的眼疾。处在这种情况下的准妈妈可以多吃些富含维生素A的食物，比如动物肝脏、蛋黄、牛奶、鱼肝油、胡萝卜、苹果等。其中尤以鸡肝含维生素A为最多，胡萝卜还可以促进血色素的增加，从而提高血液的浓度。

“好孕”叮咛

孕早期是胎儿脑细胞和脂肪细胞增殖的“敏感期”。在这个时期，准妈妈一定要注意增加蛋白质、磷脂和维生素的摄入，应多吃奶类、蛋类、瘦肉、肝、鱼、豆类制品和青菜，保证食品的充足供应，这样利于胎儿的智力发育。

怎样才能保证食物中的营养不流失

为了保持食物中的营养，准妈妈在日常生活中应该做到以下几点：

1 买回来的新鲜蔬菜不要放得太久才吃。制作时应先洗后切，最好一次吃完。炒菜时应大火快炒，3~5分钟即可。煮菜时应水开后再放菜，可以防止维生素的流失。做馅时挤出的菜水含有丰富营养，不要丢弃，可以用来做汤。

2 烹制肉食时，最好把肉切成碎末、细丝或小薄片，大火快炒。大块肉、鱼应先放入冷水中用小火炖煮烧透。

3 淘米时间不宜过长，不要用热水淘米，更不要用力搓洗。米饭以焖饭、蒸饭为宜，不宜做捞饭，否则会使营养成分大量流失。

4 熬粥时不要放碱。

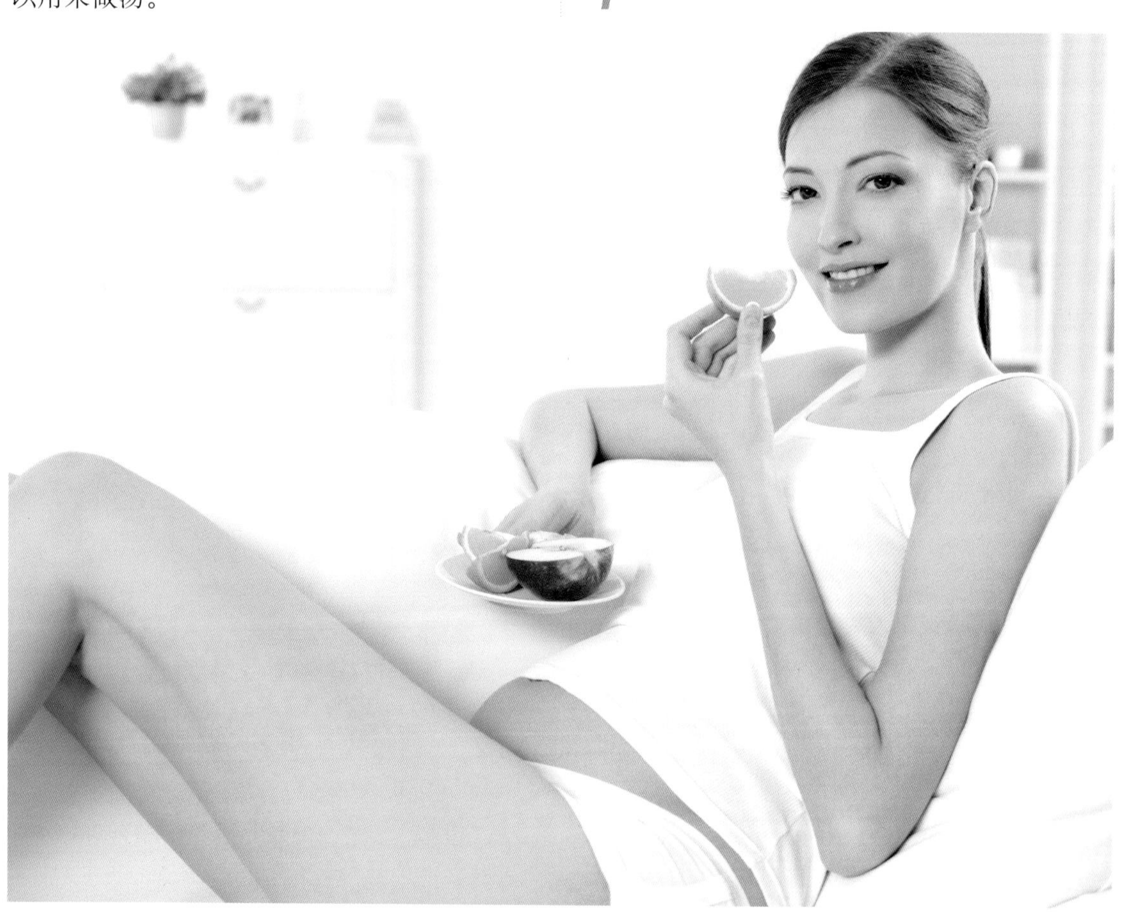

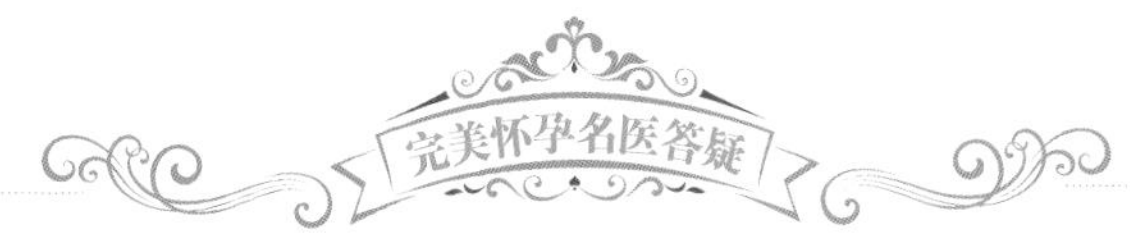

孕2月护理疑难解答

Yuneryue Huli Yinan Jieda

如何让准妈妈睡得更香

在怀孕的早期阶段，准妈妈如果没有规律的睡眠习惯，就会影响到胎儿的生长发育，严重的话还会导致胎儿生长发育停滞。同时准妈妈本人也会因为大脑休息不足引起大脑过劳，使脑血管长时间处于紧张状态，出现头痛、失眠、烦躁等不适。所以在孕早期，准妈妈应该调整好自己的睡眠时间和作息规律，如何才能让准妈妈踏踏实实地睡好觉呢？

1 准妈妈要养成良好的睡眠习惯，提升睡眠质量，首先就要改掉夜半才入睡的不良习惯，建立身体生物钟的正常节律。每天晚上保证在11点之前进入睡眠。睡前喝一杯牛奶，用温热水泡脚，都可以帮助准妈妈尽快入睡。

2 改正睡眠姿势。不正确的睡眠姿势也会降低睡眠的质量。孕期最好的睡觉姿势是侧卧，左侧卧最佳，这种姿势可以令更多的血液和养分送达胎盘处。保持腿和膝盖弯曲，并在两腿之间垫一个枕头。避免仰睡或俯睡。

3 由于内分泌的变化，会导致准妈妈频繁上厕所，半夜也是，造成了准妈妈睡眠质量的下降。这时，准妈妈千万不要因为不想夜里起来而不喝水。每天都应该保证8杯水的量。只需在睡前的2个小时不喝水即可。此外，睡前不要喝咖啡、浓茶等易引起兴奋的饮料，也不要看刺激性强的图书或电视节目。

4 营造良好的睡眠环境。准妈妈可以将办公用品搬到另一间房去，把明亮耀眼的聚光灯换成柔和的或可以调挡的灯，选择透气性好的棉麻质床单和被套等。同时要记得经常把卧具放在阳光下晾晒消毒，还要保持卧室的通风与采光。

“好孕”叮咛

如果实在睡不着，准妈妈不妨坐在床上，放一首自己喜欢听的曲子，翻翻自己爱看的书，没准一会儿就会感觉睡意来袭了。

准妈妈在孕期可以化妆吗

在孕期，准妈妈可以偶尔化淡妆，但绝不能浓妆艳抹。化妆品的配方是否真的天然安全是难以说清的。因为化妆品抽查中经常发现部分化妆品有害物质超标。所以，为了确保孕期安全，尤其是敏感关键的孕早期，还是尽量少化妆的好。如果是必须化妆的准妈妈可以参考以下建议：

1 最好使用常用的品牌。尽量选择基础护理产品，像高科技生化产品、祛痘祛斑的特殊保养品、含激素及磨砂类产品，不要使用。建议准妈妈最好使用婴儿用的安全皮肤护理品。

2 选择透气性好、油性小、安全性强、含铅少、不含激素且品质优良的产品，否则天气热时不利于排汗，影响代谢功能。

3 妊娠期不文眼线、眉毛，不绣红唇，不拔眉毛，改用修眉刀。尽量不要涂抹口红，如果使用，喝水时进餐前应先抹去，防止有害物质通过口腔进入体内。

“好孕”叮咛

孕早期化妆后，每次妆容的清洗一定要彻底，防止色素沉着。

哪些美容产品在孕期要慎用

祛斑霜：很多祛斑霜都含有铅、汞等化合物以及某些激素，长期使用会影响胎儿的发育，有发生畸胎的可能。

染发剂：据调查，染发剂不仅会引起皮肤癌，而且还会引起乳腺癌，导致胎儿畸形。

脱毛剂：脱毛剂是化学制品，会影响胎儿健康。

冷烫精：冷烫精会影响胎儿的正常生长发育，少数准妈妈还会对其产生过敏反应。

指甲油：指甲油里含有一种叫“酞酸酯”的物质，这种物质若被人吸收，不仅对人的健康有害，而且容易引起流产及胎儿畸形。

香薰精油：部分精油对胎儿的发育不利，还可能造成流产。要尽量少用香薰美容护肤，孕早期最好不用。

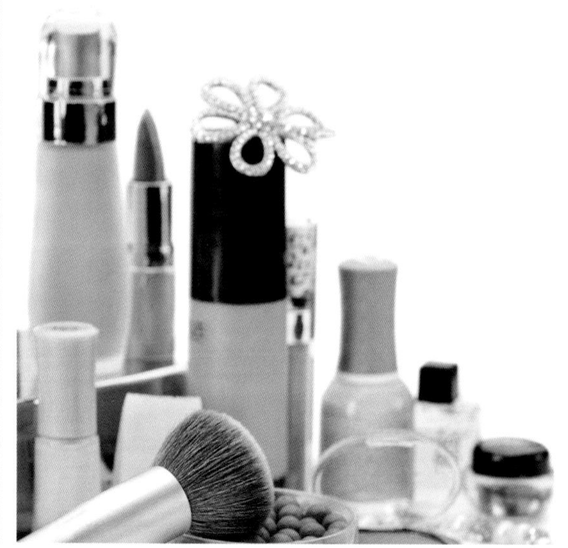

孕期护理皮肤要注意什么

雌激素会抑制油脂分泌，使皮肤发干，加重色斑沉着，且十分敏感，孕期清洁、护理皮肤时应注意：

1 在洗澡时用一些浴液或润肤乳，会使皮肤上形成一层润滑膜，防止水分的丢失，但应尽可能少用肥皂和普通沐浴露，以免皮肤更干，甚至过敏，尽量用孕妇专用产品，或者选用不含香料、不含酒精、无添加剂或少添加剂的温和配方。

2 洗脸时应使用温和无皂基的洁面产品，例如一些孕妇专用品牌或者纯植物提取的洗面奶和洁肤水。

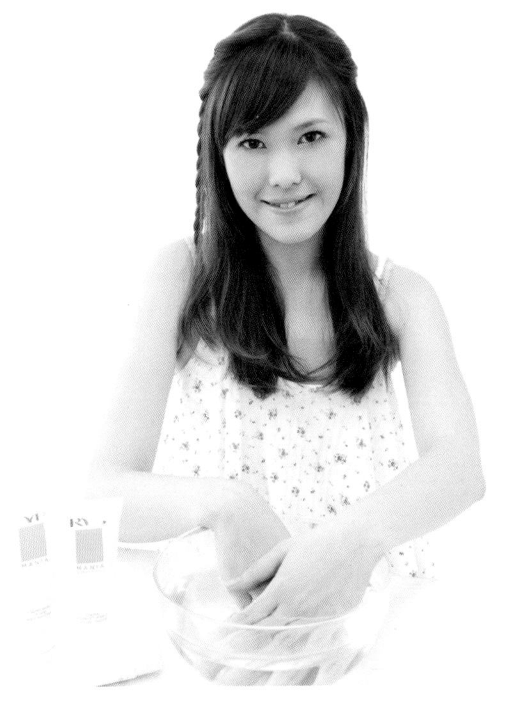

准妈妈做家务时的注意事项有哪些

准妈妈在怀孕以后，应尽量少做家务，一些比较重的体力活可以交给准爸爸来代劳。如果需要自己做的话，需注意以下的事项：

1 准妈妈擦、抹家具和扫地、拖地时要注意不可劳累，不要长时间弯腰压迫到腹部。到孕晚期更不可弯腰干活。打扫卫生时也要避免使用冷水，拖地板时不可用力过猛。

2 清洁剂中的化学剂，对准妈妈和胎儿有严重影响。研究表明在怀孕早期，洗涤剂中的某些化学物质还有致畸的危险。准妈妈应注意自我保护，尽量减少接触化学品的机会。使用清洁用品时戴上橡胶手套。

3 准妈妈拿取高处的物件，或者晾晒衣物时，注意不可登高，也不要勉强踮脚取高处物件。

4 洗衣服时不要把手直接浸入冷水中，尤其在冬春季节更应注意。准妈妈着凉、受寒有诱发流产的危险。洗衣时不要压迫腹部。手洗时建议使用性质温和的洗衣液。

5 将放在地上的东西拿起或放下时，注意不要压迫腹部。要屈膝落腰、完全下蹲、单腿跪下，拿住东西，伸直双膝站起。

孕早期外出旅行注意事项有哪些

准妈妈在怀孕早期应尽量避免外出旅行，如果实在不得不外出，应注意以下几个方面：

1 首先要确定是否为宫内正常妊娠。因为异位妊娠极有可能发生异位妊娠灶破裂，从而导致大出血。因此，外出前一定要经过B超检查，确认是宫内正常妊娠。

2 以往有习惯性流产史的准妈妈，怀孕早期要避免外出旅行。因为外出时长途旅行，由于疲劳或路途颠簸极有可能引起流产。同时要注意妊娠中没有出现阴道见红等先兆流产现象或者是腹痛现象。

3 外出旅行最好选择卧铺，软卧或者硬卧的下铺，最好结伴而行。

4 预防感冒和感染风疹等疾病，并注意做好卫生防护，勤洗澡、勤换内衣，多喝水，以防由于长途旅行抵抗力降低，导致泌尿系感染和阴道炎的发生。

5 尽量避免用药。

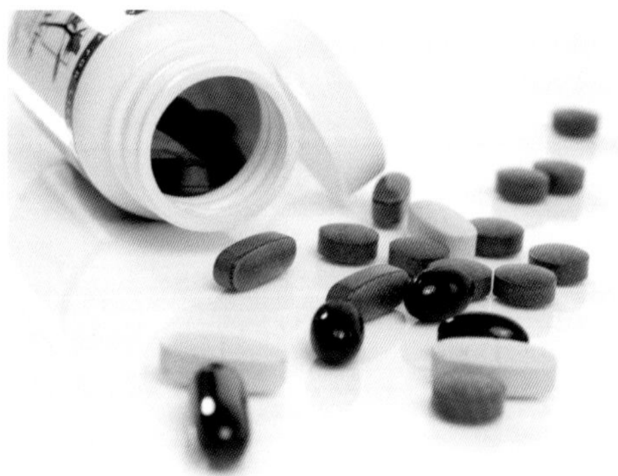

怎样去除口腔怪味

很多准妈妈怀孕以后都会遇到这样一种情况：嘴巴里面常常会莫名其妙有股怪味。这样的困扰令很多准妈妈不安，有的准妈妈选择吃糖来缓解，有的则选择吃水果。那么，具体都有哪些有效的方法来缓解呢？

1 清洁舌苔。当嘴巴出现怪味时，在刷牙后可以顺便清洁一下舌苔，并彻底清除残留在舌头上的食物，这样有助于消除口腔内的异味，并可恢复舌头味蕾对于味道的正确感觉，而不至于对食物口味越吃越重。

2 时常漱口、喝水。准妈妈可以时常漱口，将口中的坏气味去除，也可以准备一些降火的饮料，或茶水、果汁等，以除去口腔中的异味，并且注意饮食前后的口腔卫生。

3 避免食用辛辣、生冷食物。为了顾及准妈妈口味的改变和爱好，各式酸、甜、苦、辣的食物，孕期都可以酌量食用，但应避免食用过于辛辣的食物，以免令肠胃无法负荷。

4 变换食材、烹饮方法。准妈妈可以尽量选择好看又好吃的食物，促进食欲。尝试将各种肉类食品用可口的调味料略微腌过，或排除较油腻的猪、牛肉，改食用鸡肉、蛋类或鱼类，以减少恶心反应；不时变换饭菜的花样，改变色香味及食物的形态，以提高饮食的兴趣；在食物中拌入适量番茄、洋葱、蒜、香菜等，加重食物的味道，避免苦的味道而加强酸或甜味。

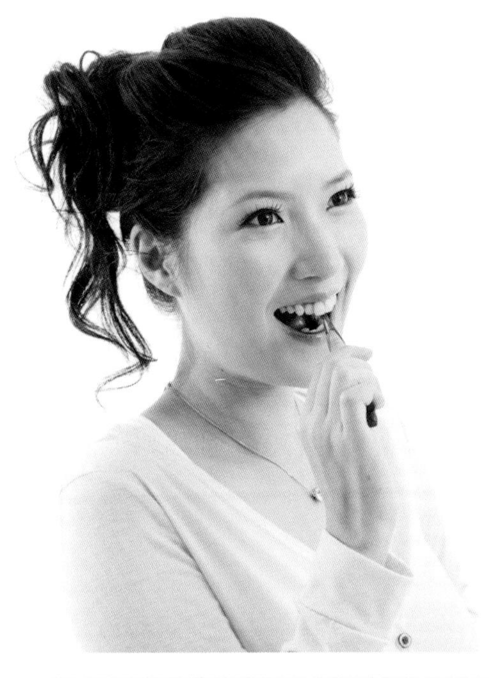

“好孕”叮咛

孕期的口腔异味也有可能是牙龈问题引起的，所以准妈妈在怀孕之前检查一下牙齿也是非常必要的。同时很多疾病也会引发味觉改变或口臭，如上呼吸道、喉咙、鼻孔、支气管、肺部发生感染的时候都会有此现象，而患有糖尿病，肝或肾有问题的准妈妈，也会有口味改变的问题。如果准妈妈有特殊疾病史，或发生口气及味觉显著改变的情形，应由医生诊治以做鉴别诊断。

怎样做可以缓解孕期疲劳

保证睡眠质量和睡眠时间

睡眠质量降低也是准妈妈容易发生疲劳的原因之一。如果因为种种原因晚上真的无法睡好，那么建议准妈妈中午午休时小憩一会儿，即使是15分钟的小睡也能起到关键性作用。在办公室休息的准妈妈，在午休时可能无法像在家中一样的舒适，只能趴在桌上小眯一会儿，这时候就得注意高度的问题，趴睡时桌上最好多垫个枕头，不至于造成腹部不舒服。

在家中午休的准妈妈要注意，午睡的时间不能太久，1个小时已经足够了。午睡时间太久反而会让准妈妈在晚上难以入睡。

做一些轻松的运动也可以缓解疲劳

适当的运动能有效改善疲劳的状况。在孕早期可以选择散步这类轻松的运动。建议准妈妈坚持晚饭后就近到公园、广场、体育场、田野、宽阔的马路或乡间小路散步。最好和老公一起去散步，可以边散步边聊天，既能解除疲劳，又能增进夫妻间的感情，对准妈妈和胎儿的身心健康均有益。散步的时间长短要根据准妈妈的个人感受来确定，每天散步不要超过1小时。准妈妈在散步的过程中，速度不要过快，以免身体振幅过大导致意外的发生。

冥想有什么好处

一个人身心过分紧张，会削弱体内免疫系统的机能，冥思遐想带来的完全松弛，会减缓身体的紧张，缓解身心疲劳，也是防治许多疾病的有效方法。

准妈妈做冥想的具体方法如下：背靠椅上，头部或靠或斜，顺其自然，闭目养神。然后想象一下以往的或者未来盼望的愉快美好的事情，比如在闭目沉思中，描绘腹中未来小天使的形象，一双明亮的大眼睛、双眼皮、高鼻梁、粉红小嘴……

沉思冥想每天可进行2~3次，必须在进食2小时以后进行，以空腹为宜，如早餐前或睡前做效果更佳。冥想的过程中可以听一些轻柔、放松的音乐，冥想的时候听些轻音乐效果很不错，像神秘园、班德瑞、雅尼的作品，巴赫的《恰空舞曲》，马斯内的《泰绮斯冥想曲》，李斯特的《冥想》，德彪西的《月光》等。也可以选择专门的瑜伽冥想音乐，或准妈妈个人喜欢的轻柔抒情的流行音乐。

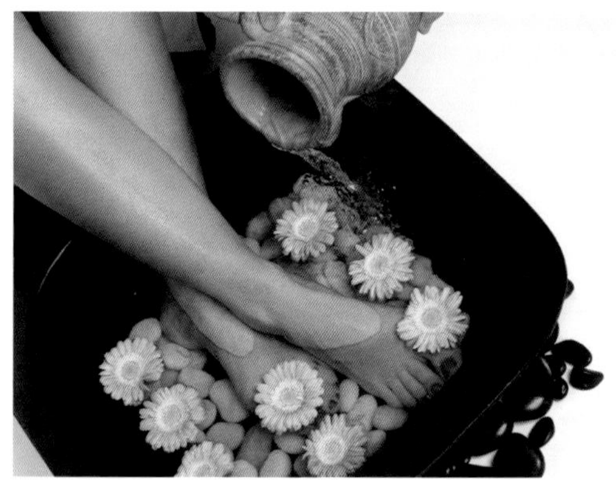

孕期泡澡或泡脚要注意什么

热水泡澡和泡脚可以起到舒经活络、温暖全身的作用，消除一身的疲劳感。但孕期泡澡与泡脚还有不少需要注意的：

1 温度：水温以35℃~39℃为佳。因为高于39℃的水温只需要10~20分钟的时间就能够让准妈妈的体温上升至38.8℃甚至更高，由于准妈妈的血液循环有其自己的特点，如果在热水的过度刺激后，心脏和脑部可能会负荷不了其刺激，很可能会出现休克、晕眩和虚脱等情况。

2 时间：泡澡的时间不能超过30分钟。否则长时间浸泡在高温热水中，会使母体体温暂时升高，破坏羊水的恒温，损害胎儿的中枢神经系统。泡脚的时间控制在20分钟左右，泡脚时间过长的话，会引发出汗、心慌等症状。

3 安全：浴室内应增添防滑垫以防滑倒。泡完之后不要随意对脚部进行按摩，因为脚底是身体的很多部位的反射区，如果随意按摩，可能会引起宫缩，导致流产。按摩型的洗脚盆，怀孕期间就不要再使用了。此外，除非有专业人士的指导，否则泡脚时不要随意在水中添加药材。患有脚气的人，病情严重到起泡时，不宜热水泡脚，因为这样很容易造成伤口感染。

大部分准妈妈会出现孕吐症状

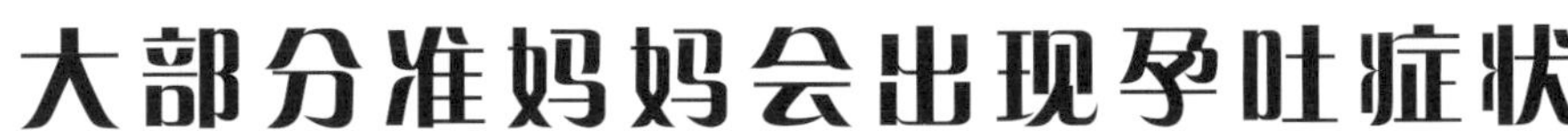
Dabufen Zhunmama Huichuxian Yuntu Zhengzhuang

孕吐时怎么吃

早孕反应会让准妈妈变得没有胃口，食量骤减，为了照顾好胎儿，准妈妈要想办法克服早孕反应，保证孕期营养。

1 准妈妈要多喝水，每天保证喝1600~2000毫升的水。如果准妈妈的生活极为规律，最好早上起床后饮用1杯水（250毫升），上午10时左右1杯，午餐后1小时补充1杯，下午4时1杯，晚餐后1小时补充1杯，这样可以使准妈妈每天的24小时都不会发生缺水。当然，什么事情都不是绝对教条的，准妈妈的饮水量还要根据自己活动量的大小、体重、季节、地理环境的变化等多种因素来酌情增减正常饮水量（包括汤与饮料），吸收足够的水分才能避免因呕吐造成的脱水。在喝水的时候，还可以在水中加少量食盐，以预防孕吐造成的低钠现象。

2 酸味食物能够开胃消食，减轻妊娠呕吐。建议准妈妈适量吃一些西红柿、杨梅、石榴、樱桃、葡萄、橘子、苹果等新鲜带酸味的蔬果。但特别提醒准妈妈，要避免吃山楂及其制品，因为山楂会加速子宫收缩，甚至引起流产。同时，人工腌制的酸菜、醋制品，营养成分基本遭到破坏，而且易产生致癌物亚硝酸盐等，对准妈妈和胎儿的健康都不利，也要不吃或少吃。

3 由于胃口不好，准妈妈正餐可能都吃得很少，所以应该多准备些自己喜欢吃的开胃点心，如瓜子、红枣、板栗、巧克力、苏打饼干、烤面包、新鲜开胃的水果等，带到办公室去，饿了就吃。家里也要多准备些零食点心，只要准妈妈觉得饿的时候就可以随时吃一些。

4 注意少食多餐，不必强制自己进食，能吃的时候尽量吃，想吐的时候就吐出来，吐完可以再吃。

5 要尽量保证每天的热量需求，同时，注意保证优质蛋白质的摄入以及叶酸的补充。

6 在床边放些营养饼干或其他干粮，醒来之后就可以吃点东西。

7 多吃一些清淡食物，尽量少吃煎炸等油腻的食物。

黄金配餐

准妈妈可以选择外形吸引你的感官、口感清爽、富有营养的食品。如西红柿、黄瓜、彩色柿子椒、鲜香菇、新鲜平菇、新鲜红果、苹果等，它们色彩鲜艳，营养丰富，可诱发食欲。

选择的食物要易消化、易吸收，同时能减轻呕吐，如烤面包、饼干、大米或小米稀饭及营养煲粥。干食品能减轻恶心、呕吐症状，稀饭能补充因恶心、呕吐失去的水分。

食品要对味，烹调要多样化，并应尽量减少营养素的损失。

早餐：豆包或蒸饼50克，二米粥1碗（大米和小米50克），煮鸡蛋1个，蔬菜或咸菜适量。

加餐：牛奶300毫升，苹果1个。

午餐：面条150克，瘦肉50克，黄瓜50克，其他调料适量。

加餐：烤馒头片50克，橘子1个。

晚餐：米饭100克，鱼100克，西红柿100克，胡萝卜50克，其他调料适量。

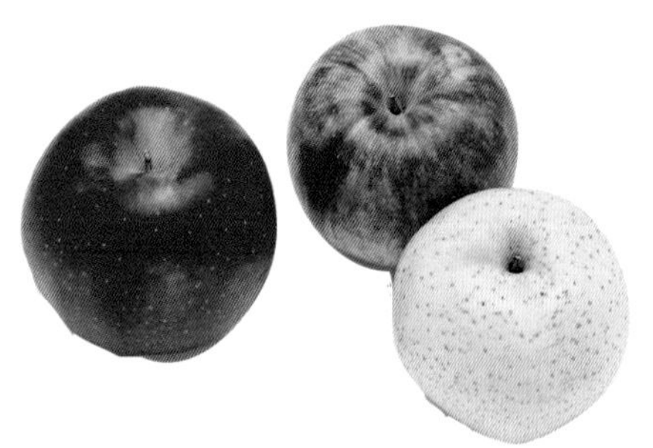

孕吐后需要补充营养吗

很多准妈妈都特别担心孕吐会影响胎儿的营养供给，不知道是否需要补充一些营养素来增加营养。其实，除了一些孕吐现象比较严重的准妈妈需要补充营养剂外，一般情况的孕吐是不需要补充营养素的。

准妈妈一旦发生孕吐现象，应该顺其自然，因为孕期呕吐症状一般都较轻微，而且多数在妊娠12周左右自行消失。虽然孕吐暂时影响了营养的吸收，但在怀孕初期，胎儿主要是处于器官形成阶段，对营养的需求相对后期要少。真正解决孕吐最好的办法是消除思想顾虑，适当调整饮食。

有些准妈妈呕吐现象比较严重，此时，为了保证母体及胎儿健康之需，就应补充营养剂。比如服一些B族维生素和维生素C，还可以减轻妊娠反应的不适。确定是否需要补充营养剂，需到医院做生化检查，看自己是否存在营养不良的问题，根据医生的建议有针对性地调整膳食并吃补充剂。

"好孕"叮咛

虽然孕吐一般情况下不会影响身体健康，但也有约1%的准妈妈情况十分严重，导致脱水，体重下降。一旦出现脱水、晕眩、心跳加速或呕吐次数频繁，不能进食，呕吐物中夹有血丝等状况，都必须马上去医院。

如何缓解早晨起床后的恶心感

早晨起床后恶心叫晨吐，是孕期的正常反应，以下几种小方法可以帮助准妈妈缓解孕早期的晨吐：

1 早晨起床时动作要慢。

2 在床边放一些小零食，如饼干、全麦面包等，每天在睡前以及起床前都吃一点，可以减轻晨吐。

3 吃姜也可以缓解恶心的症状。不过每天吃姜不可超过3次。香蕉也有不错的镇定功效，可以减轻恶心、晨吐。

4 喝水时加些苹果汁和蜂蜜，或者吃些苹果酱，可以起到保护胃的作用。

5 清晨刷牙经常会刺激产生呕吐，不妨先吃点东西再刷牙。

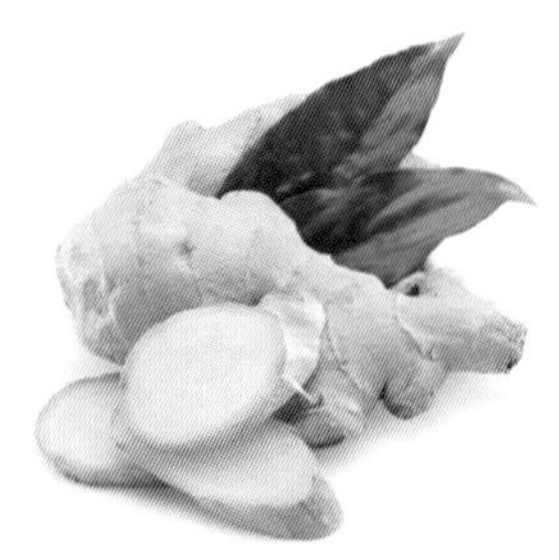

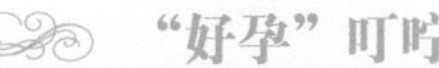

“好孕”叮咛

准妈妈可以把晨吐看作是身体对胎儿生长的一种保护机制，是使准妈妈和胎儿免于食物过敏和保护胎儿器官生长不受化学药物影响的最自然的方法，这样可以避免发生晨吐时，准妈妈情绪低落。

维生素B_6可以抑制孕吐吗

维生素B_6是人体内一种重要的辅酶，在人体氨基酸的代谢中发挥着重要的作用，与氨基酸吸收、蛋白质合成有密切的关系。怀孕期间，准妈妈需要充足的蛋白质来满足胎儿生长发育的需要，对维生素B_6的需求也随之增加。如果在这时候体内缺乏维生素B_6，将导致蛋白质的代谢受阻。不少准妈妈在孕早期都会出现食欲不振、呕吐等早孕反应，如果适量服用一些维生素B_6，可以明显地减轻这些症状。

但是，过量服用维生素B_6或服用时间过长，也会造成严重后果。主要表现为胎儿出生后容易兴奋、哭闹、容易受惊、眼球震颤、反复惊厥，有的宝宝甚至在出生后几小时或几天内就出现惊厥。这主要是准妈妈过多服用维生素B_6使宝宝产生对维生素B_6的依赖，出生后维生素B_6的来源不像在母体里那样充分，宝宝无法适应这种维生素B_6从充足到匮乏的变化，体内中枢神经系统的抑制性物质含量降低的缘故。有这种毛病的宝宝，在1~6个月龄时还会出现体重不增的现象。如果诊治不及时，还会出现智力低下的后遗症。

对于准妈妈来说，如果妊娠反应较重，则可以在医生的指导下服用维生素B_6。此外，准妈妈还可以多吃一些动物肝脏、鱼、蛋、豆类、谷物、葵花子、花生仁、核桃等食物，这些食物中均含有较多的维生素B_6。

孕吐时要注意什么

1 远离厨房的油烟味，那种气味会加重准妈妈的早孕反应，让准妈妈更加没有进食欲望。如果情况允许，让家人或者保姆为你准备一日三餐。自己做饭的准妈妈，建议在做饭时加强厨房的通风状况，打开窗户或排风扇。或者干脆改用无油烟厨具烹调（比如微波炉）。

2 适当参加一些轻缓的活动，如室外散步、做孕妇保健操等，都可改善心情，减轻压力，缓解早孕反应。相反，如果活动太少，恶心、食欲不佳、倦怠等症状就会更为严重，长此以往便形成恶性循环。

3 孕吐期间要注意不要过度劳累，因为在疲惫的情况下，孕吐状况会加剧。建议准妈妈多注意休息，最好能在中午小睡片刻。晚上要充分休息，早点就寝。保持室内的空气清新，睡觉的时候将窗户略微打开一点。

4 起床或站起来时动作要慢，刚吃完饭时不要马上躺下。饭后刷牙。清晨刷牙经常会刺激产生呕吐，不妨先吃点东西再刷牙。

5 尽量避免待在温度过高的地方，因为太热的空气会增加恶心的感觉。

“好孕”叮咛

准妈妈在孕吐期间不要做剧烈的运动，否则会加重孕吐。

有没有缓解孕吐的小窍门

当准妈妈发生呕吐反应时，可以尝试以下的小窍门来缓解呕吐症状。

1 切两片硬币大小的生姜，然后用开水浸泡5~10分钟。取出生姜，加入红糖、蜂蜜、柠檬或橘皮，一杯姜糖茶就做好了，有孕吐感觉的时候，喝一杯生姜茶，可以帮助缓解孕吐症状。

2 吃几颗酸梅。酸梅是非常有效的止吐食物，但是准妈妈一定不要吃得太多。因为酸梅吃得太多，反而会导致胃酸过多而不适。酸梅中的盐分也很高，下肢水肿的准妈妈最好不要吃，以免加重水肿的程度。

3 起床前，将一勺蜂蜜含在嘴里，可以帮助身体吸收一部分血糖，使血糖浓度不致过低，孕吐的次数就减少了。

4 孕吐厉害的时候，准妈妈可以采取用大拇指轻按内关穴（手臂内侧中央手腕上方两横指宽处）来缓解症状。

“好孕”叮咛

如果准妈妈呕吐得特别剧烈，持续的时间过长，正常的营养摄入都不能保证，导致身体脱水（没有小便，或小便是黑黄色），体重下降，并出现晕眩、心跳加速或呕吐次数频繁，不能进食，呕吐物中夹有血丝等症状，一定要尽快咨询专家并去医院了解有无诸如甲状腺功能亢进等怀孕前没有发现的疾病存在。必要时可能需要住院治疗。否则会影响到准妈妈和胎儿的健康。

孕早期情绪不稳

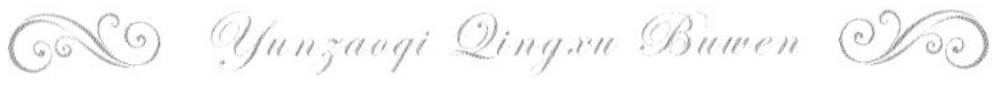

Yunzaoqi Qingxu Buwen

孕早期情绪变化的原因

怀孕之后，女性体内的孕酮和雌激素分泌会发生变化。激素水平的重大变化可能会影响神经递质——大脑中控制情绪的化学物质。这种变化一般主要发生在怀孕早期以及在孕晚期分娩之前的那段时间。

同时，在心理上，怀孕也将是准妈妈经历人生的一个巨大转折点，许多不可预知的事情也会让准妈妈变得容易紧张、焦虑，患得患失。

面对这些情绪变化，准妈妈需要学会自我调节与放松，这样对胎儿和自身的健康都十分有益。

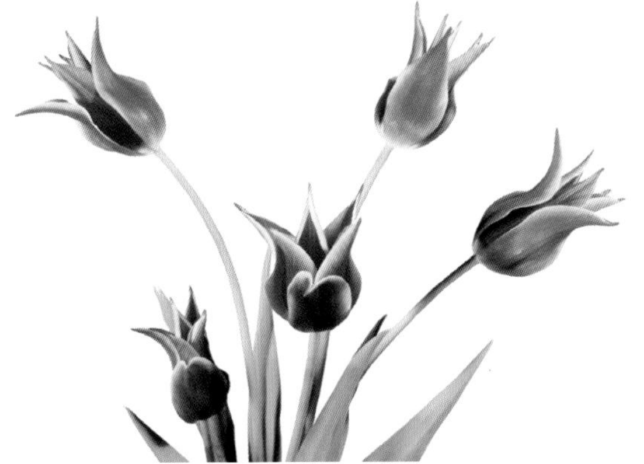

不良情绪有什么害处

不良情绪不仅会加重妊娠反应，让准妈妈食欲更差，影响营养的摄入，还会使机体内分泌腺的功能及血液成分发生变化，以致对神经系统和心血管组织有害的化学物质增加，后者通过胎盘传递给胎儿，产生种种不适的感觉，使胎动的频率猛增。长时期的不良情绪，会影响胎儿的正常发育，导致宝宝出生后情绪不稳定，自我控制能力差，易罹患多动症及其他身心疾病。孕期不良情绪严重的，可导致胎儿畸形，甚至流产。

如果准妈妈感觉自己的情绪波动超出了一般正常的状况，那么，最好去看一下专业的心理医生。出现以下任何一种状况，最好也及时寻求心理医生的帮助：

1 经常性的焦虑和烦躁不安。

2 夜间思维活跃难以入睡。

3 觉得自己不能定时睡觉定时吃饭。

胎儿最害怕准妈妈的坏情绪

准妈妈的精神情绪，不仅可以影响本人的食欲、睡眠、精力、体力等几个方面的状况，而且可以通过神经和体液的变化，影响胎儿的血液供给、胎儿的心率、胎儿的呼吸和胎动等许多方面的变化。所以，如果准妈妈情绪不佳便可能对胎儿产生不利影响。

孕早期准妈妈如果情绪过度紧张，可能导致胎儿发生兔唇；如受到惊吓、恐惧、忧伤、悲愤等严重刺激，或其他原因造成的精神过度紧张，会使胎儿大脑皮层与内脏之间不平衡，关系失调，引起胎儿循环紊乱，严重者可死亡。所以准妈妈在平时一定要注意情绪的调节，多散散步，看一些轻松的书籍，听听舒缓的音乐等都可以帮助准妈妈缓解不良的情绪。

“好孕”叮咛

散步是孕早期最适宜的运动。准妈妈心情不好的时候，准爸爸可以带准妈妈去一个绿树成荫、花草茂盛的公园散步，让清新的空气和优美的环境化解准妈妈心中的不良情绪。

边走边聊天，尽职尽责地做一个情绪“垃圾桶”，让准妈妈尽情吐露出心中的苦恼和担忧。

情绪不稳怎么办

1 遇到因为自身或胎儿健康问题而产生的忧虑情绪，可以通过阅读相关的孕产期书籍，或者直接咨询妇产科医生来解决，也可以和有过孕产经验的准妈妈们多多交流，而不要独自胡思乱想。

2 面对自然分娩的恐惧，准妈妈可以通过学习分娩知识，缓解对未知疼痛的恐惧；并和家人一起为未出世的宝宝准备一些必需品，把对分娩从恐惧逐渐变为急切的盼望。

3 遇到人际关系的问题时，如与公公婆婆或同事沟通出现问题时，建议多和准爸爸或者朋友交流，寻求帮助。要及时缓解与身边亲友的关系，不要因为怀孕而忽略他人的感受。

4 当心里出现担心、紧张、抑郁或烦闷时，要学会转移自己的注意力。可以去做一件自己喜欢、会让自己快乐的事，如浇花、听音乐、欣赏画册、阅读等。

5 一个人独处时有烦恼或苦闷时，或者不愿意跟别人分享自己的心情的时候，不妨写写日记，用文字来一吐心声，释放内心的压抑感。

6 换一个发型，买一件新衣服，装点一下房间，都会给准妈妈带来一种新鲜感，从而改变沮丧的心情。

情绪低落时怎么吃

1 注意补充钙质和维生素D。人体缺钙的时候容易感到焦虑、疲惫和伤感。建议补充富含维生素D的强化食品，如牛奶和酸奶，或晒晒太阳。也可以在医生指导下服用钙片。

2 注意适当食用富含B族维生素的食物。尤其要注意补充维生素B_6、维生素B_{12}和叶酸。香蕉、南瓜、动物肝脏、糙米、绿叶蔬菜、蛋、鸡肉、奶类等均富含B族维生素，这些可以舒缓情绪的食物也被称为“快乐食物”。

3 少喝碳酸饮料，少吃油炸食物以及含有大量人造黄油的西式糕点。这些食物会让准妈妈变得更加易怒。还要少吃巧克力，少喝咖啡，这些食物中的咖啡因，可使人心情沮丧，加重抑郁。

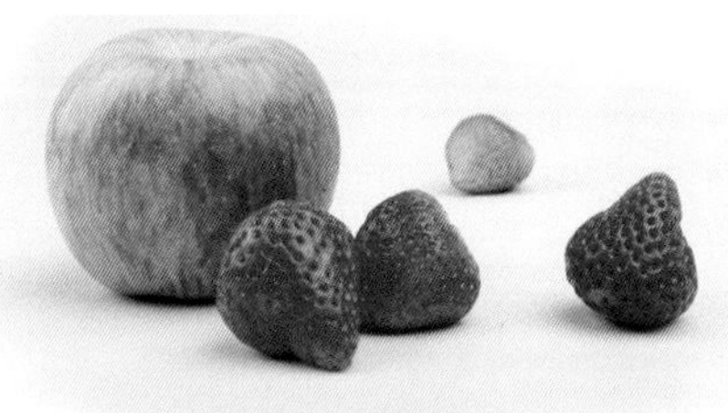

“好孕”叮咛

准妈妈可以尝试在主食中多增加燕麦、大麦、豆类、红薯的比例，这些食物可以帮助人体保持稳定的血糖水平，减少情绪波动。也可以选择生吃水果或拌沙拉，这些水果包括苹果、梨、橙子、樱桃、草莓、西瓜、菠萝和黑莓。

怎样预防孕期情绪低落

1 身体健康的准妈妈应该适当进行有规律的体育锻炼。体育运动是一种很好的“神经安定剂”，它不仅能改变人的心理状态，有利于消除忧郁等不良情绪，而且还能在一定程度上改善因性格缺陷所带来的负面情绪。

2 要经常休息，每天都要保证充足的睡眠。睡眠缺乏会削弱免疫系统和大脑学习和记忆等的功能，长久下去会导致个人情绪失去理智。而足够的睡眠，除了能使机体得到充分的休息，体力增加，疲劳感消除，更为重要的是，能使神经机能尽快恢复，避免不良情绪的发生。

3 多花点时间与准爸爸待在一起，和准爸爸聊聊天，把自己的烦恼和苦闷都倾诉出来，寻求准爸爸的理解和支持。这样，即使自己偶尔因为小事喜怒无常，也可以得到准爸爸的迁就。千万不要独自生闷气，这样只会让坏情绪越来越严重。

4 不要把自己封闭在家里，在身体条件允许的前提下，应适当参加一些社交活动和户外活动，如跟朋友相约看电影，跟其他准妈妈交流孕期感受，去报班学习绘画，等等。

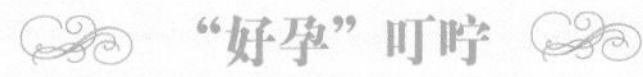

“好孕”叮咛

如果准妈妈发现自己的情绪已经出现了轻度的焦虑，可以尝试练习瑜伽的冥想。一直坚持瑜伽练习的准妈妈，还可以在专业教练的指导下，练习孕期瑜伽。这对于控制和调整情绪十分有好处。

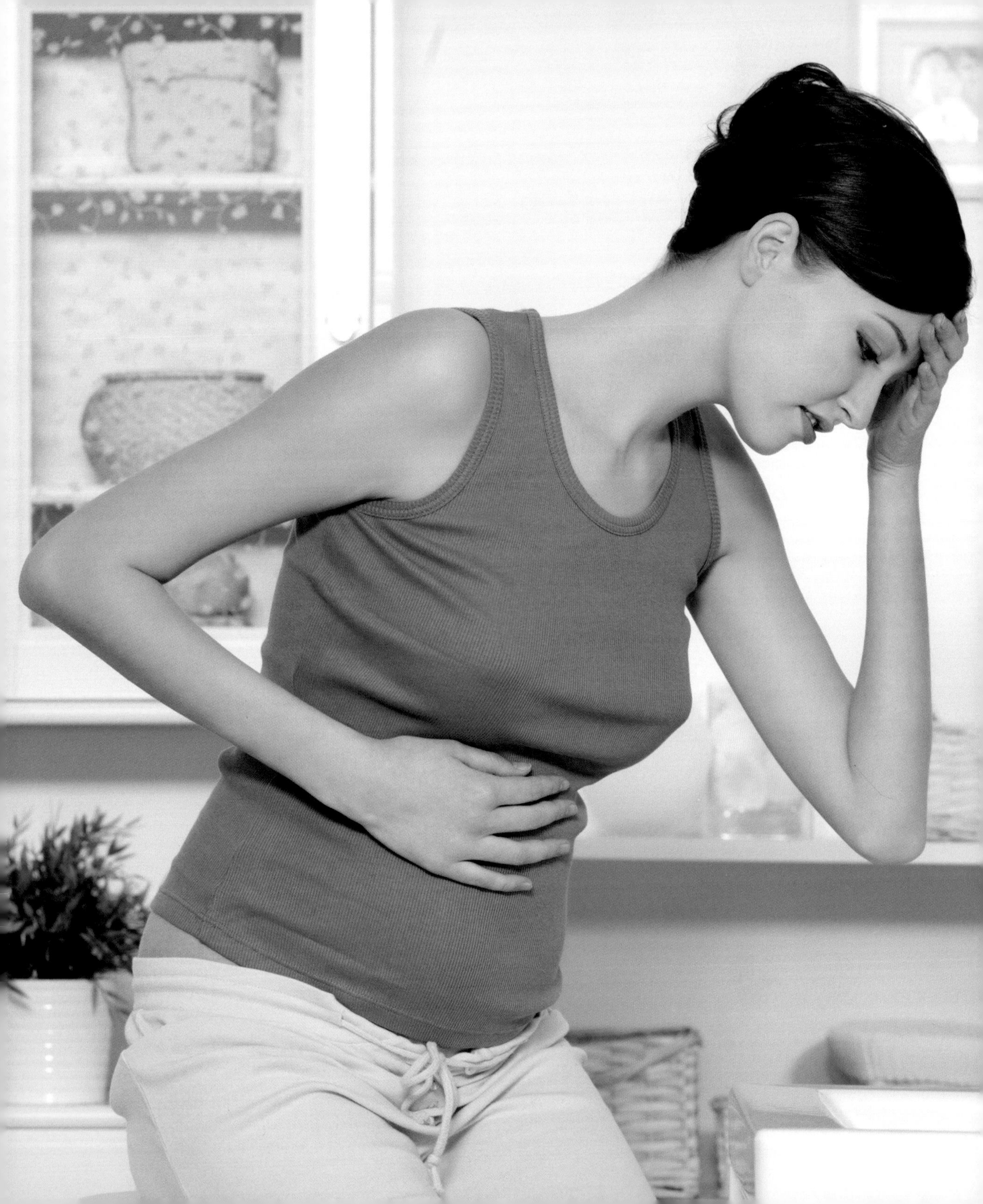

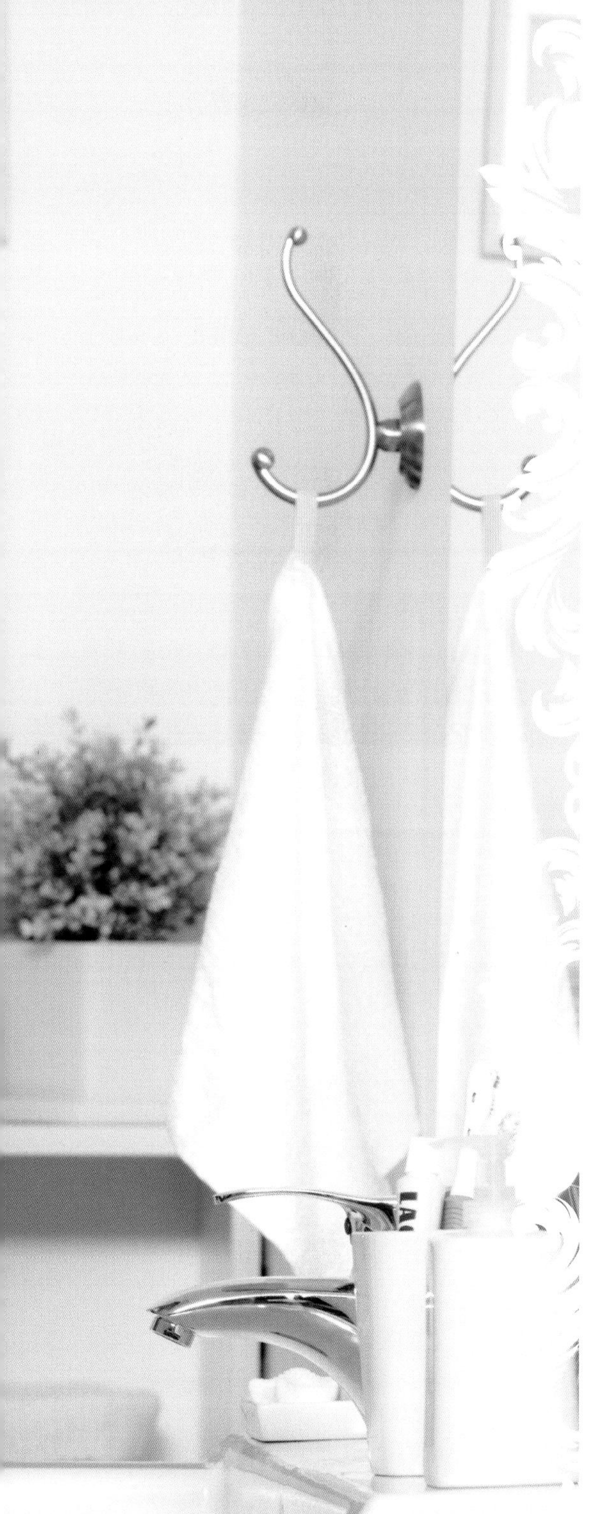

孕三月

早孕反应在本月达到高峰

大部分准妈妈在本月妊娠反应会达到高峰，不过值得欣慰的是，本月胎儿已经『人模人样』，他还将继续努力发育，准妈妈摄入的营养将是他成长的能量。需要叮嘱准妈妈的是：现在仍是容易流产的时期，准妈妈需特别小心。

准妈妈和胎儿会发生什么变化

Zhunmama He Taier Hui Fasheng Shenme Bianhua

第9周胎儿发育

胚胎从现在开始可以称为“胎儿”了，也可以称之为“胎宝宝”， 现在胎儿大约身长25毫米，越来越像个小人儿了。

胚胎期的小尾巴已经消失不见了，身体开始变直，尽管头弯向胸前，但却更加成形了。五官越来越全，眼睑覆盖住了眼睛，只是暂时还不能控制眼睛开合，也还没有长出眼睫毛。鼻子慢慢长出。耳朵也隆起，只是暂时待在颈部，还没有到头部。味蕾正在发育，所有牙齿的幼芽都各就各位。

胎儿四肢渐渐清晰，可以看见小肩膀了，且生长迅速，手臂更加长了，臂弯处肘部已经形成，胳膊能在胸前相交，腿也长到足以在身体前面相交了，手指和脚趾基本发育完毕，手部在手腕处有弯曲，两脚开始摆脱蹼状的外表，可以看到脚踝。为了让自己更舒服一些，胎儿会不断地动来动去，不停变换姿势。

此时皮肤变成了半透明，有少量的绒毛长出，像一层毛玻璃护着身体内部的世界。所有的器官、肌肉、神经都已经开始工作。

在本周，膈肌会发育出来，从而把原本相通的胸腔和腹腔分开，腹腔的容积逐渐增大，把之前待在腹腔外的肠道收纳了进去。

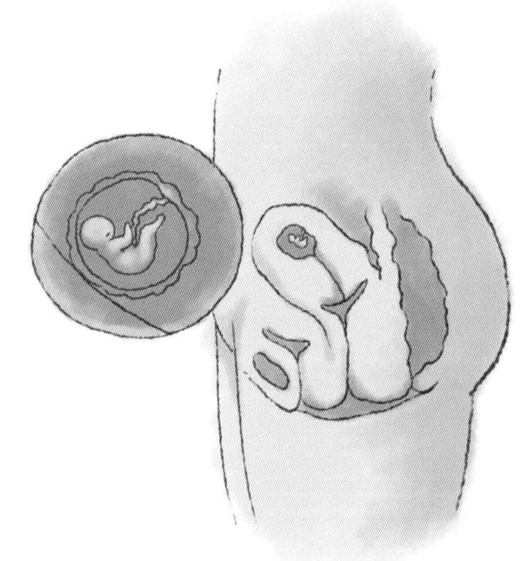

第9周母体变化

尽管已经怀孕3个月了，但体重并没有增加太多，也还看不出怀孕的迹象。

乳房的变化则比较明显，不仅乳头和乳晕颜色更深了，而且由于不断变大，到了必须考虑换大一点内衣的时候，否则很快就会感觉不舒服。

体内激素在继续起作用，使头发长得更快，准妈妈可能感觉头发很厚、有光泽，或者油腻、薄、柔软。激素也对皮肤产生影响，不过不同的准妈妈受影响的表现不同，有可能本来很好的皮肤变坏了，本来很差的皮肤变好了。总体来说，大多数都有色素沉着，出现程度不一的妊娠斑的情况。

子宫已经膨大到拳头大小了，尿意比之前更频繁，子宫的增大也压迫到直肠，便秘、腰酸和下腹痛这样的身体不适感也可能纷至沓来。

当然，本周多数准妈妈还是会觉得恶心，甚至更加强烈，一些饮食习惯也会发生改变，比如以前很爱吃的东西，现在碰都不想碰。少数准妈妈还出现了体重下降的情况。

"好孕"叮咛

在孕期，头发可能很容易油腻，尤其是本来就是油性头发的准妈妈，如果是冬季，需要多准备一些干发帽、干发巾备用，尽量避免在晚上洗头发，以防感冒，假如是长头发，剪短会很方便清洗头发。

第10周胎儿发育

这一周，胎儿身长大约4厘米，体重大约10克，形状如同一枚橄榄。

胎儿面部已经比较清晰了，眼睛、鼻子、嘴巴都在该在的位置上，不过眼皮还没有张开，黏合在一起。

胎儿90%的器官已经建立，并且很多已经开始工作，在工作中不断完善自己。心跳每分钟在140下左右，胸部移动，就像在呼吸。肾脏和输尿管开始发育，并具有一点点的排尿功能，胃能产生一些消化液，肝脏也开始制造血细胞，肺叶长出许多细支气管。

另外，胎儿的齿根、声带、上牙床和腭开始形成，味蕾出现。

胎儿颈部的肌肉在不断发达起来，以便支撑起自己的大脑袋，手臂更长了，肘部更加弯曲，手腕和脚踝已经清晰可见，骨骼还处于软体状态，富有弹性，左右腿会交替做类似踢腿的屈伸动作。手指和脚趾也长了一点，而且对手指、脚趾有保护作用的指甲和趾甲开始生长。

现在胎儿的生殖器也开始发育，胎盘已经发育得很好，可以支持产生激素等大部分重要功能。

第10周母体变化

如果是初次怀孕，现在身体变化依然不会明显，有过怀孕生产史的准妈妈腹部可能稍有突出。

现在胸部变得更大，乳头上可能会长出白色的小微粒，这些微粒内含有白色的润滑剂，是提早为母乳喂养做准备的。

虽然从外观上还不能看出是孕妇了，但子宫不断膨大，这一两周准妈妈可能会感觉到绷紧的子宫有一种被充实起来的感觉，同时下腹有些被压迫感，还有轻微的腹胀感觉，尿频、便秘、腰酸痛也仍然存在。

妊娠反应仍然持续，准妈妈的情绪变化会很剧烈，刚才还眉开眼笑，转眼间就会闷闷不乐，这是激素变化引起的，要注意调整心绪。

准妈妈体味可能加重了，而且特别容易流汗，要注意经常洗澡、更换内衣，尽量保持身体的干燥、清洁。

牙龈可能会水肿，刷牙时容易出血，需要注意口腔卫生。

“好孕”叮咛

准妈妈的兴趣爱好可能发生了一些改变，开始对儿歌、童谣、孩子们的游戏兴趣倍增，这说明在适应身体发生的一系列变化，开始输入眷恋小生命的母爱，这是非常好的现象，不妨趁此机会多准备一些胎教素材。

第11周胎儿发育

孕11周时，胎儿身长达到4.5~6.3厘米，体重达到14克，生长速度加快，此时的胎儿仍然是头大身子小，但是比例已经比之前要协调一些了，头只占到整个身体的1/2，肢体在不断加长，骨骼也开始变硬，脊神经开始生长。

细微之处也在发生着变化，比如出现了细小的绒毛和指甲，眼睛的虹膜也开始发育，可清晰地看到手指、脚趾和绒毛状的头发等。

胎儿此时的能力也在增长，可以把自己的手放到嘴里吮吸，会吞咽羊水、打哈欠，另外，手脚也会经常活动一下，两脚还会做交替向前走的动作，进行原始行走。只是现在的这些动作还很轻微，你还感觉不到。

另外，因为基本的器官发育都已成形，已经成功度过了致畸敏感期，抵抗外界干扰的能力大大增强，发育畸形的概率逐渐下降。

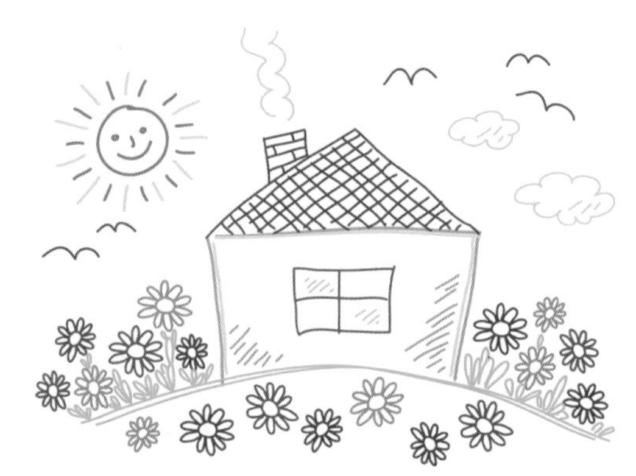

第11周母体变化

大部分准妈妈的子宫将会在本周增大到突出骨盆腔，换句话说，就是你能够发现自己的腹部有点突出了，此后用手轻轻触摸耻骨上缘，可以感觉到子宫的存在。

另外，仔细观察的话，还会发现臀部开始变宽，腰部、腿部、臀部肌肉增加，脂肪也开始增厚，且结实有力，这意味着腰身可能变粗了，这都是为将来分娩所做的准备。

很多准妈妈会发现在小腹部有一条竖线，随着孕期的推进会继续增粗，颜色也会逐渐变深，而且会越来越多，这是妊娠纹，不过这无须担心，大部分准妈妈的妊娠纹会在产后逐渐变轻，甚至消失。

不少准妈妈的妊娠反应已经没有那么严重了，食欲逐渐变好，但这不是普遍情况，有的准妈妈仍然有比较严重的孕吐反应，甚至有的准妈妈从这个时候才开始感觉到孕吐不适。

“好孕”叮咛

有的准妈妈会出现特别渴望吃某种食物的状况，比如有的人嗜酸，喜欢吃橘子、酸梅；有的嗜辣，喜欢吃辣椒酱、麻辣烫、火锅；有的喜欢吃臭豆腐、巧克力等。这并不是因为体内缺乏某种营养成分，而是孕期一种常见现象，不用担心。如果特别想吃，可以少量吃一些。

第12周胎儿发育

胎儿现在身长大约有6.5厘米，重约20克，仍然很小，甚至还不如成人手掌大，但是从牙胚到指甲已发育俱全，身体的雏形已经构造完成，尤其是面部，五官的位置比以前更接近成人，耳朵已经由颈部移到头部两边的正常位置，整体看上去，就像一个微雕的小宝宝。

现在这部小小的“人体机器”正在欢快地运转着。

脾脏已经开始造血，肝脏开始分泌胆汁，肾脏开始制造尿液等，这将在很大程度上减少外来药物和感染对他造成的损害，肾脏制造的尿液还进入了膀胱，进而排泄到羊水里，羊水的成分将因此而改变。

胎儿还有了完整的甲状腺和胰腺，不过它们还不具备完整的功能，这两个腺体的形成对胎儿来说意义非凡，甲状腺可分泌甲状腺素，甲状腺素是维持人体代谢的基础物质，而胰腺分泌胰液和胰岛素，帮助消化，并调节全身生理机能，都是非常重要的。

胎儿现在还有了触感，当准爸爸准妈妈抚摸腹部时，他可能也感受到了，会把头转开，还会有手指、脚趾张开，嘴巴开合，四肢舞动等反应，当然，这一切准妈妈自己还感受不到。

第12周母体变化

这是非常令人期待的一周，不仅意味着即将迎来美妙的孕中期，同时也意味着胎儿已经稳稳地住进了子宫中。

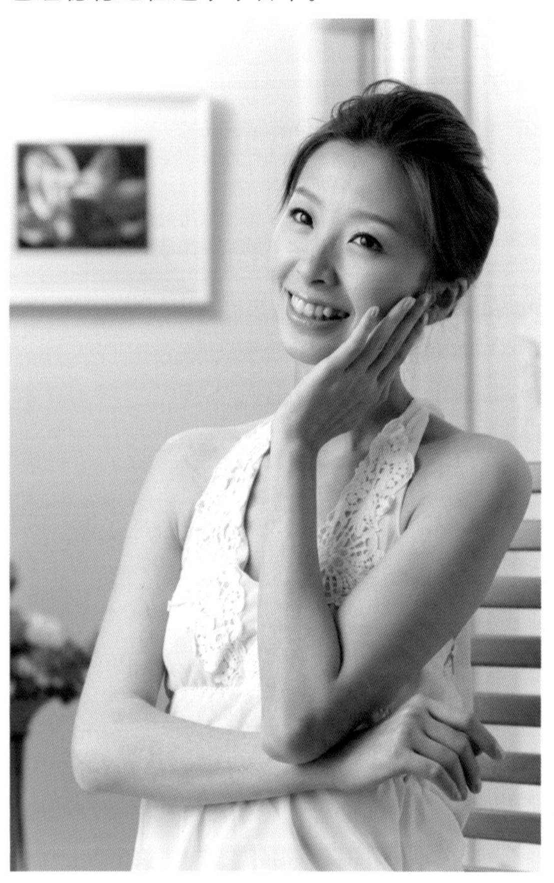

虽然不是绝对的分水岭，但是有很多准妈妈的早孕反应确实在这个时候逐渐减轻，疲劳、嗜睡、反胃都有所好转，因为身体已经在适应激素带来的变化，而且体内激素分泌将逐步稳定下降而趋于缓和，所以身心开始趋于舒适、愉悦。

现在，准妈妈可能已经有了真实的怀孕感受了，比如小腹部会有胀满的感觉，或者突然变换姿势的时候，会感觉腰际有轻微、短暂的刺痛感，这是因为子宫比以前扩张得更大了，这对准妈妈也是一种很好的提示：腹中有了一条小生命，往后动作要轻柔些。

一些准妈妈会发现自己的脸和脖子上不同程度地出现了黄褐斑，这是妊娠斑，是孕期正常的特征，在宝宝出生后就会逐渐消退，不要担心。

有的准妈妈会有一些奇怪的症状，比如唾液过多，感觉总是有吐不完的口水，这种症状一般到孕四五个月会渐渐消失。

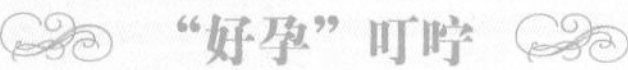

“好孕”叮咛

胎儿非常喜欢跟随母亲散步，对他而言，最舒服的皮肤感觉莫过于子宫收缩产生的皮肤刺激，子宫自然的收缩频率是一分钟一次，散步时身体有节奏地摆动，能带给胎儿如同子宫收缩一样的舒适感，每天都外出散步能带给胎儿良好的刺激。

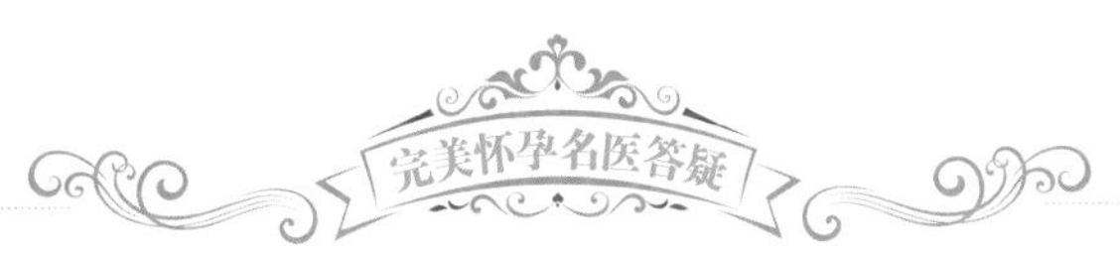

孕3月应该了解哪些常识

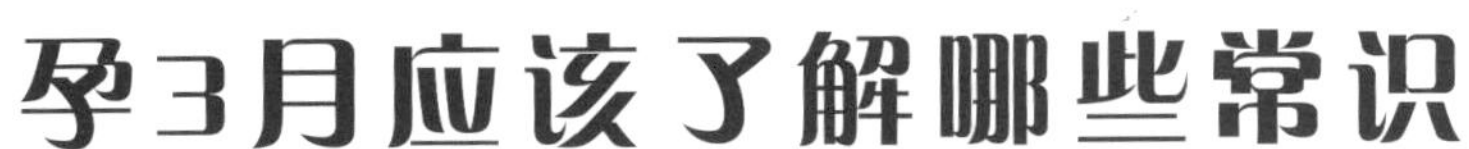

本月将做第一次正式产检

从孕期第12周起，准妈妈可能要定期到医院进行第一次正式产检了。产前检查在很大程度上可以为准妈妈和胎儿的健康提供保证。定期进行产前检查，与医生保持密切的联系，是每个准妈妈都应该积极去做的。

第一次产检什么时候去

一般来说，系统的产前检查从怀孕11~13周开始。但各地医院的规定可能略有差异，最好提前询问自己选择的医院的具体规定。

第一次产检有哪些项目

第一次产检时，医生会测量准妈妈的身高、体重、血压、宫高、腹围，进行全身体格检查，并核对孕周。此外，准妈妈还需进行一系列实验室检查，包括血常规、肝炎抗体、肝功能、尿常规、心电图检查。

去做产检前需要做的准备

第一次正式产检一般是建档检查，医生会问准妈妈一些关于个人和家庭的问题，最好提前整理好相关信息，以便更好地回答。医生可能问到的内容有：年龄、籍贯、文化程度、职业等；月经初潮时间、月经周期、月经量及末次月经时间；以前的怀孕、生产经历，流产史，避孕情况，现有子女情况；慢性疾病、手术或住院治疗的情况；药物过敏史；生活习惯，如饮食、睡眠、运动、吸烟、被动吸烟、饮酒、用药等；准爸爸的健康情况，如吸烟、饮酒习惯、疾病史、用药史等；夫妻双方的家族遗传病史；是否有早孕反应，有无阴道出血、腹痛或其他不适；初次胎动时间（如果有的话）。

“好孕”叮咛

准妈妈最好在上午空腹去医院，因为需要进行各种血常规检查。做过全身体检者可以带上体检报告，有些检查项目就不必重复检查了。

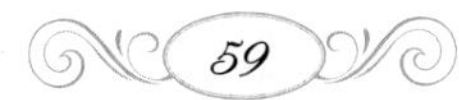

学会看B超单上的数据

在孕期，准妈妈一般会遵照医嘱去医院做3~4次B超，B超单上会给出目前胎儿的许多数据。一般情况下，孕早期和孕中期时，准妈妈应该关注胎儿的几个发育测量的指标，如双顶径、头围、腹围和股骨长度；到了孕晚期，准妈妈则需要注意羊水指数、胎盘位置、脐血流指数等指标。B超单上的测量数据是否在正常范围内，准妈妈可以参考以下的“孕期正常参数值表”。[双顶径（BPD）：胎儿头部从左到右最长的部分；腹围（AC）：胎儿肚子一周的长度；股骨长（FL）：胎儿大腿骨的长度]

孕周	双顶径(平均值)cm	腹围(平均值)cm	股骨长(平均值)cm
16周	3.62±0.58	10.32±1.92	2.10±0.51
18周	4.25±0.53	12.41±1.89	2.71±0.46
20周	4.88±0.58	14.80±1.89	3.35±0.47
22周	5.45±0.57	16.70±2.23	3.82±0.47
24周	6.05±0.50	18.74±2.23	4.36±0.51
26周	6.68±0.61	21.62±2.30	4.87±0.41
28周	7.24±0.65	22.86±2.41	5.35±0.55
30周	7.83±0.62	24.88±2.03	5.77±0.47
32周	8.17±0.65	26.20±2.33	6.43±0.49
34周	8.61±0.63	27.99±2.55	6.62±0.43
36周	8.81±0.57	29.44±2.83	6.95±0.47
38周	9.08±0.59	30.63±2.83	7.20±0.43
39周	9.21±0.59	31.34±3.12	7.34±0.53
40周	9.28±0.50	31.49±2.79	7.40±0.53

“好孕”叮咛

如果准妈妈发现胎儿的情况和以上提供的参照有出入的话，也不必过于担忧，因为每个胎儿在子宫中的发育状况都不可能是完全一样的，有时候胎儿体位不同、医生操作差异等，都会引起数字有误差。

高危妊娠

高危妊娠就是指怀孕期间存在一些对准妈妈和胎儿的不利因素或并发症，而造成对准妈妈、胎儿有较大的危险的妊娠。常见的高危妊娠往往有以下几种情况：

1 年龄小于18岁、大于35岁的第一次生产的准妈妈，40岁以上的已经分娩过一个孩子的准妈妈。身材过矮（身高在1.4米以下），体重过轻（小于45公斤）或过重（大于85公斤）的准妈妈。

2 妊娠合并内科疾病。在怀孕期间同时有高血压、心脏病、肾炎、肝炎、肺结核、 糖尿病、严重贫血、哮喘、甲状腺功能亢进、子宫良性肿瘤等内科病。

3 怀孕期间异常。如母子血型不合、胎儿发育不良、过期妊娠、骨盆太小、多胎妊娠、胎盘位置不对、羊水太多或太少等异常情况。

“好孕”叮咛

如果准妈妈有以上情况，应积极听从医生的话，配合监护和治疗。另外还需要增加营养和注意休息，并且还要保证情绪稳定。

胎儿有无先天疾病可通过检查得知

优质的胚胎和胚胎发育的环境是胎儿健康的必要条件。优质的胚胎是精子和卵子的高质量结合。这需要孕前就开始重视，怀孕时再开始采取措施为时已晚。

人类胚胎形成过程如饺子：卵子受精后很快变成有三层“板”的圆盘状，如饺子皮。“饺子皮”弯曲卷成圆筒，两头封口捏紧、弯曲，胚胎就形成了。如果某一层“饺子皮”由于某种原因没有捏紧，就会出现胎儿的畸形。“饺子皮”的前端没有捏紧，未来胎儿脑部或面部发育会出现畸形；“饺子皮”的中部没有捏紧，胎儿心脏、脊柱或是其他内脏发育会出现畸形；“饺子皮”末端没有捏紧，胎儿四肢或是泌尿系统会出现畸形。所有这些畸形就成为出生缺陷，即先天性畸形。

健康的母体是胚胎顺利发育的关键。所以从计划怀孕那天起，准妈妈就要注意对身体的维护了。适当锻炼、调理饮食、合理工作和休息，让自己处于一个最佳状态迎接小生命的到来。

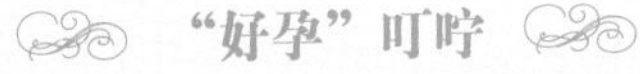

“好孕”叮咛

因为胚胎各个器官的发育在怀孕后12周内就已基本完成，胎儿身体主要系统的雏形已经形成。也就是说胎儿是否有先天性疾病，早在怀孕期的前3个月就有了定论。

孕3月营养疑难解答

Yunsanyue Yingyang Yinan Jieda

哪些食物孕早期要少吃

有流产征兆的准妈妈需少吃、禁吃以下食物：

螃蟹	性寒凉，可用于活血祛瘀，也因而对准妈妈不利，尤其是蟹螯，易引发流产
甲鱼	性寒，有滋阴益肾的功效，但同时还有着较强的活血散瘀作用，准妈妈若误食容易造成流产
桂圆	性温味甘，极易助火，动胎动血。准妈妈食用后可能会出现燥热现象，甚至引起腹痛、“见红”等流产症状，甚至引起流产或早产
杏仁	味酸性热，有滑胎作用
芦荟	芦荟含有一定的毒素，普通人可能会在食用后8~12小时内出现恶心、呕吐、剧烈腹痛、腹泻、出血性胃炎等中毒反应。而准妈妈若饮用芦荟汁，甚至会造成流产。产后也不宜饮用芦荟汁，否则会通过乳汁刺激胎儿，引起下痢
薏米	对子宫平滑肌有兴奋作用，可促使子宫收缩，因而有诱发流产的可能

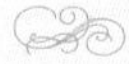

“好孕”叮咛

坊间传言一些食物吃了后会引起流产，因此很多准妈妈在吃了这些东西后，听到过来人传经验，心里都有些惴惴不安，其实对身体健康的准妈妈来说，日常食物只要不过量食用，食用后也无不适，便大可放宽心，胎儿没有你想的那么脆弱。

怀孕后喝牛奶好还是喝酸奶好

酸奶和牛奶都是最受欢迎的奶类。营养专家推荐，准妈妈最好每天喝250~500毫升的牛奶，以满足孕期对钙的需求量。而酸奶是鲜奶经过乳酸菌发酵制成的，在营养价值上不仅和鲜牛奶一样，还有抑制腐败菌繁殖，减少腐败菌在肠道中产生毒素的作用。此外，准妈妈在怀孕期间容易便秘，酸奶中的益生菌则可以缓解便秘，增加对营养的吸收。从这个意义上说，酸奶显然具有一定的优势。

从营养成分上来看，酸奶和牛奶之间的差别不大，它们之间的差别最主要体现在营养的吸收利用与两者的功效上。相对而言，酸奶中的钙、磷等矿物质更容易被人体吸收。牛奶具有很好的安神功效，准妈妈在孕期饮用，可以减少失眠的困扰。酸奶则含有益生菌群，对肠道非常有好处，准妈妈适当饮用可以加强肠胃的消化吸收功能，还可以缓解孕期便秘。准妈妈可以根据自身的需要来进行选择。

在妊娠中后期，准妈妈每日需要的钙摄入量又有所提高，所以建议在选择奶制品时，最好是牛奶和酸奶交替喝，这样对补钙可起到更佳的效果。

这里必须说明的是，牛奶和酸奶都不宜空腹饮用，并且不少准妈妈可能都有乳糖不耐受反应，喝了牛奶之后会发生腹泻的状况，这时最好用酸奶来代替牛奶。

准妈妈能吃冰镇食物吗

在怀孕早期，多数准妈妈都会胃火上升，即便不是在特别热的夏天，也会想吃冰淇淋、喝冰水来缓解燥热。

建议准妈妈最好不要吃冰镇食物，尤其是孕早期的准妈妈更要注意克制。最大限度也只是偶尔吃一支冰淇淋，如果某天超过了两支，或者一天内喝冰水超过总需要量的一半，就可能伤及脾胃，影响吸收和消化功能。或许一开始准妈妈没觉出有什么不对劲，但时间久了，就会出现大便不畅、下身分泌物增多等现象，严重的还可能导致阴道炎，影响正常生产。不仅如此，脾胃功能下降，会增加肠道疾病的感染、发病率，增大用药风险。

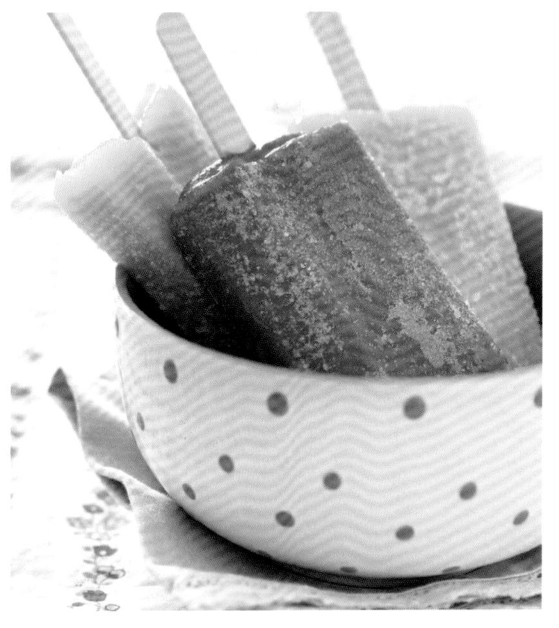

准妈妈吃鸡蛋需要注意什么

鸡蛋中含有丰富的蛋白质和卵磷脂，是准妈妈补充营养的首选，但是要想让营养能够充分地被吸收，在饮食搭配上要注意以下几点：

1 鸡蛋不要与白糖同煮。很多准妈妈有吃糖水荷包蛋的习惯。其实，鸡蛋和白糖同煮，会使鸡蛋蛋白质中的氨基酸形成果糖基赖氨酸结合物。这种物质不易被人体吸收，对健康会产生不良作用。

2 鸡蛋不要与豆浆同食。很多准妈妈喜欢在早上喝豆浆的时候吃个鸡蛋，或是把鸡蛋打在豆浆里煮。豆浆性味甘平，有很多营养成分，单独饮用有很强的滋补作用。但是豆浆中含有一种特殊的胰蛋白酶，与蛋清中的卵松蛋白相结合，会造成营养成分损失，降低二者的营养价值。

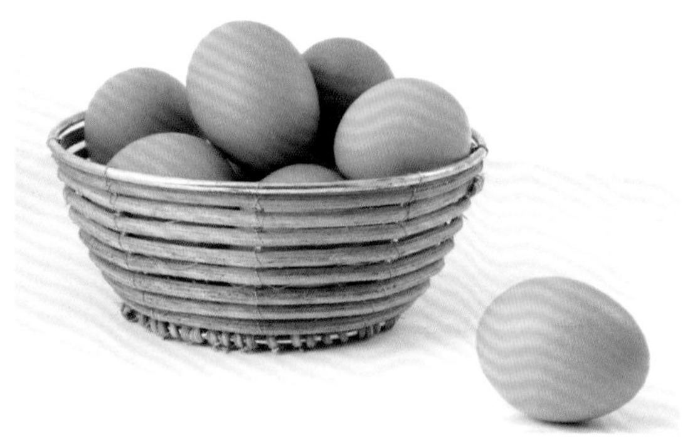

"好孕"叮咛

准妈妈每日进食1~2个鸡蛋即可，过量食用会造成消化不良，反而对身体不利。

适合准妈妈吃的零食都有哪些

由于孕早期的妊娠反应，准妈妈的食欲会有所降低，所以零食就成了准妈妈手边的必备食物。准妈妈可以选择一些营养丰富、低糖、低热量、高膳食纤维的食物来充当零食。以下几种可供参考：

红枣

红枣被称为"天然维生素丸"，富含能使人延年益寿的维生素PP，名列百果之首，并且维生素C的含量也很高，同时还富含蛋白质、脂肪、钙、磷、铁、胡萝卜素及B族维生素等多种营养成分。具有补血安神、补中益气、养胃健脾等功效，还能防治妊娠期高血压，非常适合准妈妈食用。

瓜子

瓜子的种类很多，如葵花子、西瓜子、南瓜子等。葵花子中富含维生素E，西瓜子中富含亚油酸，南瓜子中则含有蛋白质、脂肪、碳水化合物、钙、铁、磷、胡萝卜素、维生素B_1、维生素B_2等多种营养成分，且比例均衡，非常有利于人体的吸收和利用。

板栗

板栗富含蛋白质、脂肪、碳水化合物、钙、磷、铁、锌、B族维生素等多种营养成分，有补肾强筋、养胃健脾、活血止血等功效。准妈妈常吃板栗既可以健身壮骨，利于胎儿的健康发育，又可以消除自身的疲劳。

花生

花生又称“长寿果”或“植物肉”。它的味道香甜，有和胃、健脾、润肺、化痰、养气等功效。花生所含的人体必需的不饱和脂肪酸远远比动物油多。另外，花生中的糖、钙、磷、卵磷脂、胆碱以及维生素A、B族维生素、维生素E、维生素K等的含量也很丰富。准妈妈每天吃一点儿花生可以预防产后缺乳，花生的内衣(即红色薄皮)中含有止血成分，可防治再生障碍性贫血。但花生脂肪含量较多，食用要适量，不可过多。花生受潮后易霉变，能致癌，所以应将其放在干燥处保存，霉变后一定不要再食用。

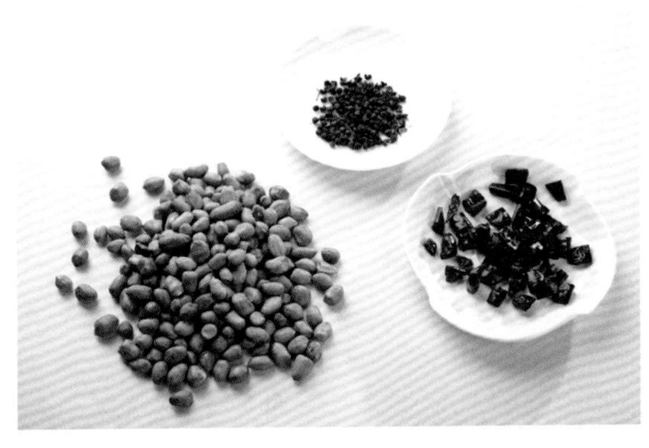

“好孕”叮咛

准妈妈除了上述几种零食外，也可以吃一定量的水果、酸奶、煮熟的鸡蛋、粗纤维饼干等。每次吃零食的量不要太多，最好在两餐之间吃，离正餐时间远一点儿，这样就不会影响正餐的进食量。并且不要边看书或边看电视边吃零食，这样一来不卫生，二来不利于消化。

准妈妈如何科学地食用水果

很多准妈妈由于妊娠反应剧烈，往往依靠吃水果来减轻妊娠反应，或者在没有胃口的时候，选择用水果代替正餐。其实这些行为都是错误的，准妈妈在孕期吃水果一定要适量，而且食用方法也需要注意。那么，孕期究竟该如何科学食用水果呢?

1 每天食用水果最多不要超过500克，而且要尽量选择含糖量低的水果，不要无节制食用高糖分水果。

2 吃水果最好在两餐之间。

3 水果中含有发酵糖类物质，因此吃后要漱口。

4 进食瓜果一定要注意饮食卫生，生吃水果前必须洗净外皮，不要用菜刀削水果，避免将寄生虫卵带到水果上。

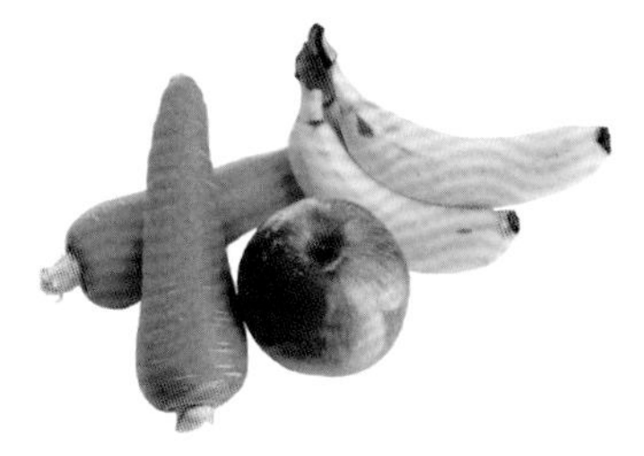

“好孕”叮咛

建议非常喜欢吃水果的准妈妈，最好在怀孕24~28周时，去医院进行定期血糖测定，随时监控，避免妊娠糖尿病的发生。

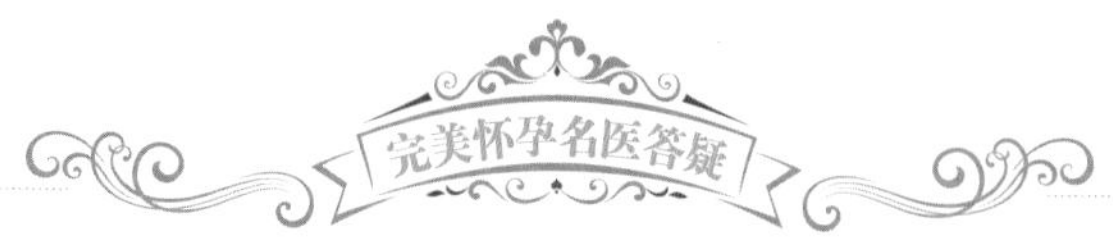

孕3月护理疑难解答

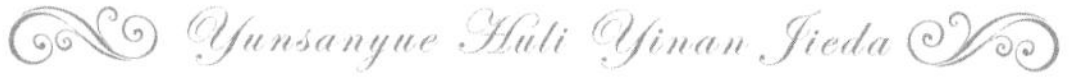

Yunsanyue Huli Yinan Jieda

准妈妈泡热水澡对身体有影响吗

建议准妈妈在孕早期不要泡热水澡，因为高温环境可能造成胎儿无脑或脑神经缺陷。有研究显示，在怀孕的前3个月，如果准妈妈让身体温度持续超过39℃以上，就容易造成发育中胎儿脊髓缺损。尤其是在怀孕第1个月，这种伤害的发生机会明显增高。因此，准妈妈在孕早期的3个月内，禁止泡热水澡，也杜绝接触其他高温环境。在洗澡的时候，最好把水温控制在38℃以下，并缩短洗澡的时间。

在孕早期之后，准妈妈泡热水澡也要因个人体质而定。因为此时准妈妈的血液循环和常人不同，在经历冷、热水的过度刺激后，心脑负荷可能无法像一般人那样调适得那么好，很可能产生休克、晕眩或虚脱的情况。

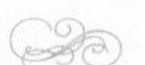

“好孕”叮咛

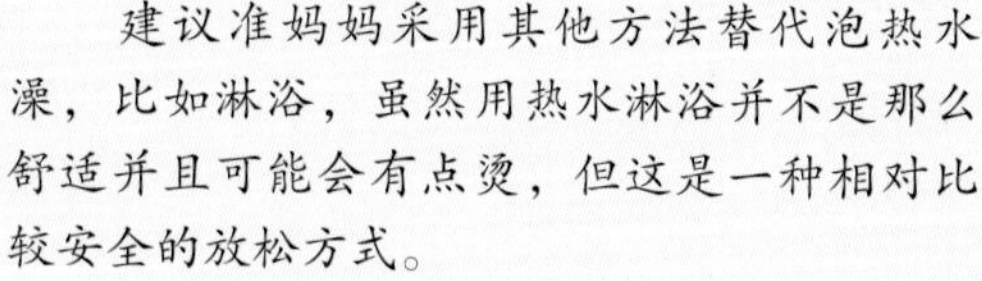

建议准妈妈采用其他方法替代泡热水澡，比如淋浴，虽然用热水淋浴并不是那么舒适并且可能会有点烫，但这是一种相对比较安全的放松方式。

家中不宜摆放哪些花草植株

并非所有的绿色植物都绝对安全、环保，有些绿色植物非但不环保，反而要吸收氧气或释放有毒气体；还有一些绿色植物会释放令人不愉快的气体或让人皮肤过敏。因此，室内的绿色植物不宜摆放过多，特别是卧室，准妈妈在室内摆放绿色植物时，一定要弄清植物的生态习性，以免起到反作用，污染了室内环境。以下植物，准妈妈最好不要摆放在家中：

容易产生过敏的花草

如洋绣球、紫荆花等。紫荆花所散发出来的花粉如果与准妈妈接触过久，会诱发哮喘症或使咳嗽症状加重；洋绣球花（包括五色梅、天竺葵等）散发的微粒，如果与准妈妈接触，会使准妈妈的皮肤过敏而引发瘙痒症。

松柏类植物

包括玉丁香、接骨木等，这类植物会分泌脂类物质，放出较浓的松脂味，对人体的肠胃有刺激作用，闻久了，会引起恶心、食欲下降，尤其是对已怀孕的准妈妈影响较大。

本身含有毒性的花草

含羞草、郁金香、夹竹桃、秋水仙等有微毒。如果过多接触含羞草会引起毛发脱落、眉毛稀疏；郁金香花朵含有一种毒碱，接触过久，会加快毛发脱落；夹竹桃可分泌一种乳白色液体，长期接触会使准妈妈出现昏昏欲睡、智力下降等症状。

耗氧性花草

如丁香、夜来香等，它们进行呼吸作用时，大量消耗氧气，影响人体健康。夜来香在晚上还会散发出大量刺激嗅觉的微粒，闻太久，会使准妈妈感到头晕目眩、郁闷不适，甚至失眠。兰花、百合花的香气也会让准妈妈过度兴奋而引起失眠。

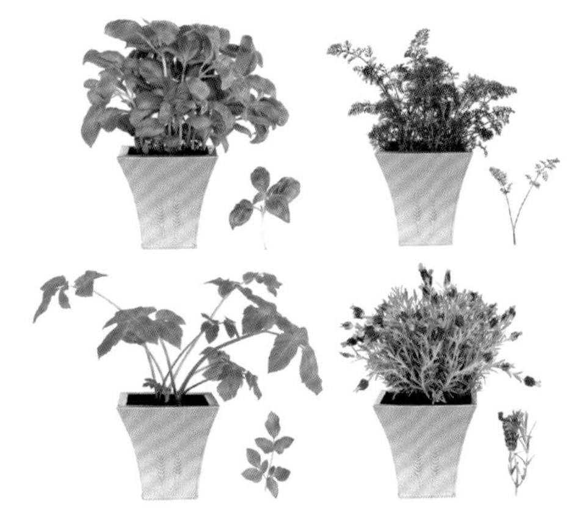

“好孕”叮咛

如果很想养花，可以选择以下适宜种养的植物，如康乃馨、吊兰、君子兰、一叶兰、龟背竹、绿萝、发财树、常春藤等。

哪些家电不宜摆放在卧室

电视、冰箱、电脑、手机等电器工作时都会产生电磁辐射，如果达到一定强度，就会造成电磁污染。准妈妈待在有电磁污染的环境里，可能产生头痛、失眠、记忆衰退、视力下降、血压升高或下降等不适，影响健康。哪些电器不宜摆放在准妈妈的卧室里呢？

电视机：传统的电视显示器是通过电子束撞击荧光粉显示图像，电子束在打到荧光粉上的一刹那会产生电磁辐射，故不宜放在卧室内。

冰箱：冰箱运行时，前面及左右两侧及后面正中辐射都很高，后面更强。如果是带液晶显示屏的冰箱，液晶屏后面的电路板也会发出辐射。

电脑：电脑的主机和显示器背面都会产生辐射，虽然强度不算大，一天天累积起来给人造成的辐射也不小。

手机充电器：带变压器的低压电源一般磁场都很高，手机充电器、插在插座上的便携式单放机均属于这一类，所以最好不要在卧室里给手机、单放机充电。

电磁炉：电磁炉在使用时，会产生辐射，对准妈妈不利。

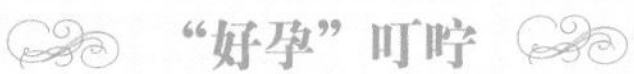

如果因为居室环境小，电视、电脑等家电不得已必须摆在卧室时，在不使用的时候准妈妈一定要记得断开电源。

准妈妈如何健康使用手机

孕早期是胚胎组织分化、发育最为关键的时期，如果准妈妈长期不正确地使用手机可能会对胎儿器官发育产生影响。准妈妈在妊娠早期应尽量少使用手机，以避免对胎儿造成危害。在使用时可参考以下建议：

1 手机的充电器在充电时，周围会产生很强的电磁波，所以，准妈妈应远离手机充电插座30厘米以上，切忌放在床边。

2 在信号接通的瞬间最好把手机放在离头部远一点的地方，这样可以减少80%~90%的辐射量。

3 在通话过程中，让手机与大脑相距15厘米。建议最好使用耳机，以避免手机天线靠近头部，从而减少辐射的直接危害。有座机的时候最好改用座机通话。

4 不要把手机挂在胸前，或者靠近腹部，因为即使在待机状态下，手机周围也存在电磁波辐射，虽不及接通时危害大，但长时间也会对准妈妈和胎儿造成伤害。

"好孕"叮咛

多吃一些胡萝卜、豆芽、西红柿、油菜、海带、卷心菜、瘦肉、动物肝脏等富含维生素A、维生素C和蛋白质的食物，以便加强机体抵抗电磁辐射的能力。

孕期该如何护理私密处

准妈妈在怀孕以后，体内雌激素随妊娠的进展而增多，雌激素有促进宫颈腺体和子宫内膜腺体分泌的作用，使阴道黏液量增加。因此白带要比孕前多一些，呈乳白色，无臭味，如蛋清样，这是正常现象。不过即使是正常情况下的白带增多，准妈妈也要注意保持外阴清洁，不要让细菌有任何可乘之机，因为一旦护理不当就很容易感染上炎症。

孕期具体护理私密处卫生的方法，准妈妈可以参照以下建议。

1 保持外阴清洁，每天用温开水清洗外阴2~3次。

2 勤换内裤，洗净的衣裤不要放在阴暗角落晾干，应放在太阳底下曝晒。内裤最好以中性肥皂单独清洗，不要和其他衣服一起洗。

3 大便后，要从前面向后面揩拭，避免将肛门周围的残留大便或脏物带入阴道内。

4 不要穿着太紧的裤子或裤袜，尽量保持私密处通风干燥。

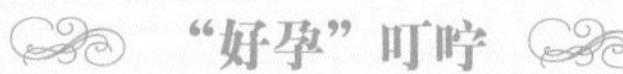

"好孕"叮咛

建议准妈妈最好用清水洗私处，尽量少用洗剂，避免坐浴，也不要冲洗阴道，否则会影响阴道正常的酸碱环境而引起感染。

准妈妈如何选择合适的胸罩和内裤

胸罩的选择

随着乳房的不断增大，准妈妈以前的胸罩可能就不太合身了，胸罩太紧会压迫到乳房，还会因与乳头摩擦而影响以后的哺乳。所以，建议准妈妈最好重新购买胸罩。选购时可参考以下建议：

1 准妈妈可以选择舒适、吸汗、透气的纯棉质面料。色调应该选择明亮、轻快的，如白色、粉色、淡蓝色等可以带来好心情的颜色。

2 合适的肩带应该在肩胛骨和锁骨之间，这样才不会有束缚感。在选购的时候，最好试穿一下，可以举手、耸肩，看看它是否会掉下来或感到不适。

3 孕期最好选择全罩杯的胸罩，并有软钢托支撑。

4 一般是每两个月为一个阶段，每个阶段至少准备2套内衣。当然，具体还要看准妈妈乳房的变化情况，应该以穿戴舒适为准则。

5 不要穿戴过紧的胸罩，有可能会导致细微纤维进入乳腺管造成堵塞。另外，不要穿贴身穿化纤衣服或羊毛类的衣服，胸罩要单独清洗。

6 准妈妈的内衣首先应该方便穿脱、清洗，尤其是在孕晚期，最好选择搭扣在前面的。

内裤的选择

孕期准妈妈在挑选内裤时，可参照以下几点：

1 由于准妈妈的阴道分泌物增多，所以最好选择透气性好、吸水性强及触感柔和的纯棉质内裤。因为纯棉材质对皮肤无刺激，不会引发皮疹。

2 准妈妈可以选择孕妇专用内裤，这种内裤一般都有活动腰带的设计，方便准妈妈根据腹围的变化随时调整内裤的腰围大小，十分方便。一般裤长是加长的，高腰的设计可将整个腹部包裹，具有保护肚脐和保暖的作用。

3 在孕晚期，准妈妈还可以选择有前腹加护的特殊孕妇内裤，这种内裤可以起到托腹带的功效，减轻准妈妈的身体负担，让准妈妈轻松过孕期。

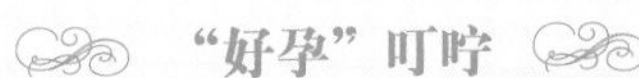

"好孕"叮咛

准妈妈在孕期没有标准的更换内衣裤的时间，一般是感觉原来的内衣内裤偏紧的时候，就可以更换新的了。

不同肤质的准妈妈如何护理皮肤

进入孕期之后，由于体内激素水平的变化，准妈妈的皮肤可能这个月很油，下个月就变得很干燥，面对这种难以预测的皮肤变化，准妈妈不必特别的担忧，以下方法可以帮助准妈妈缓解困扰：

干性皮肤护理

随着胎儿的生长发育，可能需要从准妈妈的体内吸收更多的血液和水分，其中的来源之一就是准妈妈的皮肤，因此准妈妈身体内所需要的水分会大量增加，所以可能很难保持皮肤的水润，特别是手和脚两处。

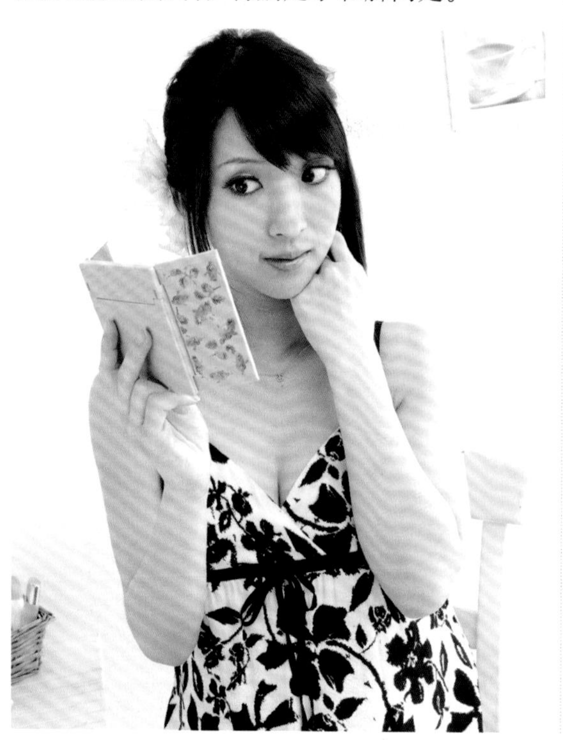

首先，准妈妈需要保持房间湿度适宜，并且不要频繁地洗澡。其次，应每天使用温和的洗面乳调整干性皮肤，使用具有保湿作用的润肤霜，并且外出时一定要涂防晒霜。如果准妈妈的皮肤出现脱皮等现象，可坚持每周使用一次自制的保湿面膜滋润一下肌肤。

油性皮肤护理

在怀孕的前3个月，由于身体内的雌性激素水平激增，许多准妈妈都会经历一个痘痘爆发的阶段，特别是怀孕前就属于油性皮肤的准妈妈。由于怀孕的前3个月是胚胎发育的重要阶段，所以对付这个时期的皮肤问题不能使用一般的祛痘产品。

在这个阶段，准妈妈要避免选用一些流行的含有水杨酸等磨砂作用的洗面乳和润肤霜。但如果怀孕3个月后仍然出油很多的话，就可以使用一些比较温和的产品了，因为这时胎儿已经进入正常的发育阶段了。

准妈妈可以使用温和的洗面乳清洁面部，一天两次，避免使用一些滋润型的产品，因为所含有的润肤剂可能会堵塞毛孔。另外，要加强保湿，每周使用一次面膜导出毛孔油脂，尽量避免阳光的照射，外出的话一定要使用防晒霜。

牙齿保健有哪些方法

孕期，由于准妈妈口腔细菌分泌的毒素作用引起牙龈炎，使牙龈平滑光亮、暗红色肿胀、容易出血，有时还形成触之易出血的硬肿块。而且准妈妈在怀孕后，由于分泌素的作用使得口腔中的唾液变为酸性，对牙齿有腐蚀作用而造成龋齿。加之早孕时偏好酸性食物，并使得胃部常返酸水至口腔中，加剧龋齿。所以，准妈妈更要注重口腔卫生，以下方法可供参考：

1 选择刷毛柔软的牙刷，免得碰伤牙龈，少吃坚硬和刺激性的食物，如辣椒、酒，多吃软而富含维生素C的新鲜蔬菜和水果，以减少毛细血管的渗透性。

2 坚持早晚及进食后漱口，如果吃酸性零食引起了牙齿过敏，可嚼川椒粒或选用脱敏牙膏，不能刷牙时可选用漱口水代替。

3 每次孕吐后用20%的苏打水漱口，中和胃酸对牙齿的腐蚀。发生牙龈炎时避免吃刺激性食物，要进食有营养的软食。

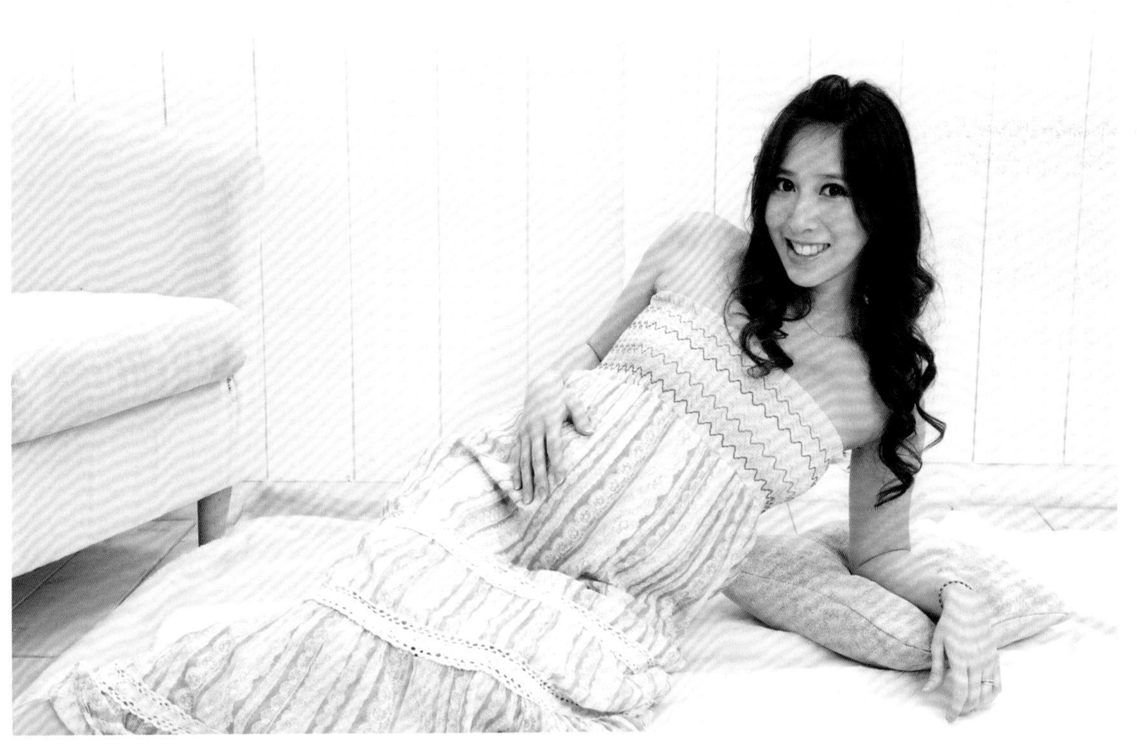

关于妊娠纹

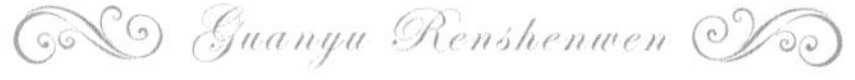

妊娠纹产生的原因

由于激素分泌的变化，准妈妈的皮内弹力纤维减弱、脆性增加，皮下毛细血管及静脉壁变薄、扩张。而同时，准妈妈的腹部以及乳房等部位都在增大，变脆弱的肌肤很容易就出现不同程度的损伤或断裂，腹部出现的一条条的纹就叫妊娠纹。

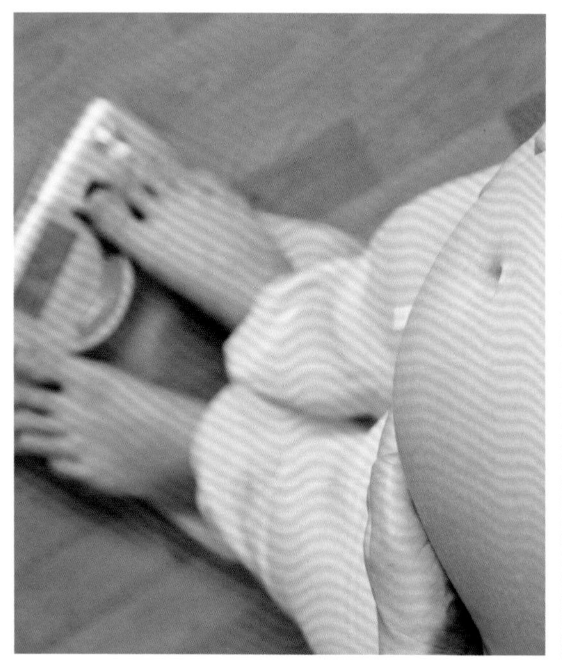

饮食防纹方案

1 适当多吃富含维生素C的食物，如柑橘、草莓、蔬菜等；多吃富含维生素B_6的牛奶及其制品，建议准妈妈每天早晚各喝1杯脱脂牛奶；适当多吃富含维生素E的食物，如卷心菜、葵花子油、菜籽油等，增强皮肤抗衰老的能力。

2 调整饮食习惯，尽量吃新鲜水果，少喝果汁；喝脱脂奶，少喝全脂奶；喝清汤，少喝浓汤；多吃低糖水果，少吃饼干和沙拉。注意控制糖分摄入，少吃色素含量高的食物，避免导致体重增长过快，以及色素沉积。

3 适当多吃纤维丰富的蔬菜、水果和富含维生素及矿物质的食物，以此增加细胞膜的通透性和皮肤的新陈代谢功能。还可以适当吃些对皮肤内胶原纤维有利的食品，增强皮肤弹性。

4 既要保证均衡、营养的膳食，又要避免过多摄入碳水化合物和过剩的热量，导致体重增长过多。

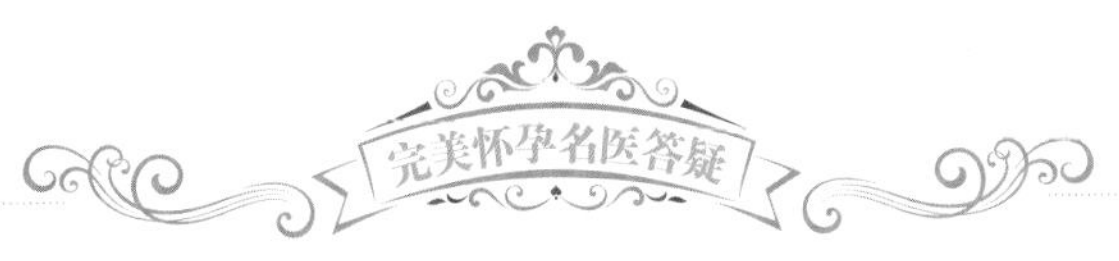

起居防纹方案

1 按摩帮助消除妊娠纹，准爸爸是给准妈妈做腹部按摩的最佳拍档。不过，为了保护好腹中的胎儿，在做腹部按摩之前，准爸爸一定要做好准备：去掉手上的戒指、手表等物件，洗净双手，擦干，把手搓热，然后给准妈妈的腹部抹上一层按摩霜或按摩油，用指尖做轻柔、缓慢的环行运动，就像在给皮肤瘙痒。建议准妈妈调暗室内灯光，放一些轻音乐，然后选择一个尽可能舒适的姿势躺着，愉快地享受准爸爸的贴心服务。

2 除纹霜或者按摩膏要以安全温和为标准，不要使用含有维生素A醛、维生素A酸、果酸、水杨酸等物质的产品。橄榄油对于消除妊娠纹是一个不错的选择。将2粒美容用的维生素E胶囊剪开，滴入强生婴儿润肤油里，盖上盖子摇匀，让两者充分混合。怀孕期间，经常涂抹在容易长妊娠纹的部位就能有效地预防妊娠纹。

3 从怀孕3个月开始到生完后的3个月内坚持做轻柔的腹部按摩，可以增加皮肤弹性。配合除纹霜同时使用，不仅让按摩更容易进行，并保持肌肤滋润，避免过度强烈的拉扯，可以有效预防妊娠纹生成或淡化已形成的细纹。

4 适当多吃一些富含胶原蛋白和弹性蛋白的食物，如猪蹄、动物蹄筋和猪皮等，可以一定程度上增强皮肤的弹性，也有一定的预防效果。

5 为减少腹部妊娠纹出现的可能，怀孕前以及怀孕之后准妈妈都应注意适当锻炼身体，一方面可以增加腹部肌肉和皮肤的弹性，另一方面可以控制体重增长速度。

6 如果准妈妈觉得肚子过大、过重，身体和皮肤都感觉到沉重的压力时，可以使用托腹带，分担腹部的重力负担，减缓皮肤过度的延展拉扯。

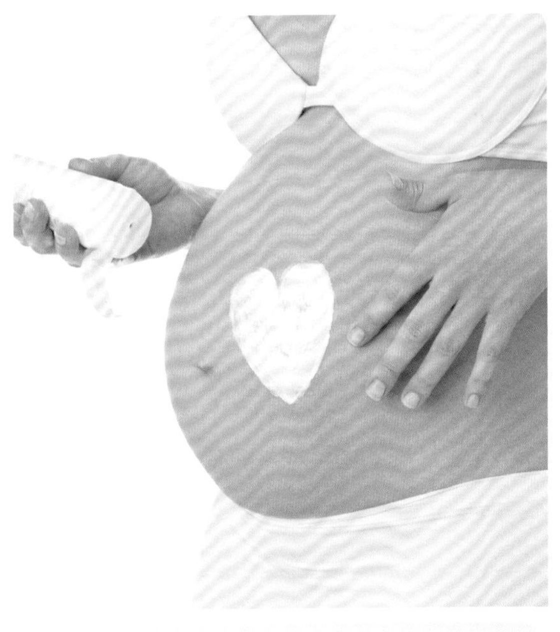

“好孕”叮咛

准妈妈想快速地祛除妊娠纹，可以通过医学美容的方法来实现。有条件的准妈妈可以待宝宝出生并断奶后，通过镭射微磨皮手术，减轻妊娠纹。

孕期尿频

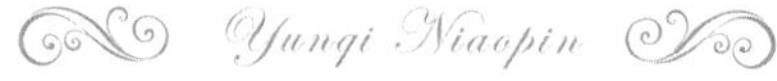
Yunqi Niaopin

尿频常发生在孕早期和孕晚期

由于孕激素会引起盆腔充血，加大膀胱承受的压力，让准妈妈在孕早期容易发生尿频。这种症状到孕中期会得到缓解。到了孕晚期，由于胎头下降进入骨盆腔，向前压迫膀胱，准妈妈可能会再次发生尿频症状。另外，怀孕后母体的代谢产物增加，同时胎儿的代谢产物也要由母体排出，因而大大增加了肾脏的工作量，也会使尿量增加，引起尿频。

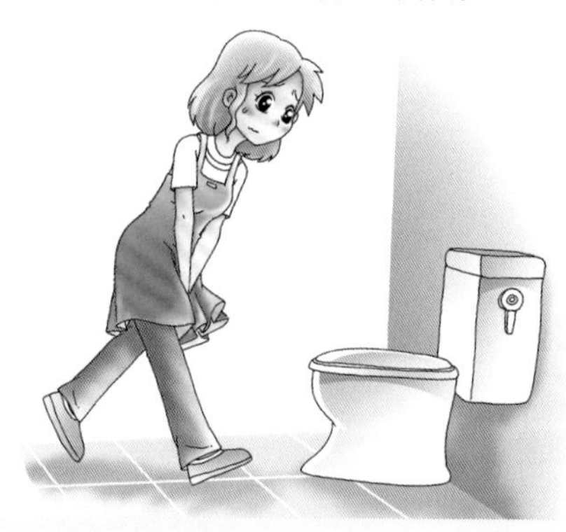

"好孕"叮咛

尿频是孕期的正常反应，准妈妈不必为此担心。如果觉得尿频影响到日常生活，可以通过以下方法进行适当的调整。

调整饮食可以改善尿频

1 注意保证饮水量。有些准妈妈为了减少上厕所的次数而刻意少喝水，甚至口渴才饮水，这是不对的。水是维持准妈妈身体机能的主要物质，缺水会影响胎儿的发育。

2 可以调整饮水时间，在白天保证水分摄入，控制盐分，为避免在夜间频繁起床上厕所，可以从傍晚时就减少喝水。

3 晚上少吃利尿食物，如西瓜、茯苓、冬瓜、昆布（海带）、玉米须等。

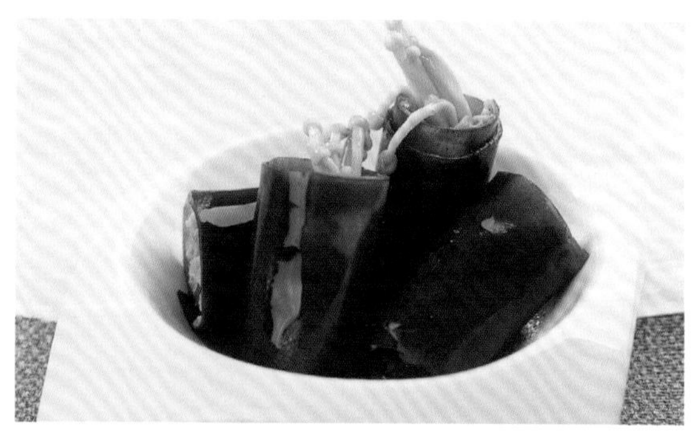

"好孕"叮咛

建议准妈妈在出门前、参加会议活动前及自由活动期间排净小便。

起居方案防尿频

1 有了尿意应及时排尿，切不可憋尿。如果憋尿时间太长，而影响膀胱的功能，以至于最后不能自行排尿，造成尿潴留。

2 坚持锻炼骨盆底肌肉的张力，利于控制排尿。骨盆放松练习：四肢跪下呈爬行动作，背部伸直，收缩臀部肌肉，将骨盆推向腹部。并弓起背，持续几秒钟后放松。这有助于预防压力性尿失禁。注意做这个动作时要量力而行，不可勉强。

3 休息时要注意采取侧卧位，避免仰卧位。侧卧可减轻子宫对于输尿管的压迫，防治肾盂、输尿管积存尿液而感染。

4 要注意保持外阴部的清洁，保持内裤干爽通气，避免因不注意卫生导致尿路感染。

5 容易因尿频而发生尿失禁的准妈妈，可以使用护垫，避免发生漏尿这样的尴尬事件。不过护垫要注意经常更换，以保持外阴部位干爽透气。尽量不要选择使用那些有添加剂或者有香味的卫生护垫，对于部分准妈妈来讲，可能会增加过敏的概率。夏季身体容易出汗，在不必要的情况下尽量不使用卫生护垫。

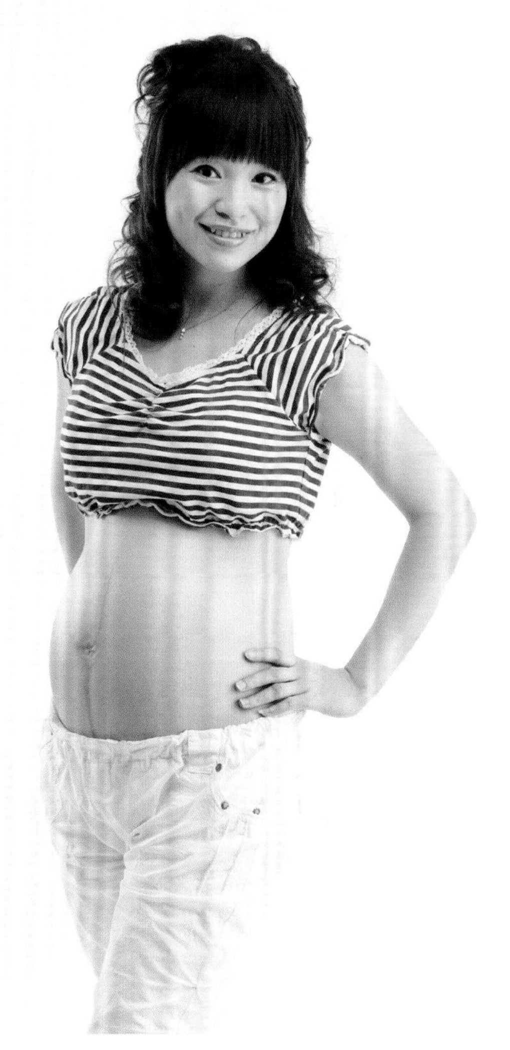

“好孕”叮咛

正常的尿频只是小便频繁，身体不会出现其他症状和不适。如果尿频同时伴有尿痛、尿不尽(小便后仍有尿意)、尿色异常，或有发热、腰痛等症状时，则有可能患泌尿系统感染，必须咨询医生并进行治疗，以免影响母体和胎儿的健康。

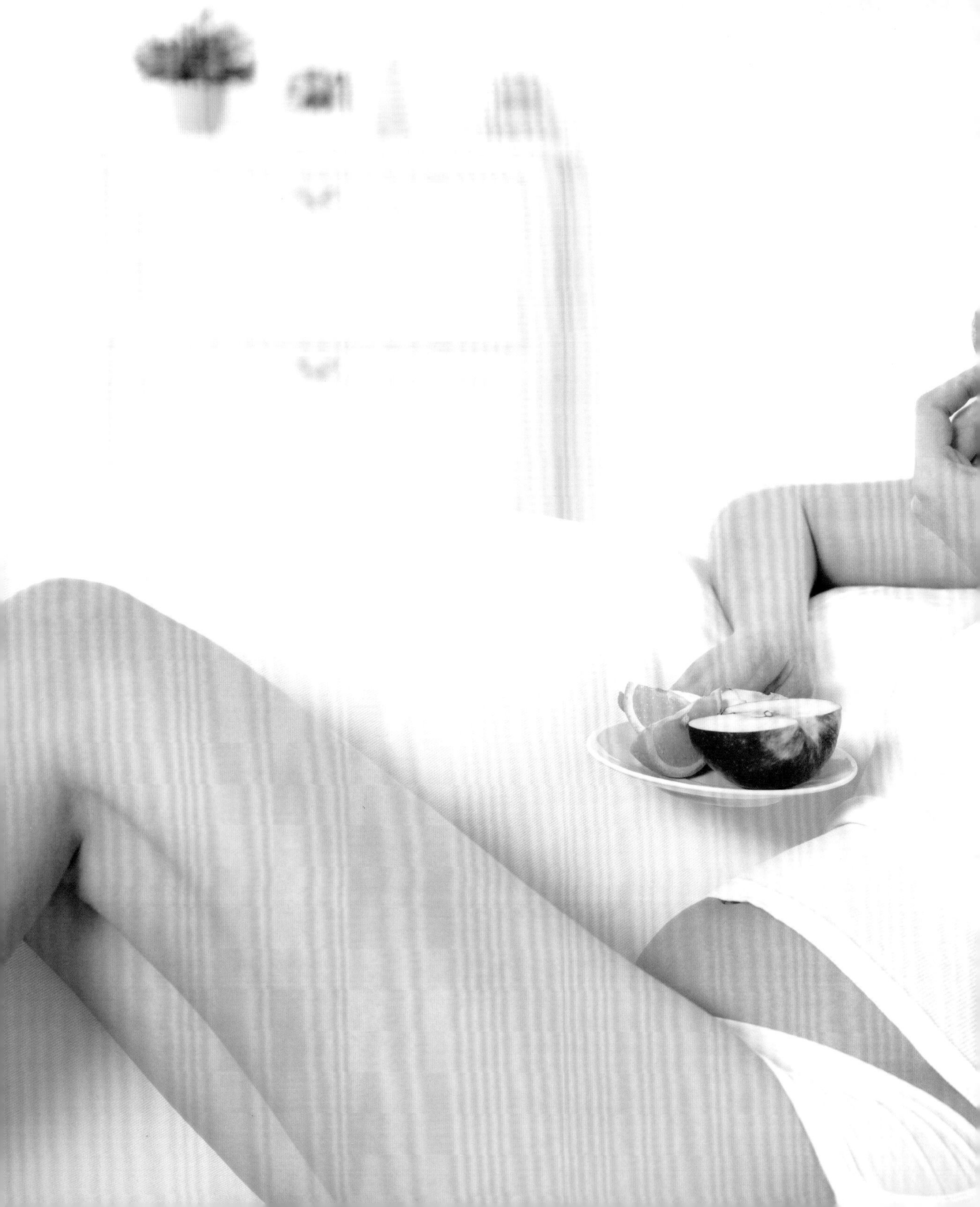

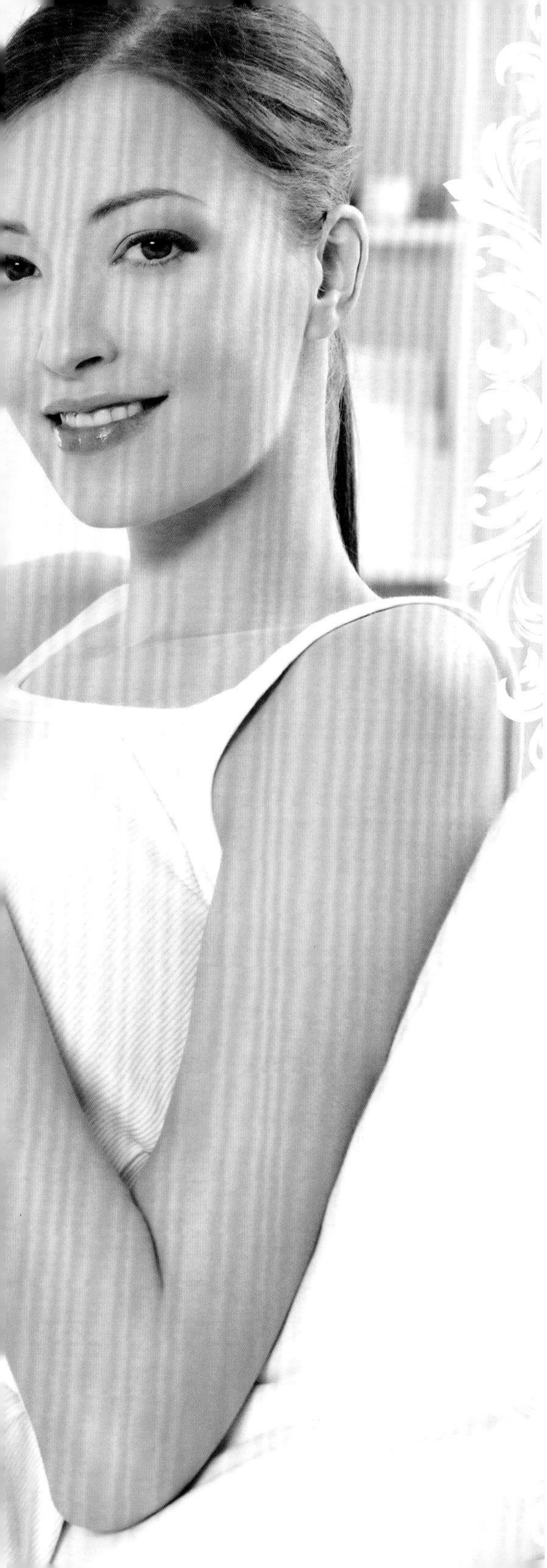

孕四月

久违的精神焕发

孕早期各种难受的感受都开始消失，准妈妈开始进入相对稳定的孕中期了，身体也开始出现明显的变化，肚子开始显山露水，准妈妈在此期间，除了营养与护理上一如既往的注意外，别忘了去医院做检查。

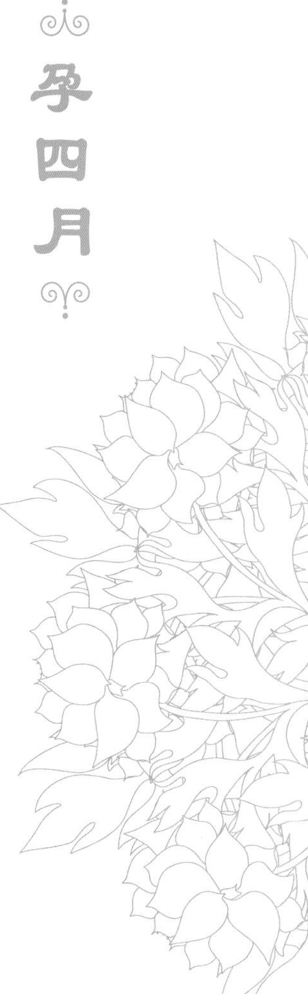

准妈妈和胎儿会发生什么变化

Zhunmama He Taier Huifasheng Shenme Bianhua

第13周胎儿发育

本周，胎儿从头到臀长约7.6厘米，重量只有大约28克，各器官和结构已经基本发育成形，接下来就是进一步完善和长大。

在本周之前，胎儿的头一直是耷拉着的，因为脖子还没发育到足以支撑起头部，这种状况已得到改善，现在脖子已经足以支撑起头部了。

胎儿的脊神经开始生长，能看到脊柱的轮廓，神经元迅速增多，神经突触形成，条件反射能力增强。另外，胎儿的牙槽内在本周开始出现乳牙牙胚，声带也开始形成。

一个重要的身份识别信息手指和脚趾纹印开始形成，这是独一无二的，在孩子出生后，脚纹将被印在出生记录单上作为证明。

这一周，还有两个重要的东西发育完成了，那就是胎盘和脐带，对胎儿来说，这可是一条生命线，胎儿通过它们吸收母体中的营养。从现在起，胎儿将努力通过脐带把胎盘内的营养和氧气吸收到自己体内，并把代谢废物从脐带运送出去。

第13周母体变化

恭喜你，进入了最美好的怀孕阶段——孕中期，痛苦的孕吐正在渐渐消失，这是由于胎盘替代了激素的产生，再过两周甚至更短的时间，就彻底不会再有无法控制的恶心感了。

外观上自己也可以看出怀孕了，此时子宫底在脐与耻骨联合之间，下腹部轻微隆起，用手可摸到增大的子宫。

有的准妈妈会感到乳房的皮肤痒痒的，乳房正迅速地增大，虽然距分娩还有好几个月，但乳房已经开始准备制造初乳了，乳头上可以看到一些乳白色的垢，甚至可以挤出乳汁来，这是孕激素增长引起的，为产后哺乳做准备，属正常现象，假如实在瘙痒难耐，应该寻求医生的帮助。

现在，准妈妈有更多精力去感受怀孕的真实存在，这种感觉很真切，以至于常常会有一些不自觉的行为改变，比如会习惯性地轻抚肚子，与胎儿进行交流；偶尔会走神，沉浸在对胎儿的想象中；也会放慢走路的速度，等等。

第14周胎儿发育

这一周，胎儿从头到臀约有9 厘米长，重约42.5克。

胎儿身体的生长速度开始超过头部，头重脚轻的状况将得到很大改善，而且他的颈部更加伸展、更加有力，有时候还能把头抬起来。

胎儿四肢的生长速度出现了分化，胳膊的生长速度超过腿部，而且灵活性也优于腿部，会时不时挥动胳膊，并做出抓或握的动作，还会把手放入嘴里吮吸。另外，胎儿开始锻炼面部的肌肉，经常会出现皱眉、斜眼等动作。

本周，胎儿长出了胎毛，全身都被胎毛覆盖，这些胎毛会在宝宝出生后消失。皮肤仍是透明的，从外观可以看到皮下血管和心脏，骨骼继续发育，软骨开始形成，听觉开始发育。

宝宝的胃内消化腺和口腔内唾液腺也会形成，脏器功能在不断的锻炼和完善中，他能正常地饮用羊水，每天少量地进食，大部分进入消化道，少量进入肺，协助吮吸运动，吞咽、排尿都很正常。

胎儿的外生殖器目前已经基本成形，能够看出是男孩还是女孩了。

第14周母体变化

到了这一周，肚子就要显露出来了，准妈妈的食欲明显好转，身材开始丰满，子宫底部已经到达耻骨上缘，对膀胱和直肠的压迫减小，所以烧心、便秘、尿频的症状比从前稍微好些了，也有些准妈妈的尿频症状加重了，这是胎儿的代谢能力增强、代谢物增多的缘故。

乳房这个时候会继续增大，形状也会有所改变——乳房的下端向两侧扩张，从外观上看，准妈妈的上围更加丰满了，另外，由于体内雌激素的增加，头发可能越来越乌黑发亮，很少有头垢或头屑，这是一生中难得的优良发质。

准妈妈现在体内雌激素水平较高，盆腔及阴道充血，阴道分泌物增多，皮肤偶尔会有瘙痒的症状出现。

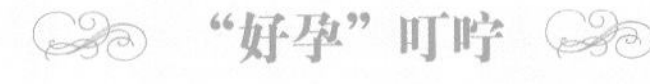

“好孕”叮咛

这个时候胎儿进入稳定成长期，准妈妈身心状态都比较好，可以考虑安排适当的旅行，一次适宜的户外旅行不仅能呼吸新鲜的空气，有异地风情的饮食也能改善食欲，开阔的环境也能放松心情，对怀孕是有利的。

第15周胎儿发育

本周胎儿坐长已经达到10厘米，体重也达到70克，身体的发育速度超过前面一段时期，腿部也将超过胳膊的长度，这样，胎儿整个身体变得更加协调。

胎儿的头发和眉毛也会在本周出现，眼睛虽然闭着，但是已经能感觉到光线强弱了，如果遇到明显的光线刺激，可能会微微眨动眼皮或者将脑袋转开。

胎儿在不断地吞咽和吐出羊水，这可以促进他肺部气囊的发育。这时胎儿的胸部会随着吞咽而有节律地起伏，紧接着，呼吸的前兆——打嗝就会出现，但是打嗝还不能像成人一样发出声音，因为此时气管中充斥的是液体而不是气体，而且准妈妈此时完全感觉不到胎儿打嗝。

这个时期，胎儿的动作更多了，可以转头、握拳、眯眼斜视、皱眉头、做鬼脸，并会吸吮自己的大拇指，他的关节全部都发育完成而且可以自由运用了。

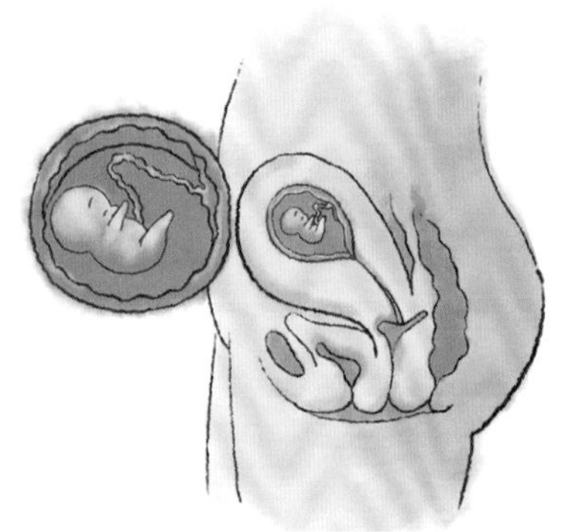

第15周母体变化

准妈妈的子宫还在继续增大，以往穿着正好的衣服，现在可能已经显得紧绷绷的了，这会令人感觉不太舒适，要及时更换宽松一点的衣服。

由于身体内血容量的增加，血液循环速度的加快，加上本身体温比普通人略高，很多准妈妈的皮肤看起来比以往要好，红润而且有光泽，再加上早孕反应的逐渐减轻，整体看起来越来越容光焕发。不过有的准妈妈肤色原本就比较黑，怀孕后皮肤色素沉着会看起来更黑，等到分娩之后会恢复的。

随着胎儿的发育，准妈妈的心肺负荷增加、心率增速、呼吸加快加深，散步时走得快一点或者远一点就会有喘息现象。

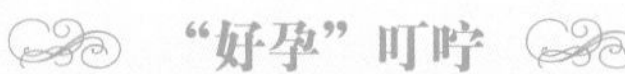

“好孕”叮咛

到了怀孕15周仍然有恶心想吐、头晕、食欲不好等妊娠反应的准妈妈不在少数，孕吐反应时间长短存在个体差异，但不用太担心，尽量平复情绪，良好的情绪可以促进身体更快地适应怀孕，结束妊娠反应阶段。

第16周胎儿发育

胎儿从头到臀有11.4 厘米长，重约100克，头部明显更直立了，身体比例更协调。

虽然此时胎儿还比较小，但已经接近完美，小胳膊小腿也发育完成了，关节活动更灵活，神经系统也开始工作，肌肉对于刺激有了反应，现在是胎儿非常快乐的时光，能够做出各种各样的活动，玩弄脐带、吃手指、握拳、伸脚、眯眼、吞咽、转身，甚至还会翻跟头，但由于羊水的缓冲作用，很少有准妈妈现在就能感受到这样的小动作，胎儿生长很迅速，也许很快就能感受到了。

胎儿的循环系统几乎都进入了正常的工作状态，可以把尿液排到羊水中，但羊水仍然是安全的，因为胎儿的尿液是干净无毒的，其中的代谢废物早已经随着准妈妈的循环系统排出体外，胎儿很喜欢吞咽羊水的游戏，这可以帮助他练习呼吸。

胎儿会在子宫中打嗝了，这是胎儿开始呼吸的前兆，但是和我们平常打嗝不同的是，胎儿打嗝是没有声音的，这是因为在胎儿的气管里充满了羊水而不是空气。

另外，胎儿的眼珠开始慢慢转动，不过此时眼睛仍然不能睁开，手指甲也完整地形成了，生殖器官已经形成，通过B超可以分辨出性别。

第16周母体变化

在这一周，大多数准妈妈的肚子都有些“显山露水”了，朋友们可以通过外观猜出怀孕的事实，不过少数身材高大或本身较消瘦的准妈妈可能还看不出来，也可以趁此机会和他们分享你的好消息。

现在，准妈妈的体重可能增加了2~4.5千克，子宫重250克左右，羊水继续增加，目前约有250毫升，血量、羊水、胎盘和胎儿以及变大的胸部都会促使体重增加。

大多数准妈妈会发现自己肚子上长出了比以前长得多的汗毛，有的准妈妈还发现头发变多了，这是孕激素的作用，分娩之后它们会脱落。

三成左右的准妈妈在本周可以感觉到第一次胎动，胎动是非常兴奋的体验，感到胎动的准妈妈都会精力充沛、充满活力，还没有感受到胎动的准妈妈也不要着急，八成以上的准妈妈是在孕17~20周感受到胎动的。

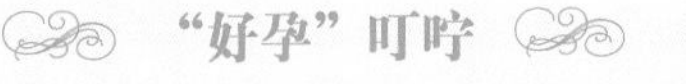

很多时候，分娩的情况会跟遗传有关，所以准妈妈不妨多与自己的母亲或外婆交流，问问她们怀孕与分娩的经历，还可以向她们请教分娩经验。

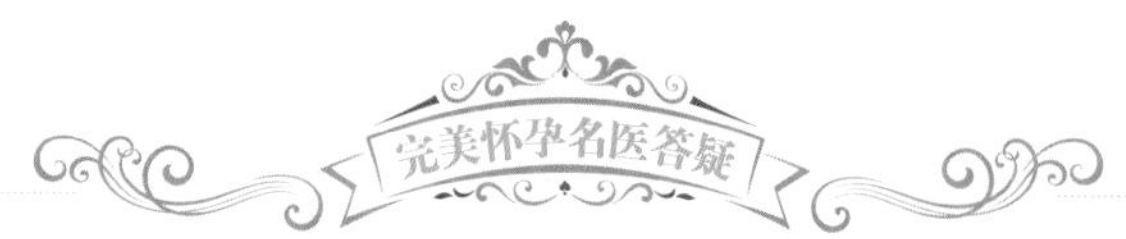

孕4月应该了解哪些常识

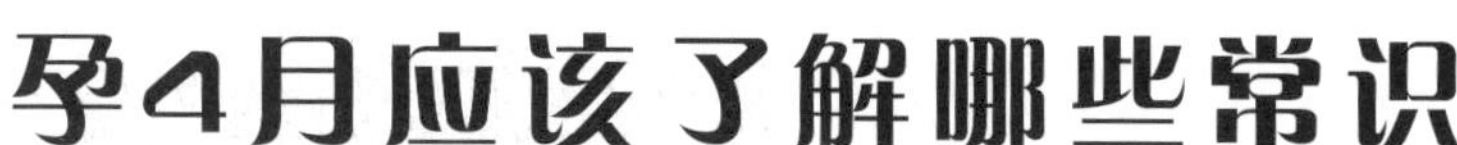
Yunsiyue Yinggai Liaojie Naxie Changshi

与胎儿大脑发育密切相关的营养素

胎儿大脑发达需要具备3个条件：大脑细胞体积要大，大脑细胞数目要多，大脑细胞间相互连通要多。这3点缺一不可，准妈妈要想满足这三大条件，就不能忽视以下营养素：

营养素	对大脑的作用	食物推荐
蛋白质	含量占脑干的总重量的30%~35%，是人的大脑复杂智力活动中不可缺少的基本物质，缺乏会引起胎儿大脑发育障碍，影响智能水平	肉、动物内脏、鱼、虾、蛋、乳类、豆类食品、谷类、坚果等
脂肪	占脑重的50%~60%，在大脑活动中起着不可代替的作用。其中对大脑发育最重要的脂质是不饱和脂肪酸、卵磷脂	食用油、核桃、鱼、虾、动物内脏等
糖类	是大脑活动能量的来源，具有刺激大脑的活动能力的作用	白糖、红糖、蜂蜜、甘蔗、萝卜、主食、红薯、大枣、甜菜及水果
维生素A	可以促进脑的发育，缺少会导致智力低下	肝脏、鱼、海产品、鸡蛋、牛奶
B族维生素	通过帮助蛋白质代谢而促进脑部活动	芦笋、肉、蛋、花生、牛奶、动物肝脏、五谷杂粮、绿叶蔬菜
维生素C	在胎儿大脑发育期起到提高脑功能敏锐的作用	樱桃、猕猴桃、西蓝花、草莓、柿子、柠檬、西红柿、苦瓜等
维生素E	具有保护细胞膜的作用，还能防止不饱和脂肪酸的过氧化	坚果、植物油、麦芽、谷物、新鲜绿叶蔬菜、动物内脏、豆类、蛋黄、瓜果、瘦肉、花生等
钙	具有保证大脑顽强工作以及对大脑产生异常兴奋起到抑制，使脑细胞避免有害刺激的作用	牛奶、乳酪、绿色蔬菜、大豆、小鱼干、芝麻等
碘	是胎儿神经系统发育的必要原料	碘盐及海带、海蜇、紫菜、苔条和淡菜等海产品

在家测量宫底高

准妈妈怀孕以后，子宫的增大有一定规律性，每月的增长也有一定的标准。每月的产检，妇产科的医生会通过给准妈妈测量宫底高及腹围，估计胎儿在宫内的发育情况。因此，从宫高的增长情况也可以推断妊娠期限和胎儿的发育情况。自测方法如下：

测量前，准妈妈需要排空膀胱。然后平躺在床上，保持全身放松。接着将测量尺的末端放置于耻骨联合的上缘顶端，测量尺平置在腹部上，到达宫底顶端，读取两者之间的距离。

妊娠24周之后，准妈妈获取的子宫底测量数据通常会与孕周数（24周时宫底高约为24厘米，此后同理）吻合，也可能存在一些差异（增加或减少1~2厘米）。如果测量数据与预期孕周宫底高度的差异超过1~2厘米，增加可能意味着多胎妊娠或羊水过多，减少则提示胎儿发育不良。

准妈妈也可以参考下表中的数据，自己估算宫底高：

第3个月末	子宫底约在耻骨联合上缘2~3横指	第7个月末	子宫底在脐上3横指
第4个月末	子宫底达脐和耻骨联合上缘之间	第8个月末	子宫底在脐和剑突之间
第5个月末	子宫底在脐下1横指	第9个月末	子宫底在本月达到最高点，在剑突下2横指
第6个月末	子宫底在脐上1横指	第10月时	宫底下降回复到8个月末水平

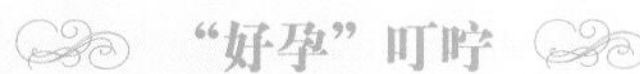

“好孕”叮咛

建议准妈妈使用非弹性材料制成的测量尺，如裁缝使用的尺子。此外，由于孕晚期及分娩时取仰卧位可能导致宫底高度读数较高，由此导致读数以及孕龄估计的错误。因此建议测量宫底高度时，准妈妈采取半卧位。

孕中期定期检查项目

从本月开始到怀孕7月末，历时4个月，医学上定为孕中期。孕中期是整个孕期感觉最舒适、最安全的时期，但准妈妈千万不能忘了按时做孕期检查。

孕中期检查除了能及时发现异常情况外，医生还会根据准妈妈的具体情况提出保健指导建议，为顺利度过孕晚期和分娩期奠定基础。如果孕中期不注意保健，例如有的准妈妈无节制地大吃，体重增加远远超标，孕晚期各种并发症也会增多，如妊娠高血压疾病、巨大儿等，分娩时容易出现子宫收缩乏力、大出血等，应予以重视。

孕中期检查的常规项目有身高、体重、血压、子宫底高度、胎动情况、胎心率、胎位、尿糖、尿蛋白等，必要时需要做B超、心电图等检查。

另外，在孕中期可以做些特别的筛查。例如怀孕15~20周可进行唐氏综合征及神经管畸形筛查；怀孕24~28周可进行妊娠糖尿病筛查，等等。

“好孕”叮咛

孕中期无特别情况时，每4周检查一次。如果被列为高危妊娠，则依医嘱按时孕检。

畸形儿检查

怀孕3个月后，通过羊膜囊穿刺术和超声波检查可以检查出胎儿是否有畸形。

羊膜囊穿刺术

胎儿在胎胞内的羊水中生活，羊水所含的化学物质和细胞成分能准确地反映胎儿的情况，穿刺抽出一些羊水，检查其中的一种叫甲胎蛋白的物质。这种物质在正常妊娠15~20周时，含量应每毫升含10微克以下，如果胎儿有畸形（如神经管畸形、泌尿系畸形或脊柱裂等），甲胎蛋白比正常增高15~20倍。

超声波检查

通过超声波检查可以发现胎儿是否无脑或脑积水、小脑畸形、死胎、先天性神经管的缺陷以及先天性心脏病等。

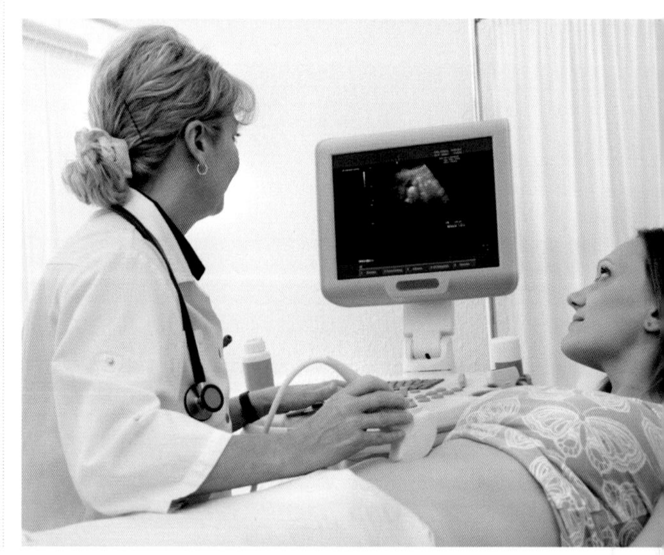

胎儿镜检查

胎儿镜检查是一项技术性较强的产前诊断项目，一般在怀孕第15~20周时进行检查。

胎儿镜检查的具体操作方式是：用超声波定位后，经过局部麻醉一腹部小切口，将此镜插入羊膜囊，可以直接观察胎儿的外形、性别，判断有无畸形，进行皮肤活检或从胎盘表面的静脉抽取胎儿血标本，能对胎儿的某些遗传性代谢疾病、血液病进行产前诊断。它的应用使产前诊断发展到了一个新的水平。但事实上只有极少数准妈妈需要进行胎儿镜检查，而且它造成的胎儿流产率达5%，由操作引起的胎儿死亡率达4.7%。因此，目前使用尚不广泛。

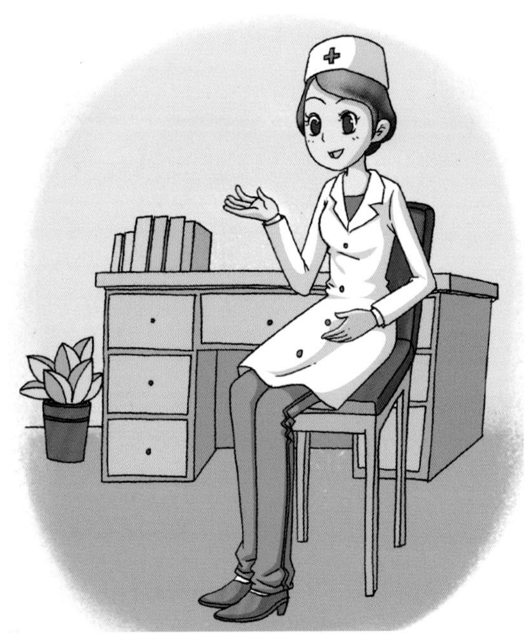

唐氏综合征筛查

唐氏综合征筛查，是通过检测准妈妈血液中甲型胎儿蛋白（AFP）及人绒毛膜促性腺激素（β-HCG）的浓度，察看胎儿是否存在染色体方面的异常。其检查时间控制非常严格，一般是在孕期的16~18周，无论是提前或是错后，都会影响检查结果的准确性。如果错过了时间段，无法再补检，只能进行羊膜穿刺检查。

“唐氏综合征”在医学上称为21－三体综合征，又称先天愚型。人类细胞的染色体对数应该为23对（46条），其中一半来自父亲，一半来自母亲。正常人有22对常染色体，而另一对是决定性别的性染色体。唐氏综合征的病因就是在患者的第21对染色体上多了1条染色体，所以称21－三体综合征。

目前在活产的新生儿中，唐氏综合征发生率是1/800~1/700。患有唐氏综合征的新生儿多为小于胎龄儿或早产儿，表现为肌张力低下、韧带松弛，随着发育表现为智力严重低下，智商20~25，同时还可能伴有先天性心脏病、消化道畸形，成年后可能伴有白内障、精神异常。唐氏综合征是一种偶发的疾病，患者存活年限是20~30年。以前认为只有35岁以上的准妈妈怀孕才有可能生这样的孩子，经过研究只有25%~30%的唐氏综合征发生在35岁以上的年龄组，70%~75%的病例出生于年轻的孕妇。

检查时医生会将甲胎蛋白值、绒毛膜促性腺激素值以及准妈妈的年龄、体重、怀孕周数等数值输入电脑，由电脑计算出胎儿出现唐氏综合征的危险性。如果化验结果显示危险性低于1/270，就表示危险性比较低，胎儿出现唐氏综合征的机会不到1%。但如果危险性高于1/270，就表示胎儿患病的危险性较高，应进一步做羊膜穿刺检查或绒毛膜采样检查，这样可以查出80%的先天愚儿。同时此项检查还可以检查神经管缺陷、18三体综合征以及13三体综合征的高危准妈妈。

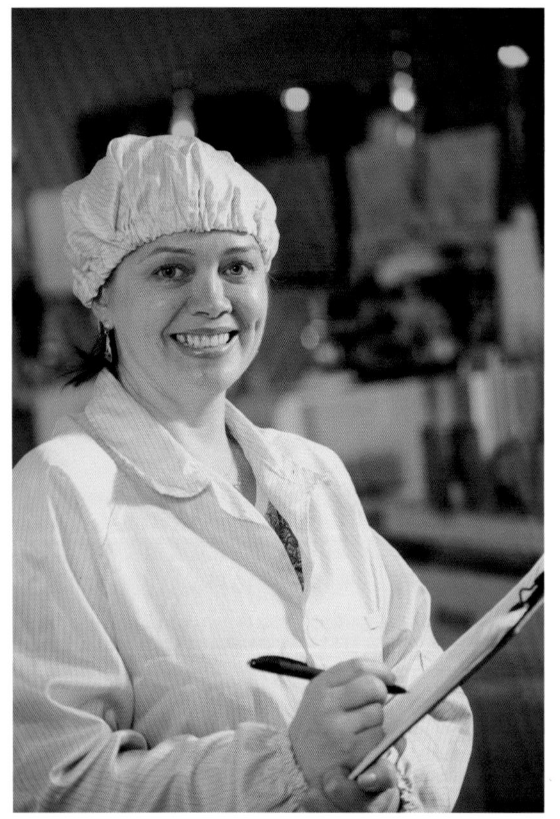

胎儿体重测量方法

胎儿现在长得多大了？这是很多准爸爸准妈妈关心的问题。

胎儿大小的主要标志是胎儿体重和身长，特别是体重更是衡量胎儿发育情况的重要内容。测量胎儿体重的方法较多，有的则相当复杂，目前大致有两种简便方法：

1 胎儿先露部分（胎儿最下方的部分，胎头或胎臀）尚未入骨盆时，可用下述公式：胎儿体重（克）=［子宫底高度（厘米）－12］×155。

2 胎儿先露部分已入骨盆时，用下述公式：胎儿体重（克）=［子宫底高度（厘米）－11］×155。

例如，孕妇妊娠40周，宫底高度为33厘米，用上述（2）公式计算得胎儿体重为3410克，说明胎儿发育良好。

“好孕”叮咛

准妈妈在孕期应注意增加营养，特别要注意食物的多样化，以保证胎儿先天发育良好，这是优生的重要环节。不过，补充营养也应适当，否则体重增加过快，胎儿过长，也会增加孕期负担和分娩中的困难。

孕4月营养疑难解答

Yunsiyue Yingyang Yinan Jieda

本月准妈妈需要注意哪些营养

进入本月后，准妈妈的早孕反应逐渐消失，会一反先前恶心呕吐、无食欲的状况，变得胃口大开、食欲旺盛，因为正在迅速成长的胎儿需要更多的营养和热量。准妈妈可以放心地吃各种平时喜欢但因为担心发胖而不敢吃的东西了。

这时期食品的种类应该丰富，包括充足的蛋白质（肉、蛋、奶）；适量的碳水化合物（五谷杂粮）；低脂食品（鱼、奶）；多种维生素和微量元素（水果、蔬菜）；富含钙和铁的食物（海带、鱼虾）以及适量的水。注意少吃高糖食物，这些食物会令你体重超标，甚至诱发妊娠糖尿病。

本月开始，准妈妈需要增加锌的摄入量。缺锌会造成准妈妈味觉、嗅觉异常，食欲减退，消化和吸收功能不良，免疫力降低。富含锌的食物有生蚝、牡蛎、肝脏、口蘑、芝麻、赤贝等，在生蚝中含量尤其丰富。不过每天膳食中锌的补充量不宜超过20毫克。

在妊娠14周左右，胎儿的甲状腺开始起作用，制造自己的激素。而甲状腺需要碘才能发挥正常的作用。如果准妈妈摄入的碘不足，胎儿出生后甲状腺功能低下，会影响中枢神经系统，尤其是大脑的发育。鱼类、贝类和海藻等海鲜是碘最丰富的食物来源。所以准妈妈每周至少要吃两次。

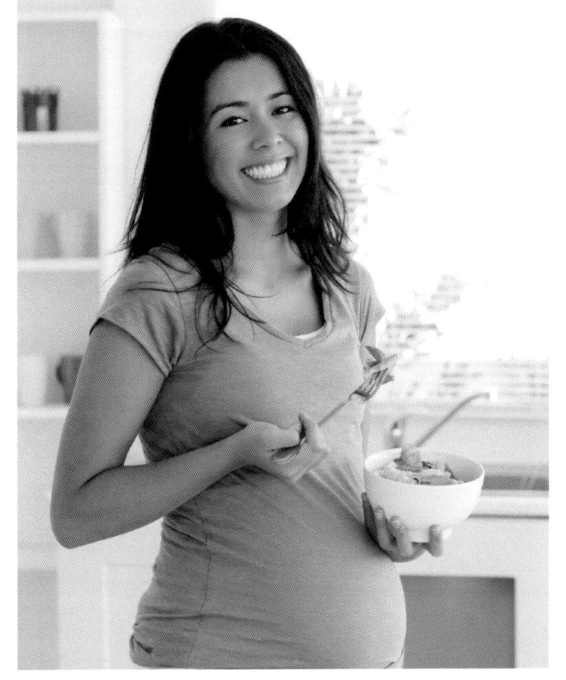

吃海鲜都有哪些注意事项

海鲜的味道鲜美，很多准妈妈都爱吃，不过吃的时候还是有很多讲究的。

因为海鲜往往被污染，其中富集了一些砷。本来五价砷毒性较小，但是如果被维生素C之类的还原剂还原成三价砷，也就是砒霜（三氧化二砷），毒性会急剧上升，于是就有了中毒危险。同时，慢性砷中毒还可能引起多种癌症。所以，准妈妈在食用海鲜的时候，一定要记住以下的建议：

1 食用海鲜的前后半天内，不要多吃或禁吃维生素C片，最好也不要大量吃水果等富含维生素C的食物。尤其要少吃寒凉食物，以免引起腹泻。

2 蔬菜和粗粮当中的纤维可以促进重金属的排出，因此适合搭配食用。

3 海鲜河鲜多为寒性，肠胃虚弱的人要少吃。烹调海鲜的时候，加一些姜可以中和一下海鲜的寒性。

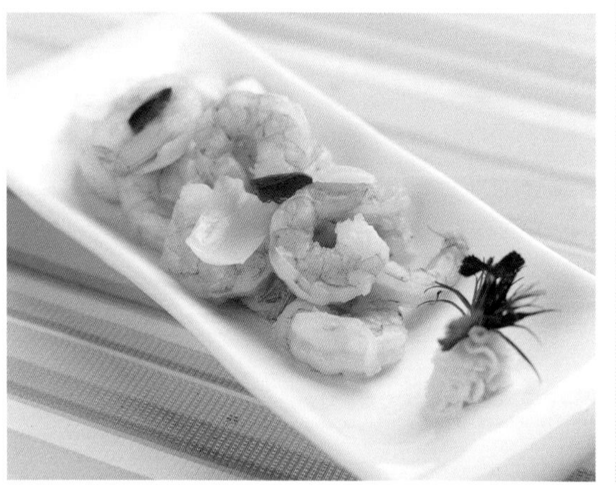

哪种食用油更适合准妈妈吃

每一种食用油的营养、味道和作用都是不同的。准妈妈可以根据自身的需要和烹饪的方式自主地选择更适合孕期的食用油。

大豆调和油

它是市面上比较常见的油，由于调和油是由几种烹调油经过搭配调和而成，之所以叫大豆调和油是因为它主要用油是大豆油。它的营养价值会依原料不同而有所差别，但可以确定的是，它们都富含不饱和脂肪酸、维生素E。

用法：具有良好的风味和稳定性且价格合理，最适合日常炒菜及煎炸之用。

花生油

有独特的花生风味。花生油的脂肪酸组成比较合理，含有40%的单不饱和脂肪酸和36%的多不饱和脂肪酸，富含维生素E。花生容易污染黄曲霉毒素，所以一定要选择质量最好的一级花生油。

用法：它的热稳定性比大豆油要好，适合日常炒菜用，但不适合用来煎炸食物。

橄榄油

价格最为高昂。它的优点在于单不饱和脂肪酸含量可达70%以上。研究证实，多不饱和脂肪酸虽然可以降低血脂，却容易在体内引起氧化损伤，过多食用同样不利于身

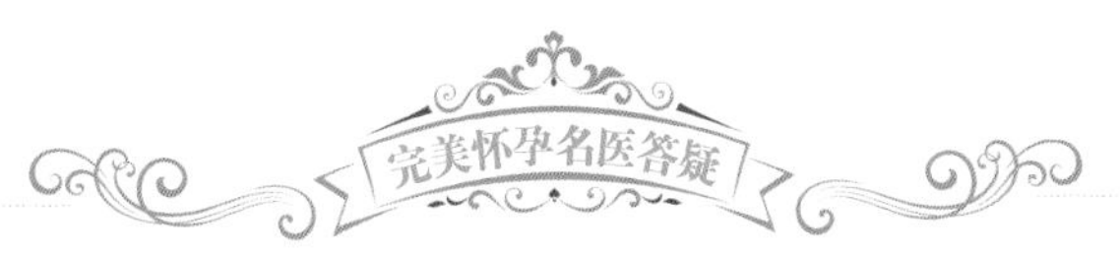

体健康；饱和脂肪酸不易受到氧化，但却容易引起血脂的上升。单不饱和脂肪酸则避免了两方面的不良后果，而且具有较好的耐热性，因而受到人们的特别重视。

用法：橄榄油可用来炒菜，也可以用来凉拌。其缺点是维生素E含量比较少。

菜籽油

也称茶油，其脂肪酸构成与橄榄油相似，其中不饱和脂肪酸高达90%以上，单不饱和脂肪酸占75%以上，含有一定量的维生素E。由于茶油的脂肪酸比例合理，对预防心血管疾病有益，因而为营养学界所重视，尊为一种营养价值较高的油脂。

用法：精炼茶油风味良好，耐储存，耐高温，适合作为炒菜油和煎炸油使用。

葵花子油

也称向日葵油，有独特香气。不饱和脂肪酸含量达85%，其中单不饱和脂肪酸和多不饱和脂肪酸的比例约为1∶3.5，这一点逊色于橄榄油和茶籽油。但葵花子油中含有大量的维生素E和抗氧化的绿原酸等成分，抗氧化能力较强。

用法：精炼向日葵油适合温度不高的炖炒，但不宜单独用于煎炸食品。

玉米油

玉米油也称为粟米油、玉米胚芽油。其脂肪酸组成与葵花子油类似，单不饱和脂肪酸和多不饱和脂肪酸的比例约为1∶2.5，特别富含维生素E，还含有一定量的抗氧化物质阿魏酸酯。它降低胆固醇的效能优于大豆油、葵花子油等高亚油酸的油脂，也具有一定的保健价值。

用法：玉米油可以用于炒菜，也适合用于凉拌菜。

芝麻油

也就是香油。它富含维生素E、单不饱和脂肪酸和多不饱和脂肪酸的比例是1∶1.2，对血脂具有良好影响。它是唯一不经过精炼的植物油，因为其中含有浓郁的香味成分，精炼后便会失去。

用法：芝麻油在高温加热后失去香气，因而适合做凉拌菜，或在菜肴烹调完成后用来提香。

亚麻籽油

是一种独具特色的植物油，因为绝大多数植物油都以ω-6不饱和脂肪酸为主，只有亚麻籽油富含ω-3不饱和脂肪酸，即ω-亚麻酸，可以在人体中转化为DHA(鱼油中含量很高的一种脂肪酸)，对胎儿和婴儿的大脑神经系统发育有较好的作用。

用法：亚麻籽油有特殊风味，多不饱和脂肪酸含量非常高，不耐热，属于保健用油，适合用来做炖煮菜和凉拌菜。

核桃油

核桃是众人皆晓的健脑食品，以它为原料制成的核桃油保留了核桃中的营养精华：丰富的维生素E、人体需要的多种微量元素，以及含量高达92.1%的亚油酸、亚麻酸等不饱和脂肪酸。所以，核桃油不但能促进人体机能健康平衡，有效抵抗外界疾病，还能改善记忆，促进胎儿脑部健康发育。

用法：核桃油煎、炒、凉拌均可，开盖使用后需放入冰箱冷藏。

黄油

含脂肪80%以上，其中饱和脂肪酸含量达到60%以上，还有30%左右的单不饱和脂肪酸。黄油的热稳定性好，而且具有良好的可塑性，香气浓郁，是比较理想的高温烹调油脂。其中维生素E含量比较少，却含有相当多的维生素A和维生素D。

用法：黄油适合煎食物、炒青菜。

"好孕"叮咛

对于准妈妈来说，油脂不仅仅是增进食欲的必需，还是营养成分的来源。各种脂溶性维生素都需要油脂帮助吸收，比如维生素E，也有一大部分来源于油脂。优质的油脂有利于胎儿的发育，劣质的油脂则给胎儿和自身带来伤害。所以，在准妈妈的食谱当中，更要注意选择优质的烹调油，而且要把这些油存好、管好、用好。

准妈妈每天喝多少牛奶合适

建议准妈妈每天喝500毫升左右的牛奶。

由于受到传统饮食习惯的影响，不少准妈妈都没有坚持每天喝牛奶的习惯。怀孕3个月之后，准妈妈对钙的需求量约为每天1200毫克。如果钙的摄入量不足，怀孕5个月左右就容易出现小腿抽筋的现象。每毫升鲜奶中约含有1毫克钙，如果每天只喝1袋牛奶，那就只能提供大约250毫克的钙，远远达不到胎儿生长发育的需要，所以建议准妈妈每天喝2袋牛奶，并且饮用的奶制品中最好包括一部分酸奶，因为酸奶中的钙更有利于人体吸收。

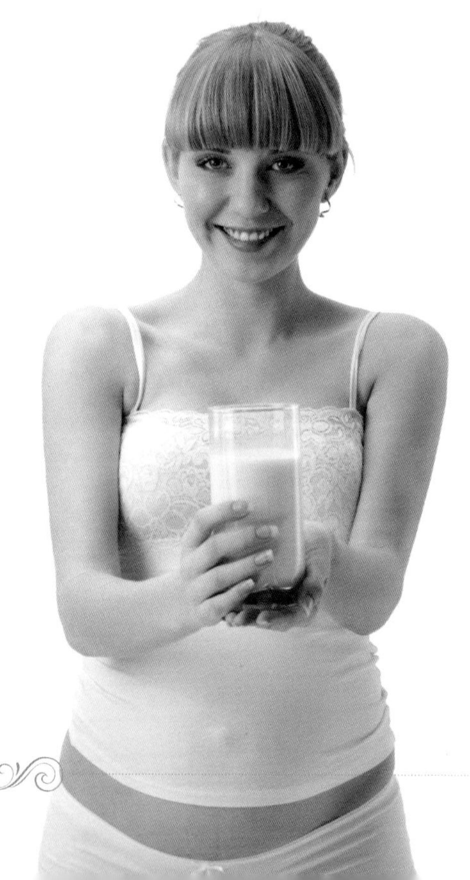

蔬菜是生吃好还是煮熟吃好

这不能一概而论，需要根据蔬菜的品种来决定。

有的蔬菜中维生素C和B族维生素的含量较多，在烹饪过程中容易遭到破坏，所以准妈妈可以生吃来保存这些营养。但有些蔬菜最好放在开水里汆烫一下再吃，而有些蔬菜则必须煮得熟透后再食用。

适宜生吃的蔬菜

胡萝卜、白萝卜、水萝卜、番茄、黄瓜、柿子椒、大白菜心、紫包菜等。生吃时最好选择无公害的绿色蔬菜或有机蔬菜。生吃的方法包括自制蔬菜汁，将新鲜蔬菜适当加点醋、盐、橄榄油等凉拌，切块蘸酱食用等。

需要汆烫一下的蔬菜

十字花科蔬菜，如西蓝花、菜花等汆烫过后口感更好，它们含有丰富的纤维素也更容易消化；菠菜、竹笋、茭白等含草酸较多的蔬菜也最好汆烫一下，因为草酸在肠道内与钙结合成难吸收的草酸钙，干扰人体对钙的吸收；大头菜等芥菜类的蔬菜含有硫代葡萄糖甙，汆烫一下，水解后生成挥发性芥子油，味道更好，且能促进消化吸收；马齿苋等野菜焯一下能彻底去除尘土和小虫，还能防止过敏。而莴苣、荸荠等生吃之前也最好先削皮、洗净，用开水烫一下再吃。

煮熟才能吃的蔬菜

含淀粉的蔬菜，如土豆、芋头、山药等必须熟吃，否则其中的淀粉粒不破裂，人体无法消化；含有大量的皂甙和血球凝集素的扁豆和四季豆，食用时一定要熟透变色；豆芽一定要煮熟吃，无论是凉拌还是烹炒。

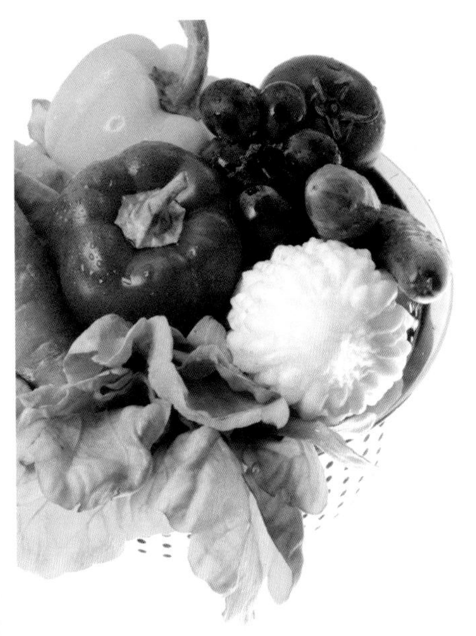

“好孕”叮咛

有些食物生吃或熟吃摄取的营养成分是不同的。比如，番茄中含有的番茄红素能降低患肝癌风险，如果想要摄取就应该熟吃，但准妈妈如果想摄取维生素C，生吃的效果会更好。

孕期如何吃不发胖

在孕早期，准妈妈由于孕吐不想吃饭，现在孕吐反应过了，但又害怕太能吃让体重增长过快。有没有什么食物既能补充营养，又不用担心体重增长过快呢？以下食物可以帮助准妈妈解决想吃而不敢吃的烦恼：

绿叶蔬菜：绿叶蔬菜中含有丰富的维生素和营养物质，比如菠菜中含有丰富的叶酸和锌、甘蓝中含有丰富的钙质。准妈妈可以随时在汤里或是饺子馅里加入一些新鲜的绿叶蔬菜，既好看又能够增加营养。

麦片：麦片不仅可以让准妈妈保持一上午都精力充沛，而且还能降低体内胆固醇的水平。不要选择那些口味香甜、精加工过的麦片，最好是天然的，没有任何糖类或其他添加成分在里面。准妈妈可以按照自己的口味和喜好在煮好的麦片粥里加一些果仁、葡萄干或是蜂蜜。

脱脂牛奶：怀孕的时候，准妈妈需要从食物中吸取的钙大约比平时多1倍。多数食物的含钙量都很有限，因此孕期喝更多的脱脂牛奶是准妈妈聪明的选择。

瘦肉：瘦肉中含有丰富的铁质，也极易被人体吸收。铁在人体血液转运氧气和红细胞合成的过程中起着不可替代的作用，孕期准妈妈的血液总量会增加，以保证能够通过血液供给胎儿足够的营养，因此孕期对于铁的需要就会成倍地增加。如果体内储存的铁不足，准妈妈会感到极易疲劳。

全麦饼干：无论是在早晨起床、上班路上，还是办公室中，只要是准妈妈有想吃东西欲望的时候，都可以吃上几片，它能保证准妈妈一天的血糖平稳和精力充沛。

柑橘：尽管柑橘类的水果里90%都是水分，但其中仍然富含维生素C、叶酸和大量的纤维。能帮助准妈妈保持体力，防止因缺水造成的疲劳。

香蕉：香蕉可以快速地提供能量，帮助准妈妈击退随时出现的疲劳。准妈妈可以把香蕉切成片放进麦片粥里，也可以和牛奶、全麦面包一起做早餐。

全麦面包：准妈妈可以把每天吃的精粉白面包换成全麦面包，这样就可以保证每天20~35克纤维的摄入量。同时，全麦面包还可以提供丰富的铁和锌。

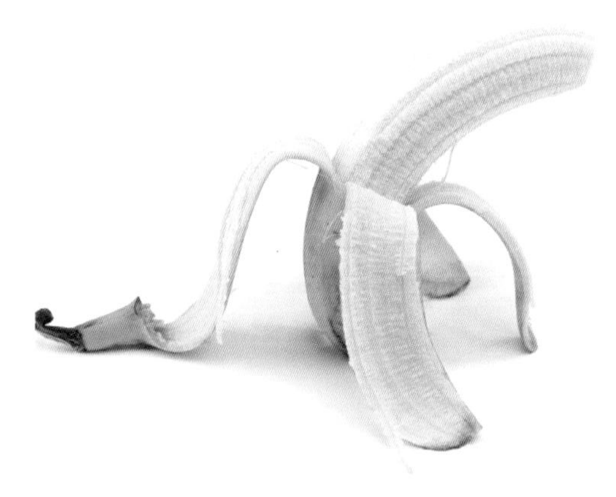

孕4月护理疑难解答

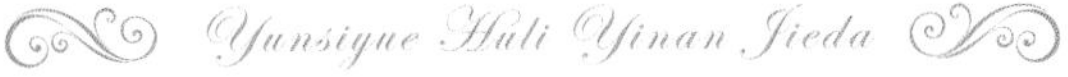
Yunsiyue Huli Yinan Jieda

准妈妈孕期该如何正确地洗澡

准妈妈怀孕以后，由于机体内分泌的改变，新陈代谢逐渐增强，汗腺及皮脂腺分泌也会随之旺盛。因此，准妈妈比常人更需要沐浴，以保持皮肤清洁，预防皮肤、尿路感染。但是，如果在沐浴时不注意方法，有可能对准妈妈和胎儿的健康造成影响。

敏感部位的清洁方法

颈部、耳后：颈部、耳后是污垢容易堆积的部位，有的准妈妈喜欢使劲搓，但要注意颈部容易生长小的丝状疣，一旦搓破，会引起感染。所以应用手指指腹轻轻向上来回搓揉。

腋下：腋下汗腺丰富，洗澡时不可用热水刺激，也不宜用澡巾大力搓。可抬起胳膊用温水冲洗，因腋下皮肤组织较松弛，可以把沐浴液揉出丰富泡沫后清洗，再以指腹按揉，促进血液循环。

乳头：准妈妈要常用温水清洗乳头，但要注意保护乳房。不可用力牵拉乳房及乳头，不可用力搓揉，应以一手往上轻托乳房，另一手指腹顺时针方向轻揉。准妈妈可在浴后抹些橄榄油，可使乳房皮肤滋润而有韧性。

会阴：会阴部的清洁十分重要，应每天都用清水冲洗，及时去除排泄物、分泌物，也可用性质柔和的洗护用品清洗。准妈妈在洗浴时应分开大小阴唇，由前往后清洗分泌物。大便后最好也要清洗肛门，洗去肛门皱褶中的污物，还可有效防治痔疮。

腹股沟：淋浴时应该用温水冲洗腹股沟，并用两个手指指腹从上向下抚摩轻搓腹股沟。身体较为肥胖的准妈妈则要拨开褶皱仔细搓洗。

洗澡时的注意事项

1 在自家浴室洗澡时不要锁门。准妈妈在洗澡的时候要注意室内的通风，避免昏厥，最好不要锁门，以防万一晕倒、摔倒可得到及时救护。

2 水温和时间需要控制好。水温控制在38℃左右，时间不超过15分钟。

3 最好采取淋浴方式。怀孕后，阴道内乳酸含量降低，对外来病菌的杀伤力大大降低，泡在浴缸内洗澡容易引起病菌感染。

4 尽量避免到公共浴池洗澡：如果实非得已，应掌握好时间，尽量选择在人少的早晨去，因为早晨浴池内空气较好，水质也比较干净。孕晚期准妈妈就一定不要去了。

“好孕”叮咛

准爸爸要提早在浴室中放置防滑垫，有条件的家庭可以在浴室中安装一部电话，浴室中没安装电话的，准妈妈可以在洗澡的时候把手机带进浴室。

准妈妈孕期该如何正确地护理头发

准妈妈怀孕以后，头发由于受到雌激素的影响而变得光洁、浓密、服帖，并且很少有头垢和头屑，所以准妈妈一定要抓住这一契机，打造出一头秀美的头发。在日常护理的时候需注意以下几点：

1 准妈妈要选择适合自己发质且性质比较温和的洗发水。如果原先使用的品牌性质温和，最好能沿用，不要突然更换洗发水。特别是不要使用以前从未使用过的品牌，防止皮肤过敏。

2 洗发姿势要注意。短发的准妈妈头发比较好洗，可坐在高度适宜，可让膝盖弯成90度的椅子上，头往前倾，慢慢地清洗；长发的准妈妈最好坐在有靠背的椅子上，请准爸爸帮忙冲洗。

3 洗头后，准妈妈可以利用干发帽、干发巾将头发吸干。由于干发帽和干发巾的吸水性强、透气性佳，所以很快就能弄干头发，不过要注意选用抑菌又卫生、质地柔软的干发帽、干发巾。

4 孕期不要染发、烫发。在怀孕期间，准妈妈应避免染发、烫发，以免一些化学物质损伤皮肤和影响胎儿的发育。

5 多吃富含B族维生素的食物。B族维生素是能让头发强韧的好朋友，因此怀孕期间，准妈妈可以多食用些B族维生素含量高的食物，如小麦胚芽、糙米、肝脏、香菇、包心菜等。

“好孕”叮咛

准妈妈如果因为肚子增大，不方便洗头时，可以带上自己的洗护发用品，去理发店请人清洗，也可以让准爸爸帮忙。如果准妈妈需要自己清洗头发，不要保持弯腰洗头发的姿势太久，以免腰酸背痛或者因此而引起子宫收缩。

孕期准妈妈皮肤会发生哪些改变

很多准妈妈怀孕后皮肤都会出现一些变化，具体分为以下几种情况：

1 出现妊娠纹。随着妊娠子宫的增大，腹壁被撑大，纤维断裂，因此出现了条纹状的妊娠纹。妊娠纹一旦出现就不会消退，只能由紫红色转变成白色，准妈妈在孕期应加强防范，增强腹壁的弹力。

2 色素沉着。面部会出现黄褐斑、蝴蝶斑，腹部及外阴部出现明显的色素沉着，乳头乳晕变黑。这是因为孕期肾上腺皮质分泌增加的缘故。一般这类色素沉着在产后会逐渐消退，准妈妈不必太担心。

3 皮肤脱皮。由于孕激素的关系，皮肤失去了以前的柔软感，而略呈粗糙，甚至会很干燥，有些区域会出现脱皮现象。这时，准妈妈不宜频繁洗脸，避免加重脱皮现象。

4 皮肤出油。由于新陈代谢缓慢，皮下脂肪大幅增厚，汗腺、皮脂腺分泌增加，全身血液循环量增加，面部油脂分泌旺盛的情况会加重，皮肤变得格外油腻。此时，准妈妈应多饮水，适当地活动，注意皮肤清洁。

“好孕”叮咛

准妈妈在孕期要提早做好皮肤护理，对一些孕期没法消除的妊娠纹也不用太担心，大部分准妈妈在产后妊娠纹都会变浅甚至消失。

怎样挑选合适的孕妇装

这个月准妈妈的腹部已经有明显的隆起，胸围、腰围、臀围也比孕前增加了不少，很多准妈妈都会去商场挑选几件孕妇装，而且每个准妈妈的体形都各不相同，怎样才能挑选到与自己风格相符的孕妇装呢？

孕妇装选购法则

1 选择质地柔软、透气性强、易吸汗、性能好的衣料，因为怀孕期间皮肤非常敏感，如果经常接触人造纤维的面料，容易引起过敏。天然面料包括棉、麻、真丝等，而以全棉最为常见。尤其是贴身的衣物，最好选择全棉的。

2 以舒适、宽大为原则，简单易穿脱的式样为主。上衣适宜选择开前襟的，以方便穿脱。

3 建议准妈妈选择可调节式的孕妇装。因为在以后的几个月内，准妈妈的体形还会发生较大的变化，所以最好选择可调节性的衣裤，这样就不需要准备很多孕妇装，节省开支。

4 最好选择色调明快、柔和甜美的颜色，这些色彩可以让准妈妈消除疲劳、抑制烦躁、控制情绪。

不同体形的准妈妈选购孕妇装的窍门

1 胸部丰满的准妈妈不要穿细肩带的衣服或洋装，以免看来不平衡，同时避免穿高腰或胸线下的衣服，以免胸部显得更明显。

2 身材瘦削的准妈妈可以多穿背心裙，注意领口不要太低，此外还要留意肩膀宽度是否合适。

3 身材娇小的准妈妈应选择轻巧、可爱的孕妇装。若是二件式的套装式孕妇装，需要注意上衣不要太长，这样会让身形看起来比较修长。

4 身材高壮的准妈妈在购买衣服时一定要考量胸部、肩膀的宽度，可以选择连袖的孕妇装，布料上不要挑选太蓬松感的衣服，以免看起来显得更臃肿。

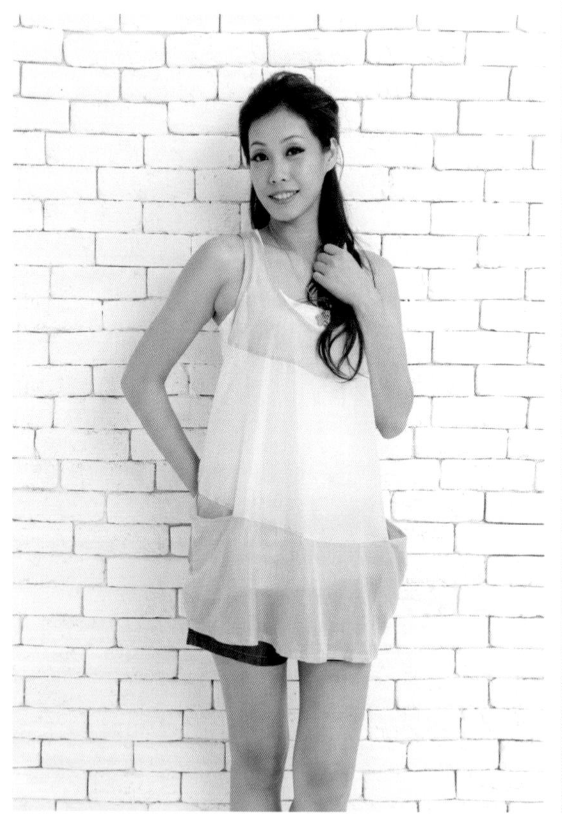

怎样选一双舒适防滑的鞋子

从怀孕第4个月起，准妈妈应换上舒适、防滑、行走方便的鞋子，为脚部减轻负担。

什么样的鞋适合准妈妈穿

怀孕后，由于生理变化比较复杂，准妈妈的双脚一天当中围度变化（肿胀）量在10~25毫米，脚长的变化量为3~7毫米。这就使得准妈妈的鞋非但不能太小，还要比正常尺码大一些。

适合准妈妈穿的鞋有什么特征呢

1 尺码依脚长而定，鞋长比脚长大1厘米左右。

2 鞋跟要低，宜在2厘米以下。

3 圆头，鞋面较软，选择宽松、轻便、透气性好的。

4 鞋底应防滑，以免跌跤。

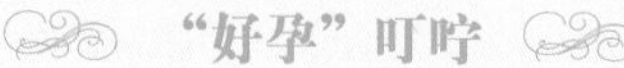

“好孕”叮咛

怀孕4个月时，很多准妈妈的脚趾大拇指下面部分就开始水肿；怀孕6个月后，整个脚都会水肿。如果所穿的鞋不舒适，准妈妈的水肿症状会加重。

孕期照相太频繁会影响胎儿吗

有的准妈妈担心怀孕期间照相会对胎儿产生不良影响，其实是没必要的。

照相是利用自然光或灯光把进入照相机镜头的人像或景象投射到底片上，使底片感光。在整个拍摄过程中，照相机不会产生射线，自然光或灯光也不会对身体造成危害。所以，准妈妈和胎儿都不会因照相而受到影响。

“好孕”叮咛

有心的准爸爸会帮助准妈妈留下孕期不同时段的照片，对准妈妈来说，这是人生中不可多得的美好记忆哦！

孕中期如何安全进行性生活

孕中期可以说是孕期的最佳性爱时机，因为此期的胎儿和准妈妈都进入一个稳定的阶段。只要准妈妈的身体状况良好，这段时间适度地进行性生活是没有问题的。

需要注意的问题

1 要做好个人卫生。不注意卫生会容易引发细菌感染，所以一定要注意清洁。不过手部的卫生往往被准爸爸准妈妈所忽视，其实在做爱时，如果不清洁的手与性器官接触，同样会导致细菌感染，因此做爱前，准爸爸准妈妈都要充分对手掌以及指甲等进行清洗，并且要养成勤剪指甲的习惯。

2 前戏不要过于激烈。有些准妈妈会由于乳头过度刺激而引发子宫收缩，因此要尽量避免过度抚摩胸部。特别是在发生乳头流出液体的现象时，最好不要再进一步刺激乳房。另外，还要尽量避免过于激烈地爱抚阴道。

3 选择不压迫腹部的体位，并且准爸爸的动作要轻柔。如果一种体位让准妈妈感觉疼痛、辛苦或者腹部受压，千万不要强迫自己忍耐，而应该马上换别的体位。另外，精液中含有使子宫收缩的前列腺素，因此曾经有过剖宫产、早产的准妈妈，在做爱时最好让准爸爸戴上安全套。

4 如果感到十分疼痛，就要暂时中断一下。如果准妈妈感到子宫收缩或疼痛，应暂时中断休息一会儿，待子宫收缩感消失后，再继续做爱。另外，准妈妈仰卧做爱时有时会因血压下降而感觉不舒适，此时也要暂时中断休息一下，并适当地将身体左右倾斜调整，不适感就会慢慢消失。

孕期运动的注意事项有哪些

准妈妈适当运动有利于自身与胎儿的健康，但准妈妈在怀孕期间的生理改变会导致其韧带松弛，进行伸展运动时要注意适度，切不可按照怀孕前的习惯去运动。

以下9点是准妈妈在运动中应注意的事项：

1 运动前应向医生咨询，了解何种运动适合自己。

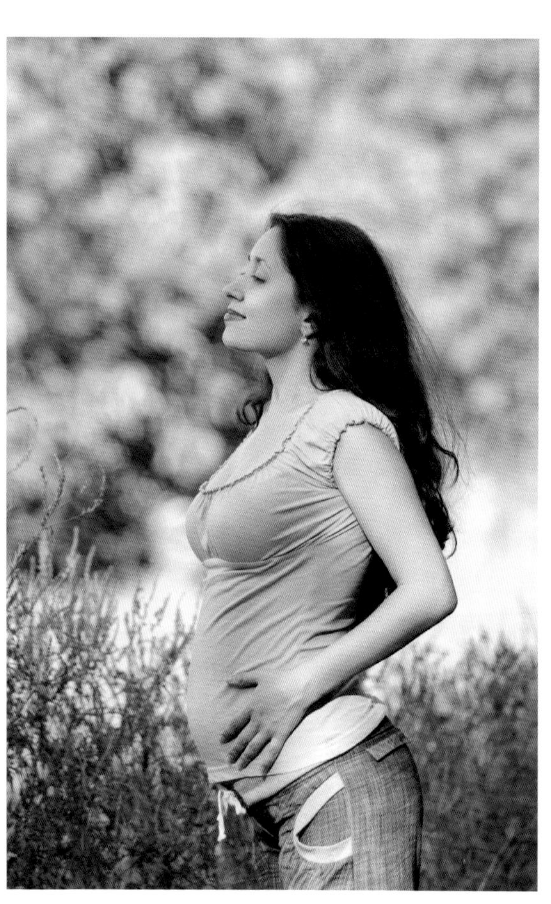

2 不要在太热或太潮湿的环境里活动。最好在空气清新、绿树成荫的场所锻炼，这对准妈妈和胎儿的身心健康均有裨益。

3 运动前和运动时要喝足够的水，运动中要注意多停顿休息。

4 运动时应穿着宽松的服装，如果下水游泳，应穿专门为孕妇设计的游泳衣。

5 运动前后一定要进行热身和放松活动，尤其要注意活动韧带部位。

6 怀孕超过4个月后应避免仰卧姿势的运动，因为胎儿的重量会影响准妈妈血液循环。

7 运动时如何从仰卧到站立有讲究：应先侧卧，然后用一只手的肘部和另一只手支撑身体，慢慢转成坐姿后再站起。

8 千万不要从事过于剧烈的运动。准妈妈运动时应始终保持可以正常说话的状态，如果准妈妈本人呼吸出现困难，胎儿就有可能缺氧。

9 运动时注意测量脉搏。准妈妈运动的强度应控制在每分钟脉搏150次以内。

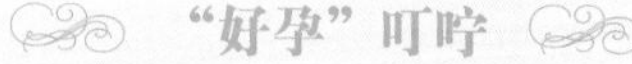

“好孕”叮咛

准妈妈运动时心率不能过快，运动中准妈妈如果出现晕眩、恶心或疲劳等情况，应立即停止运动；如发生腹痛或阴道出血等情况，要及时上医院检查。

孕期贫血

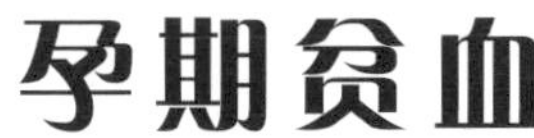
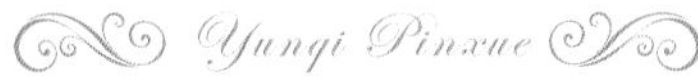

Yunqi Pinxue

孕期贫血的原因和危害

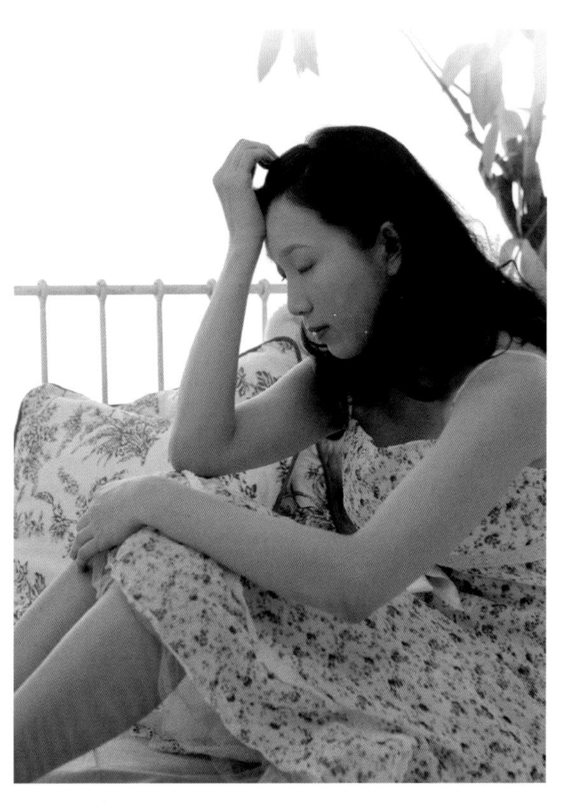

贫血是孕期准妈妈特别容易发生的营养缺乏病之一。其发病原因主要有以下3点：一是随着孕周增加，准妈妈的血液容量增加，血液被相对稀释，从而出现生理性贫血；二是胎儿的生长发育，例如肌肉、骨骼的生长都需要吸收大量的铁，而这些无疑都要从准妈妈体内获得，如果准妈妈不能从膳食中及时地得到补充，则可导致贫血的发生；三是准妈妈的消化和吸收能力降低，导致身体对铁吸收能力变弱，从而出现贫血症状。

贫血可使胎儿在子宫内发育迟缓，出生体重降低，还可导致宝宝出生后智力水平下降，严重的话还会出现早产甚至死胎。

预防孕期贫血是非常重要的，同时患有贫血症状的准妈妈也需及时改善饮食。

“好孕”叮咛

准妈妈如果出现疲倦、乏力、头晕、耳鸣、食欲不振、消化不良、烦躁不安、注意力不能集中、口唇及口腔黏膜呈苍白色等情况，就应考虑是否患贫血了。如果准妈妈的指甲变薄变脆、呈现苍白色、缺少光泽时，可能已经是重度贫血了。

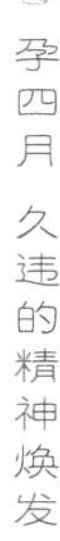

吃什么可预防缺铁性贫血

怀孕4个月后，由于胎儿生长加速，大量从准妈妈体内吸收铁供给生长和储备，准妈妈很容易出现缺铁性贫血。

1 增加血色素铁的摄入量。血色素铁主要存在于畜禽的肝脏、瘦肉、血液和蛤贝类中，所以增加动物性食品的摄入量，即可增加血色素铁的供给，而且血色素铁不受植物性食物中植酸和草酸的影响。

2 增加维生素C的摄入量。由于维生素C可促进体内铁的吸收，所以增加维生素C的摄入量也有助于预防和治疗贫血，准妈妈应多吃新鲜蔬菜和水果。富含维生素C的蔬菜有柿子椒、青菜、菠菜、菜花、苋菜、油菜等；富含维生素C的水果有猕猴桃、柑橘、酸枣、柚子等。

3 增加叶酸、维生素B_{12}的摄入量。叶酸广泛存在于各种动植物性食品中，其中肝、肾、蛋类及酵母中含量尤为丰富。维生素B_{12}主要存在于肉类、贝壳类、鱼类、蛋类及动物肝脏中，因此，准妈妈应保证每日膳食中有一定量的动物性食品，特别是动物内脏。

4 合理配餐。比如菠菜、芹菜、紫菜含铁比较丰富，但如果和豆腐一起烹调会影响人体对铁的吸收。

5 保证充足的热能摄入。只有在能量充足的情况下，才能使包括铁在内的各种营养素得到最充分的吸收和利用。

黄金配餐

红枣煮花生：把红枣和花生一起煮。注意花生要带红衣，把红枣煮烂，连汤一起喝。

紫米粥：将紫米、带红衣的花生、红小豆、红枣一起煮得黏稠即可，一般煮1个小时左右。

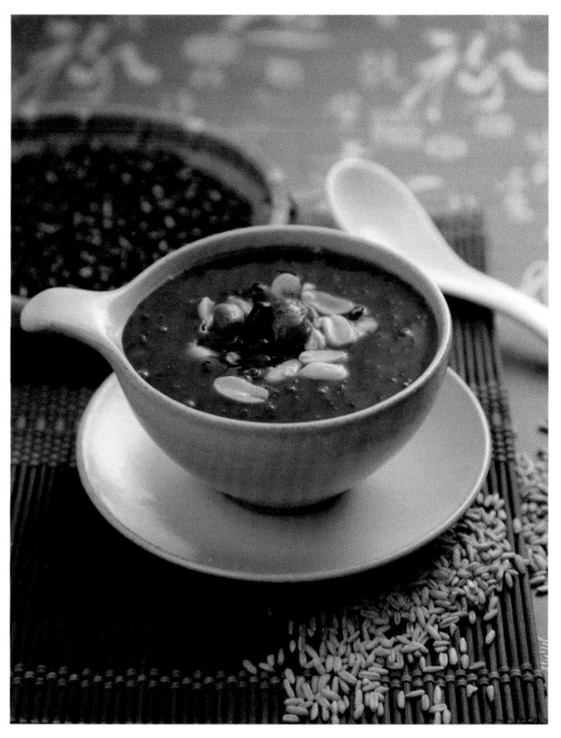

“好孕”叮咛

需要注意的是，动物肝脏含铁量虽高，却容易出现维生素A补充过量的问题，所以不宜多食。

预防缺铁性贫血的小方法

1 做菜多用铁炊具烹调。做菜时尽量使用铁锅、铁铲，这些传统的炊具在烹制食物时会产生一些铁溶解于食物中，形成可溶性铁盐，容易让肠道吸收铁。

2 按时去做产前体检。准妈妈至少要在妊娠中期和晚期检查2次血色素，多次反复化验血能够及早发现贫血，采取相应措施纠正贫血。

3 做菜时温度不要过高，也不宜煮得太久。过高的温度和太久的烹调会使食物中的维生素遭到破坏，导致营养价值下降。

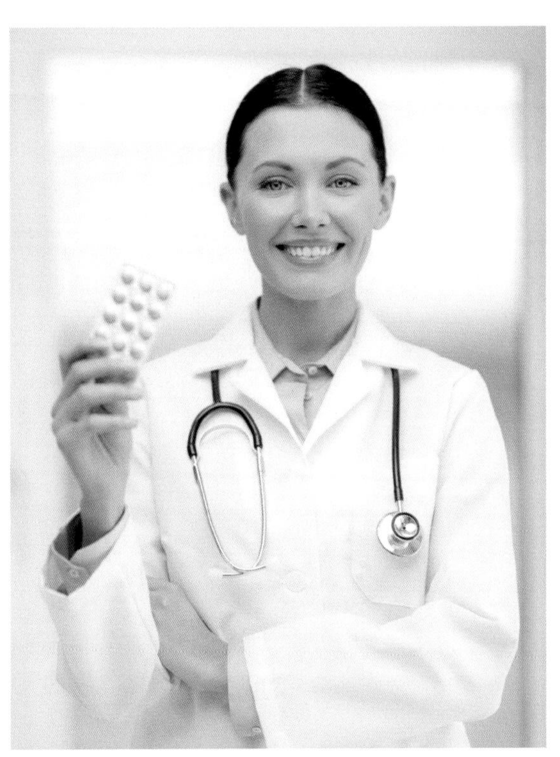

是否需要补充铁剂

孕期贫血的准妈妈首先到医院做一个全面的检查，看看是哪种类型的贫血，是维生素缺乏大细胞性贫血，还是缺铁性贫血，还是肌体有某些长期慢性失血的地方，比如说痔疮或者牙龈出血或者胃病。应该先把病因弄清楚以后，再治疗贫血，这样会收到比较好的效果。

一般情况下，准妈妈至少要在妊娠的中期和后期检查2次血色素，多次反复化验血能够及早发现贫血，采取相应措施纠正贫血。如果血色素在100克以上，可以通过食物解决贫血的问题；如果血色素低于100克则需要在食补的基础上增加药物。

“好孕”叮咛

一定要在医生的指导下进行药物补充，并且在服用时按照说明书上标示的服用剂量及用法，勿摄取过量。

妊娠牙龈炎

Renshen Yayinyan

妊娠牙龈炎的原因

由于准妈妈体内的孕激素增加，牙龈毛细血管扩张、弯曲，弹性减弱，血液淤滞，从而引发牙龈炎。另外，牙齿排列不整齐，有牙垢，口腔卫生差和喜欢张口呼吸等因素也容易导致准妈妈发生妊娠牙龈炎。

牙龈炎在给准妈妈带来痛苦的同时，还会影响到胎儿的健康发育。如果准妈妈患有牙龈炎，病菌就会从牙龈进入体内，使准妈妈的免疫系统做出反应，严重的会影响胎儿发育。

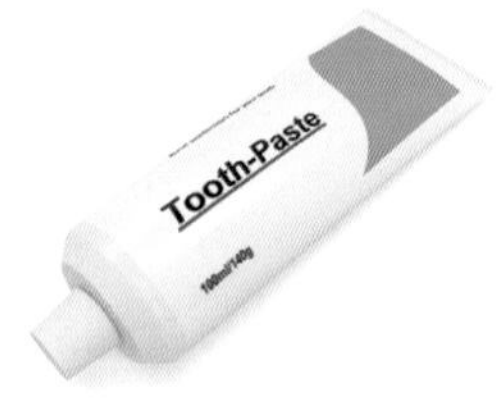

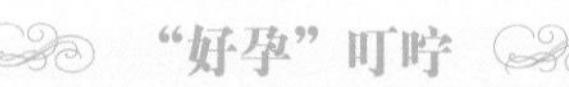

“好孕”叮咛

做好定期口腔检查和适时的口腔治疗可有效防止妊娠牙龈炎。孕期口腔疾病发展较快，定期检查能保证早发现、早治疗，使病情限于小范围。

注意饮食习惯防止妊娠牙龈炎

1 少吃零食和甜食。减少零食及少吃甜食和黏性大的食物是降低牙龈炎发病率最有效的方法。吃甜食会使准妈妈的唾液pH值改变，口腔内的酸碱平衡就会被打破，很多准妈妈很难做到及时地清理口腔，所以使得妊娠牙龈炎的发病率增加。本来孕前没有牙龈炎的准妈妈，由于孕后毫无顾忌地吃零食和甜食，也会患龋病等牙龈炎症。

2 摄取充分的营养。蔬菜、水果、米饭、鱼、肉、蛋、奶类都要均衡摄取，这样不仅可以减少牙龈炎的发生，而且还能为胎儿提供成长所需的钙质、磷、维生素等，尤其是钙质（如牛奶、鱼虾之类），不但有助于胎儿发育及建立坚固牙齿，还可以帮助准妈妈维护自身的身体健康。

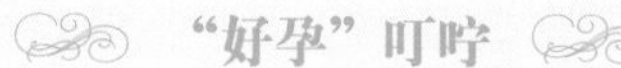

“好孕”叮咛

准妈妈每日的进糖量应该控制在50克以下。

防止妊娠牙龈炎的小方法

1 适当地咀嚼一些不含蔗糖的口香糖，如木糖醇口香糖。木糖醇是一种从白桦树或橡树中提取的甜味剂，不含蔗糖，因此不会引起蛀牙。这种口香糖具有促进唾液分泌、减轻口腔酸化、抑制细菌和清洁牙齿的作用，如果准妈妈怀孕期间能在餐后和睡觉前咀嚼一片，每次咀嚼5分钟以上，对于牙齿和牙龈健康是很有帮助的。

2 餐后要及时漱口，坚持每日两次有效刷牙。准妈妈在妊娠期因为口腔组织敏感性增高，刷牙时建议选用刷头小、刷毛软、磨毛的保健牙刷。这样不仅清洁效率高，而且不会损伤牙龈，牙刷最好每个月更换一次。准妈妈如果由于吃酸性零食过多而引起牙齿过敏，建议嚼含川椒粒，或在刷牙时使用脱敏牙膏。如果出现的是齿龋出血或是水肿，最好使用能消炎止血的药物牙膏。如果有龋齿，要选用含氟或含锶的牙膏。适量用氟可以减少龋病和牙周病的发生，因此推荐准妈妈长期使用含氟牙膏。

3 准妈妈在平时可做上下叩齿动作，这样不仅能增强牙齿的坚固性，同时可增加口腔唾液分泌量，其中的溶菌酶具有杀菌、洁齿作用。

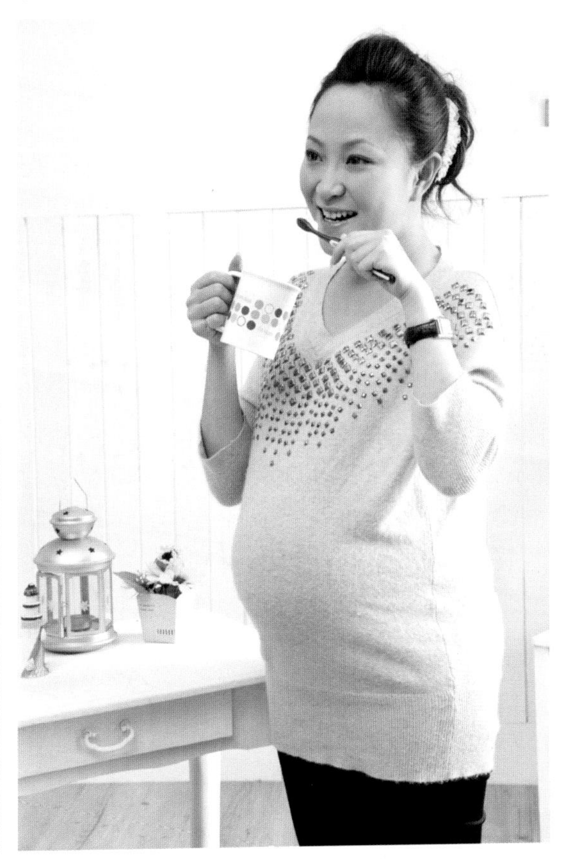

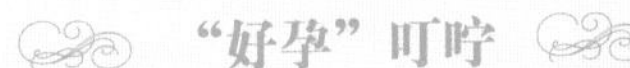

“好孕”叮咛

牙科药物许多是局部用药，对准妈妈来说是安全的，所以准妈妈不要因害怕药物会给胎儿带来不良反应而拒绝就医。如果应对措施不当，导致的后果可能比牙龈炎本身更严重。

胃部有烧灼感

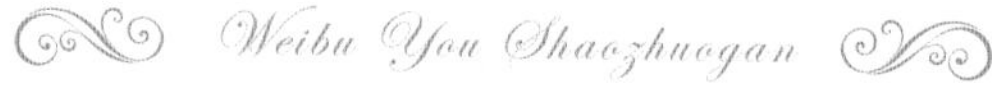

Weibu You Shaozhuogan

胃灼热的原因

到怀孕后期，随着胎儿的不断长大，腹部的空间越来越小，胃部会被挤压，从而造成胃酸被“推”回食道，导致胃部反酸，造成烧灼的感觉。

同时准妈妈在怀孕期间，胎盘会分泌一种叫孕酮的激素，使子宫的平滑肌变得松弛。但这种荷尔蒙也会使隔离食道和胃的阀门（也叫贲门）变松，导致胃酸回流到食道里，从而产生不舒服的烧灼感。

孕酮还会减慢食道和肠的波状收缩，使消化变慢。这些都会导致准妈妈从胸部到咽喉之间产生烧灼感，也就是所谓的胃灼热。

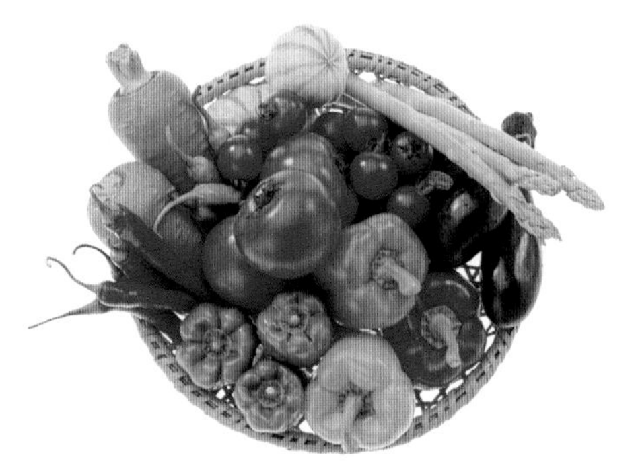

怎么吃可以缓解胃灼热

1 在发生胃灼热期间，应避免食用容易引起胃肠不适的饮料和食物，如碳酸饮料、咖啡因饮料、巧克力、酸性食物、肉类熟食、薄荷类食品，味重、辛辣、油炸或脂肪含量高的食品。

2 白天应尽量少食多餐，使胃部不要过度膨胀，即可减少胃酸的逆流。睡前2小时不要进食，饭后半小时至1小时内避免卧床。

3 放慢吃饭的速度，细嚼慢咽。不要在吃饭时大量喝水或饮料，以免胃胀。吃东西后嚼块口香糖，可刺激唾液分泌，有助于中和胃酸。

4 多吃富含β-胡萝卜素的蔬菜及富含维生素C的水果，胡萝卜、甘蓝、红椒、青椒、猕猴桃以及一些谷类食物和水产品都是不错的选择。

日常小窍门缓解胃灼热

1 穿着宽松舒服的衣服，不要让过紧的衣服勒着腰和腹部。

2 保持适当的运动，每天散散步或做一些力所能及的家务，不但能够促进消化，防止胃酸倒流，还有利于胎儿的生长发育。

3 睡觉时，尽量以枕头垫高头部15厘米，以防止发生逆流。

4 准妈妈要保持良好的心情，避免发生不愉快的事情，因为任何精神方面的不良刺激，都会招致消化不良，加重身体的各种不适。准妈妈最好多听音乐或观赏美术作品，以使自己心情愉快。

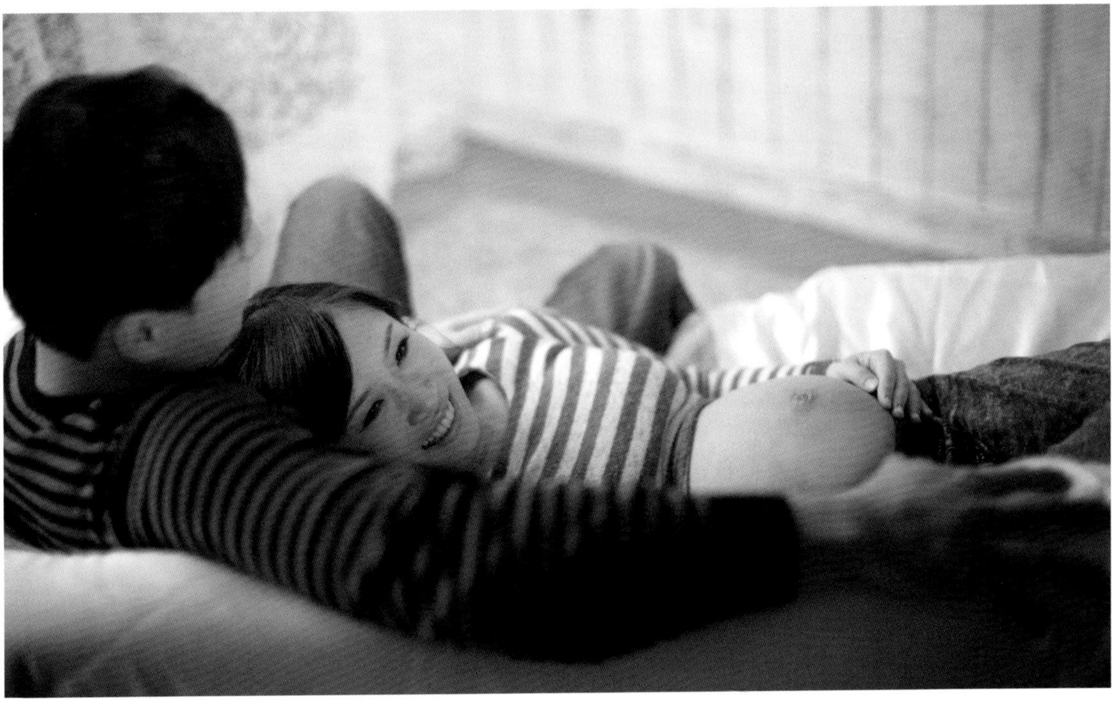

“好孕”叮咛

对于本身有胃病的准妈妈，在无法鉴别是由胃炎还是妊娠引起的胃灼热时，建议到医院咨询医生，防止胃炎的加重。另外如果准妈妈呕吐得很厉害，出现一些酸中毒的症状，也应及时去医院就诊。

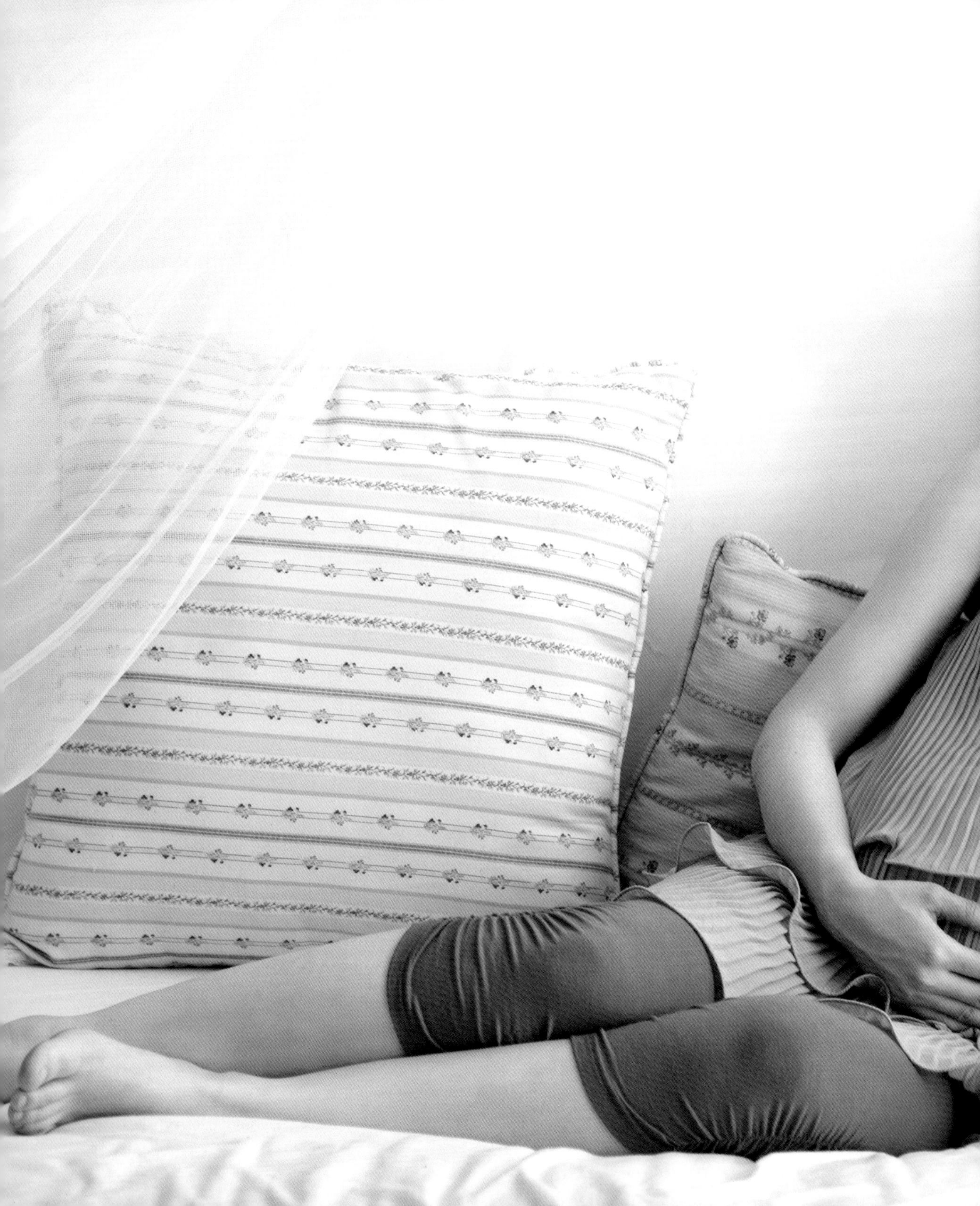

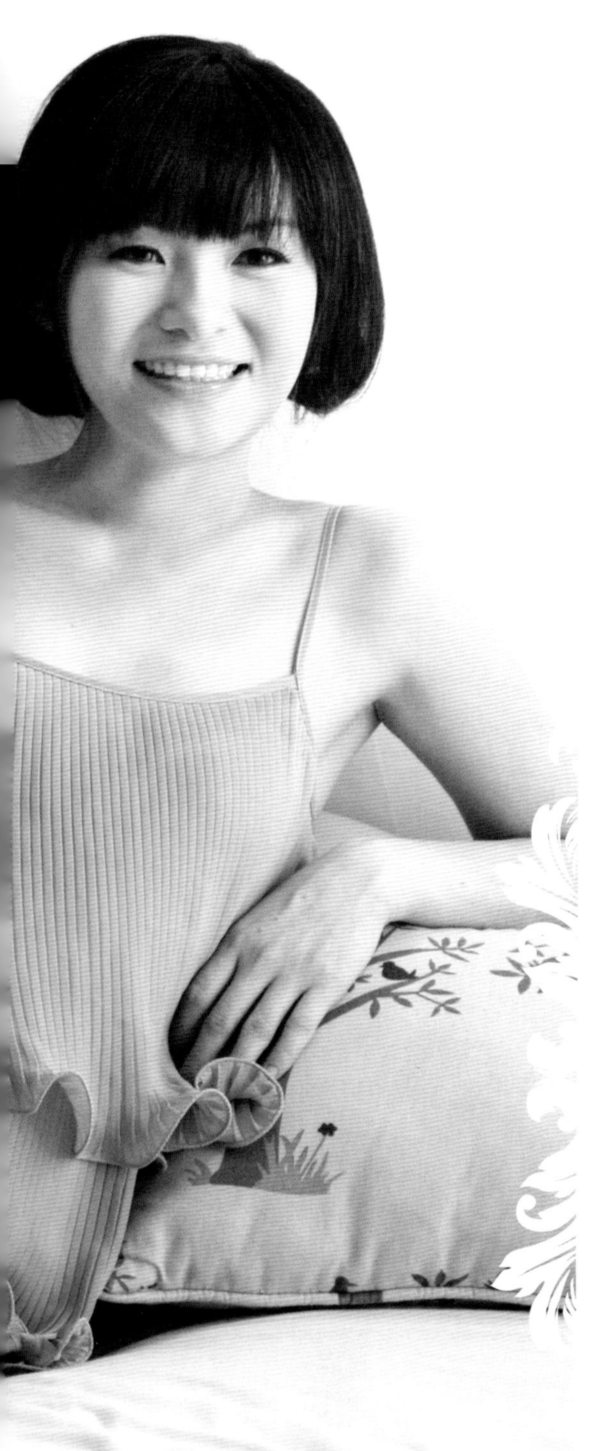

孕五月

幸福的胎动

一般准妈妈会在孕17~20周第一次感觉到胎动，对准妈妈来说，胎动将是一种令人兴奋的体验，会让你亲身感受到生命正在自己的腹中孕育。因为个体差异，每个准妈妈对胎动的感受都不一样。

准妈妈和胎儿会发生什么变化

Zhunmama He Taier Huifasheng Shenme Bianhua

第17周胎儿发育

在这一周，胎儿身长约13厘米，体重为140克，生长速度有所减慢，不过在此后3周，会再次加快，重量和身长都将增加两倍以上。

本周胎儿的心脏发育几乎完成，搏动有力，每分钟约145次。其他脏器也在不停地锻炼和完善自己。

在这段时间，胎儿的脂肪开始形成。脂肪可以在宝宝出生后释放热量，帮他保温。不过，现在的胎儿还没有囤积太多的脂肪，看起来很苗条。皮肤也因为下面没有脂肪层，看起来呈透明状，可以清晰地看到底下的血管、肋骨。

连接胎盘的生命纽带——脐带长得更粗、更强壮了，骨骼开始变硬，保护骨骼的卵磷脂也形成并覆盖其上，通过B超可以隐约看到胎儿排列整齐的脊柱。

越来越强健有力的身躯给了胎儿活动的自由，他的动作越来越多，经常会抓着脐带玩耍，还会拳打脚踢，当力气增大到可以弄疼准妈妈时，你会惊觉："小东西在踢我！"这就是胎动，令你感觉到如此真实。

第17周母体变化

本周，很多准妈妈清晰地感觉到了胎动，这种感觉好像下腹有一只小虫在一下一下地蠕动，或者感觉像小鱼在腹中游动，这正是胎儿在羊水中蠕动、挺身体、频繁活动手和脚、碰撞子宫壁而引起的，当动作很有劲时，会真实地感觉到子宫壁上的痛感，并且能够确信，这就是胎动。

到了这一周，准妈妈的体重可能已经增加了不止2千克，有些准妈妈也许会增加5千克，子宫长得很大，有时腹部会有阵阵的剧痛，还有的准妈妈会感到背痛，这是由于腹部韧带拉伸、变软的原因。

激素分泌变化还会让有些准妈妈发生鼻出血，一般情况下，这种现象会自行逐渐减轻。如果鼻出血严重，应警惕妊娠高血压疾病，及时请医生检查处理。

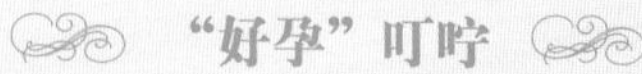
"好孕"叮咛

肚子开始显现了，准妈妈无论开车还是坐车出行，都要系好安全带，把安全带靠近坐垫的那部分箍在腹部下面，使它紧贴胯骨，以最大限度发挥它的保护作用。

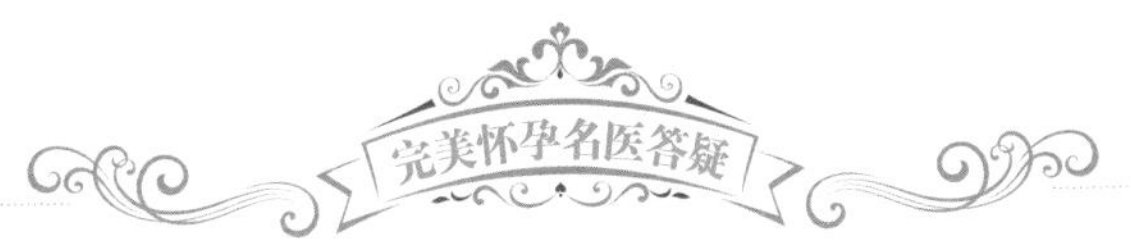

第18周胎儿发育

这一周，胎儿坐长接近14厘米，体重大约198克。胎儿身体比例更趋协调，下肢比上肢长，下肢各部分也都成比例。

胎儿听觉能力已经发育得不错了，会经常微眯着眼，倾听妈妈身体里的肠鸣声、血流声以及心跳声，或者外部人们说话的声音，以后听觉还会更发达，此时，触觉和味觉已经非常发达。

胎儿此时的脑发育已趋于完善，大脑神经元树突形成，大脑的两个半球不断扩张，逐渐接近仍在发育的小脑，小脑两个半球也正在形成。胎儿此时的大脑具备了原始的意识，但是还不具备支配动作的能力，因为中脑还没有充分发育。

胎儿在羊水中不受重力影响，行动如太空人一样自由，子宫的空间还较大，他可以像鱼儿一样在里边快活地游动。随着胎儿越来越爱动，胎动会越来越频繁，这时做B超，可能会看到胎儿做吮吸、踢腿、抓脐带等动作。

现在消化道开始积攒羊水，变成糨糊状的胎便，胎便的量很少，一直到出生后才会排出身体。

第18周母体变化

孕18周，准妈妈的臀部渐渐浑圆起来，乳房还在持续增大，腹部也更突出，那种速度简直可以用膨胀来形容，体态明显丰满。

现在可以在脐下方约2.5厘米的位置摸到子宫，准妈妈的体重增加了4.5~6千克。由于腹部的突出，腹部韧带拉伸越来越多，所以有些准妈妈会不时感到腹部有一阵阵的撕扯般的疼痛感（走路的时候更明显），而且身体的重心也在发生变化，行动上可能有些不那么灵活了，此时应注意保护自己，尽量穿有一点点跟的平底鞋。

由于胃口大开，精神高涨，精力恢复，不少准妈妈出现性欲增强的现象，这是由于体内雌激素大量增加，导致盆腔内血流量增多，使性欲提高，并更易达到高潮。

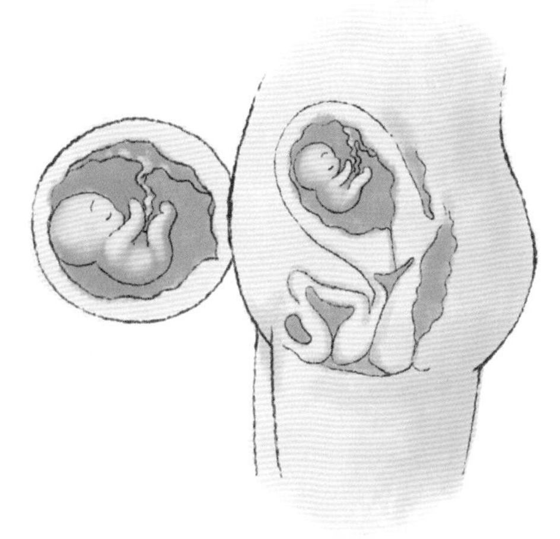

第19周胎儿发育

进入孕19周，胎儿身长大约有15厘米，体重约240克。

胎儿的十二指肠和大肠开始固定，具备了一定的消化功能，胃通过不断地吞咽羊水，逐渐增大，整个消化器官开始最初的运行。

本周胎儿的最大变化是感觉器官开始分区域迅速发展，到了本周末他的味觉、嗅觉、触觉、视觉、听觉等都在大脑中占据了专门的区域。另外，他的大脑神经元之间的连通开始增加。

调皮的胎儿除了睡觉就是运动，不时动动小手、踢踢小腿，如果有强烈的阳光照射到腹部，他会用手去挡，一刻也不得闲了，大多数的准妈妈都已经感觉到胎动。

现在，胎儿的皮肤增厚了，并且变得红润有光泽，身体表面逐渐被一层白色的脂肪覆盖，这是胎脂，胎脂是由皮脂和脱落的上皮细胞结合形成的，这说明胎儿的皮脂腺已经开始分泌皮脂。这层胎脂可以保护胎儿皮肤不受羊水的浸润，使之不至于发生皴裂、硬化或擦伤，一直到宝宝出生，出生后1~2天会被皮肤自行吸收，不用特别处理。

第19周母体变化

准妈妈此时体重增加了3~7千克，子宫仍在不断增大，腹部隆起，在肚脐下方约1.8厘米的地方很容易就可以摸到子宫了，乳房不断增大，乳腺也很发达了，这是在为哺育宝宝做准备。

膨大的乳房和隆起的腹部让准妈妈的身体重心越来越往前，腰酸背痛是适应这种变化的自然症状。慢慢的，你会习惯这样的改变，重新找回平衡感，在姿势上，你会越来越像一个孕妇，动作显得慢腾腾的，这样的姿势能避免你摔倒，令你的活动更舒适。

乳房皮肤上有很清晰的静脉血管，尤其在乳房下方，这些都是孕期的正常表现。戴孕妇乳罩是非常必要的，这样可以避免增大的乳房组织受到下垂的牵拉。

随着孕周的增加，水肿的情况可能会逐渐加重，也有可能出现静脉曲张的情形，要注意适时运动，不能久坐或久站，睡觉时用枕头等垫高腿部，穿宽松柔软的鞋子，尽量让自己舒适些。

“好孕”叮咛

有的准妈妈现在还没有感觉到胎动，非常着急，最初的胎动都是很轻的，很有可能是准妈妈还没能捕捉到这种感觉，但是胎儿生长速度非常快，所以随时都可能感觉到胎动。

第20周胎儿发育

胎儿现在大概重298 克，从头到臀的长度约为16.5厘米，从头到脚长约25.4 厘米。

胎儿越来越好看了，嘴变小了，只是鼻孔仍然很大，而且是朝天鼻，不过鼻尖慢慢会发育起来，并且鼻孔变得朝下，那时就会更漂亮了。

此时的子宫对不大的胎儿来说还比较宽敞，胎儿会像鱼一样在子宫里慢慢游动，嘴巴不断开合吞咽羊水，眼珠子也不停地转来转去。

骨骼发育开始加快，胎儿的四肢、脊柱已经进入骨化阶段，此时需要较多的钙、磷和维生素D。消化道的功能在进一步完善，其腺体开始发挥作用，胃内也出现了制造黏液的细胞，肠道内的胎便也开始积聚。

此时的胎儿大脑具备了记忆功能，已能听到外界较强的声音，能够像新生儿一样时睡时醒，他会逐渐形成自己的作息规律，这可以从胎动的频率看出来，胎儿醒着时，胎动多而有力；胎儿睡眠休息时，胎动少而弱。

另外，女孩已经在卵巢里产生了卵细胞，而男孩的外生殖器也已有了明显特征。

第20周母体变化

从孕20周起，子宫底大概会以每周1厘米的速度增高，现在子宫底仍然在脐部以下，宫高16~20厘米，不久后就会到脐部上方，向胃部、肺部移动，准妈妈现在腹部和腰身看起来又膨大了一些，已经接近典型孕妇的体形。

体重进入增长期，预计每周准妈妈的体重平均会增加0.45千克左右，膨大的腹部破坏了整体的平衡，使准妈妈易感疲劳，有时候会有腰痛，睡觉的时候偶尔出现腿部痉挛。

因为此时的胎儿时睡时醒，可以感觉到的胎动也时频繁时稀少，胎儿醒着的时候，胎动比以往更加活跃，伸胳膊、踢腿，经常会把准妈妈的肚皮撞击得凹凸鼓动，有趣的亲子互动日了已经来临，多与胎儿玩乐，说话、唱歌、看书、讲故事、抚摸、听音乐、做体操等，一家人的胎教时光会很快乐的。

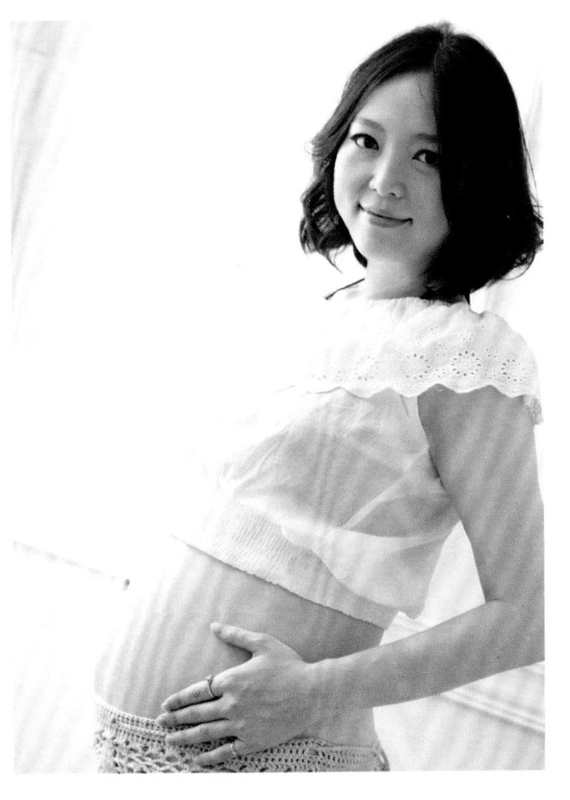

孕5月应该了解哪些常识

Yunwuyue Yinggai Liaojie Naxie Changshi

准妈妈的福利和权利

产假至少休98天

2012年5月份新颁布的《女职工特殊劳动保护条例》规定，女职工生育享受98天产假，其中产前可以休假15天；难产的，增加产假15天；生育多胞胎的，每多生育1个婴儿，增加产假15天。这就意味着，准妈妈在生育前后至少可以休98天产假。

流产假

女职工怀孕未满4个月流产的，享受15天产假；怀孕满4个月流产的，享受42天（6周）产假。

准爸爸也有产假

这里说的准爸爸的产假其实指丈夫护理假。丈夫休护理假一般为晚育的准爸爸所享受，具体天数各地有所不同。大多数省份的《人口与计划生育管理条例》中都规定了晚育者丈夫休护理假的时间，一般在7~10天，有的地方可达一个月。

不被降低工资和不被辞退的权利

新颁布的《女职工特殊劳动保护条例》规定，用人单位不得因女职工怀孕、生育、哺乳降低其工资、予以辞退、与其解除劳动或者聘用合同。

哺乳假

新颁布的《女职工特殊劳动保护条例》规定，用人单位应当在每天的劳动时间内为哺乳期女职工安排1小时哺乳时间；女职工生育多胞胎的，每多哺乳1个婴儿每天增加1小时哺乳时间。对哺乳未满1周岁婴儿的女职工，用人单位不得延长劳动时间或者安排夜班劳动。

产假津贴

女职工产假期间的生育津贴，对已经参加生育保险的，按照用人单位上年度职工月平均工资的标准由生育保险基金支付；对未参加生育保险的，按照女职工产假前工资的标准由用人单位支付。

带薪产假

任何时候，准妈妈在工作时间请假去做产检都不应遭到无理拒绝，而且用人单位还要付给准妈妈工资。也就是说，准妈妈可以享受带薪产检的权利。

本月进行第一次B超排畸

怀孕第20~24周是B超排畸检查的时间，准妈妈最好及时到医院检查。如果由于某些原因在这个时间段内无法检查，最晚应该在怀孕28周前到医院检查，及时了解胎儿的发育情况，避免在不知情的情况下孕育畸形儿，给准妈妈和家庭带来不必要的负担。

检查项目

B超排畸检查的项目包括：

1 常规胎儿检查。包括胎儿大小、胎盘位置、羊水量等。

2 胎儿器官检查。主要包括含头颈（脑室、脉络丛、透明中隔）、胸廓（心脏的腔室）、腹部（肠胃、肾、膀胱、脐带与腹壁联结处）、脊椎、四肢等部位的检查，检查有无无脑、脑积水、脊柱裂、肢体畸形、先天性心脏病等。

3 鼻、唇部检查。检查有无唇腭裂等。

有些畸形检查不出来

说起B超排畸，许多人认为只要做了就能检查出所有畸形，其实是个误区。

胎儿的畸形种类繁多，除了能被超声检查检测到的有明显形态改变畸形，一些没有明显形态改变的染色体异常和不伴有胎儿结构异常的畸形（如听力障碍、智力障碍、视力障碍、代谢性疾病等），B超排畸检查是查不出来的。此外，每一次的超声检查只能了解胎儿在检查时的状况，检查过程中还会受到母体情况、孕周、胎位、羊水量、胎儿活动、胎儿骨骼声影等多种因素影响，如果时机不恰当，许多器官或部位可能无法显示或显示得不清楚，也使B超排畸检查存在一定的漏诊率。

所以，准妈妈千万不要以为做了一次B超排畸检查就万事大吉了，按时参加孕期的每一次产检，发现异常及时进行深入检查，才是最妥当的做法。

“好孕”叮咛

多媒体彩超可以通过电脑合成技术，把胎儿的图像在电脑屏幕上显示出来，不但图像更加清晰，检查结果更加准确，准爸妈也可以趁机一睹宝宝在胎儿期的模样。准妈妈可以保留下这张宝宝在你肚子中的影像，留作纪念。

关于羊膜穿刺

羊膜穿刺主要是对准妈妈羊水状况的检查。通过羊膜穿刺，医生可以进一步确认胎儿是否有染色体异常、神经管缺陷以及能被羊水状况反映出来的遗传性代谢疾病。

检查时间

怀孕第16~22周是进行羊膜穿刺最适宜的时间。这个阶段准妈妈体内的羊水容量适宜，羊水中胎儿脱落细胞的活性较佳，容易培养成功，有利于做染色体核型分析。

检查过程

在超声波探头的引导下，医生用穿刺针穿过腹壁、子宫肌层及羊膜，从羊膜腔抽取20~30毫升羊水，在实验室里进行一周左右的染色体培植，根据培植结果诊断胎儿是否畸形或患有某些遗传性疾病。

哪些准妈妈需要做

1 年龄大于35岁。

2 曾经生育过异常婴儿（如脑积水等）。

3 有不明原因的胚胎停止发育现象。

4 唐氏筛查结果为“高风险”的准妈妈。

5 怀孕早期服用过药物，却不知道所服用的药物对妊娠有没有影响的准妈妈。

6 怀孕早期接触过有毒物质、放射线。

7 家族中其他女性有过孕育畸形或有先天性疾病婴儿的历史。

需要注意些什么

1 检查前3天停止过性生活。

2 检查前最好洗个澡，保证身体清洁。

3 检查前10分钟排空小便。

4 本人有过敏史，检查前一周内如果有感冒、发热、皮肤感染等异常，应在进行检查登记时告诉医生。

5 做完检查后至少静坐2小时再起身活动。

6 做完检查的当天不宜长途跋涉。

7 做完检查后24小时内不要洗澡，避免穿刺部位沾水。

8 做完检查后3天内多休息，避免剧烈运动和过重的家务劳动，不要搬运重物。

9 做完检查后2周内杜绝过性生活。

10 如果出现腹痛、腹胀、阴道流水、阴道出血、发热等症状，立即到医院请医生诊治。

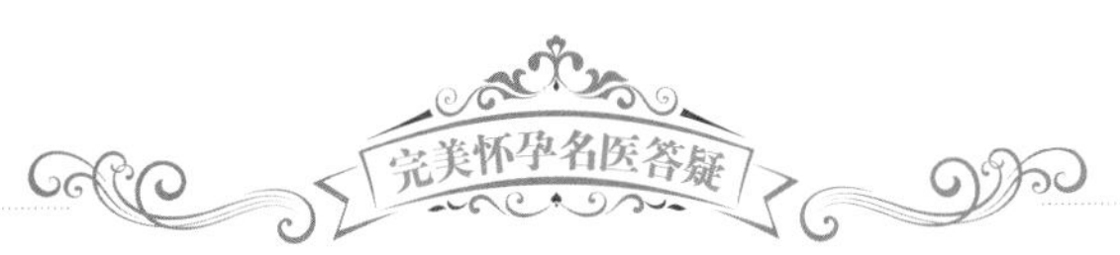

孕5月营养疑难解答

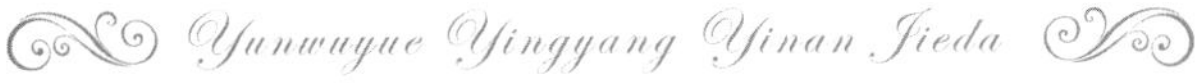

Yunwuyue Yingyang Yinan Jieda

多吃粗粮弊大于利吗

现在很多准妈妈都知道吃粗粮有益健康，然而吃粗粮也要讲究方法，如果吃得不对和吃得太多反而会对身体造成伤害。

由于加工简单，粗粮中确实保存了许多细粮中没有的营养，比如膳食纤维比较多，并且富含B族维生素等。但是，如果准妈妈摄入的纤维素过多，反而会影响身体对蛋白质、无机盐以及某些微量元素的吸收。这样不但不能够促进消化，反而还会影响消化和吸收。另外，如果长期以粗粮为主食的话，会导致营养不良和身体的免疫力降低。所以，准妈妈千万不要把粗粮当成主食，应在日常的饮食中搭配食用，那样才能让它发挥应有的功效。

"好孕"叮咛

准妈妈在吃粗粮的时候可以选择粗粮细做的方法，比如在做卷饼的时候可以多放一些蔬菜在中间；做窝头的时候掺杂一些精面；做粗粮面糊的时候放一些蔬菜、瘦肉等。另外，准妈妈在吃粗粮的时候要多喝些水来帮助消化。

准妈妈吃姜蒜都有哪些讲究

鲜生姜中的姜辣素能够刺激胃肠黏膜，使消化液分泌增多，有利于食物的消化和吸收。生姜中的姜辣素对心脏和血管都有刺激作用，能使心跳及血液循环加快，汗毛孔张开，有利于体内的废物随汗液排泄，带走体内余热。

虽然姜蒜的好处颇多，但均属于刺激性食品。准妈妈在整个妊娠期间不宜过多吃刺激性食品，所以对姜、蒜等调味品的吃法也有一定的讲究，吃姜蒜的时候应该注意以下几点：

1 切记食量适度。

2 准妈妈如果生痱子、疖疮、痔疮、肾炎、咽炎或者上呼吸道有感染时，不宜长食或暂时禁食姜蒜，以防病情加重。

3 生姜红糖水只适用于风寒感冒或淋雨后的畏寒发热，不能用于暑热感冒或风热感冒。并且只用于风寒引起的呕吐，其他类型的呕吐包括妊娠呕吐，均不宜食用。

准妈妈如何吃肉更健康

肉类含有丰富的优质蛋白质，我们平时经常吃的肉类包括猪肉、牛肉、羊肉、鸡肉和鱼肉，这些肉类的蛋白质含量在16%~26%，而且这些肉类中所含的氨基酸最容易被人体吸收利用，同时肉类也是我们每天所需的铁、铜、锌、镁等营养元素的最好的来源之一。因此，适当地食用肉类对准妈妈的身体健康和胎儿的生长发育都是必需的。

不过，如果准妈妈每天摄入的食物中肉类的比例超标，久而久之就会对身体造成一些负面的影响，如导致高血脂症、动脉粥样硬化，甚至会使心血管系统或其他脏器发生病变。对于健康的准妈妈来说，孕早期每天肉类的摄取量在150~200克为最佳，孕中晚期要比孕早期每天多摄入蛋白质15~25克，相当于50~125克肉类。而每个星期所摄入的肉类中最好能包括200~300克的鱼肉。

“好孕”叮咛

在吃肉的时候最好能和豆类及豆制品一起食用，并补充足够的膳食纤维。有研究表明，与富含植物蛋白、植物脂肪的豆类、豆制品一起食用，可以降低血液中的胆固醇，增加多不饱和脂肪酸的含量，减少动脉硬化等疾病的发病率；膳食纤维能够减少食用肉类后脂肪、胆固醇在肠道内的吸收，有降血脂、降低胆固醇的作用。

哪些肉营养价值更高

虽然同样是吃肉，但不同的肉类营养价值不同。所以，准妈妈应该注意选择那些营养价值高的肉类。

1 鱼肉。鱼肉不仅含有优质蛋白质，适量的脂肪，丰富的维生素、无机盐，还含有多不饱和脂肪酸——二十碳五烯酸。经研究发现，鱼类中所含的这种多不饱和脂肪酸对流产、早产和胎儿发育迟缓都有预防的作用。另外，二十碳五烯酸还能使血液黏稠度下降，帮助预防血栓的形成。这种多不饱和脂肪酸人体无法合成，因此只能通过食物获取，而最好的食物来源就是海鱼。因此，建议准妈妈每周最好能够吃2~3次鱼。

2 兔肉。兔肉的蛋白质含量高，而脂肪含量极低，不到0.4%，所以非常适合那些怀孕前就比较胖或者体重超标的准妈妈食用。

3 鸡肉。鸡肉比较嫩，脂肪分布均匀，容易消化和吸收，味道也很鲜美，蛋白质含量高而且脂肪含量较低，仅为2.5%，因此，准妈妈日常可以多选择鸡肉，熬汤、炒菜都可以。

4 牛肉。牛肉中不仅含有丰富的蛋白质、铁和铜，而且B族维生素含量也很高，脂肪含量相对较低，因此也是准妈妈餐桌上不错的选择。

5 猪肉。在日常所接触的肉类中，猪肉的脂肪含量能达到20%~30%，而且多为饱和脂肪酸，摄入过多对健康无益，因此准妈妈可以适当地吃一些，但不能过多。

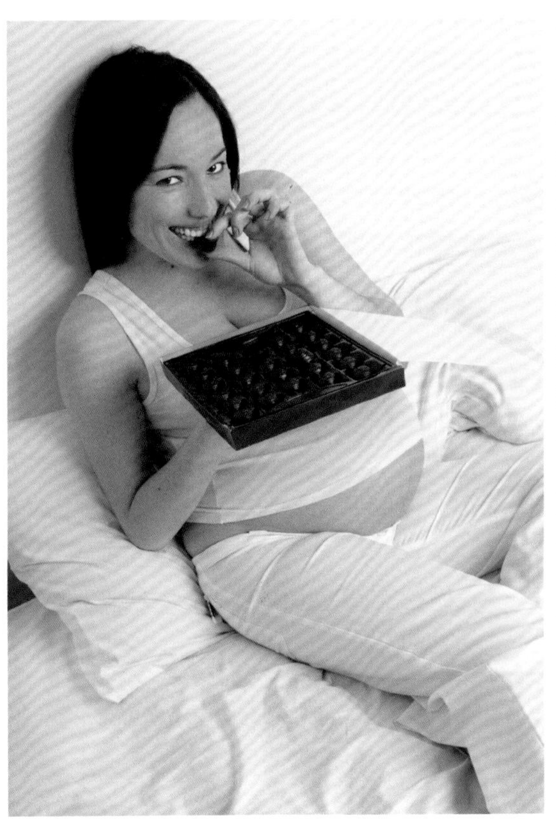

准妈妈吃加餐需要注意些什么

进入孕中期之后，准妈妈的食欲会大增。很多准妈妈在正餐的时候吃得不多，剩下的一部分量就只能放在加餐的时候吃。

一般准妈妈两个半小时到3个小时就可以加餐了，加餐的内容里面一定要稍微有一点主食即粮食类的东西，如全麦面包或者燕麦片等，这是基础。剩下的就是一天要求补充的一斤奶，这一斤奶建议分2~3次喝。2~3次最好有一部分放到加餐里面，早上喝一点，加餐的时候喝一点，晚上临睡之前的加餐也可以包括奶。还有一类就是水果，水果也是放在加餐的时候食用的。还有一类坚果，也是互相搭配，一天可能加上3次，每次分一点。

"好孕"叮咛

准妈妈应该以鲜肉为主，少吃罐头、腌肉或是火腿、香肠。因为经过加工的肉类中B族维生素损失比较多，而且还有可能含有亚硝酸盐，食入过多，会使组织缺氧，甚至中毒。

"好孕"叮咛

不建议准妈妈在加餐的时候喝市售的一些果汁饮料、碳酸饮料，另外，一些膨化食品和腌制食品都不要吃，比如薯片、豌豆脆、腌制的火腿香肠等。

孕期做菜调料有什么讲究

并非所有调料对准妈妈来说都是安全的，如果不分好坏随意乱放，只会给准妈妈的健康带来危害。

盐：不要吃太多

吃盐过多容易使大量水分在体内潴留，造成准妈妈下肢水肿，所以，准妈妈不宜吃得太咸。一般建议准妈妈每日食盐的摄入量应控制在6克以内。患有高血压的准妈妈食盐摄入量应遵医嘱。

酱油、味精：调一下味即可

酱油中含有盐（18%），此外还含有防腐剂和色素，多吃对准妈妈无益，最好注意控制用量。如果菜肴中加酱油较多，就应适当减少加盐量。不少酱油本身十分鲜美，加入菜肴之后可以考虑不放或少放味精、鸡精。

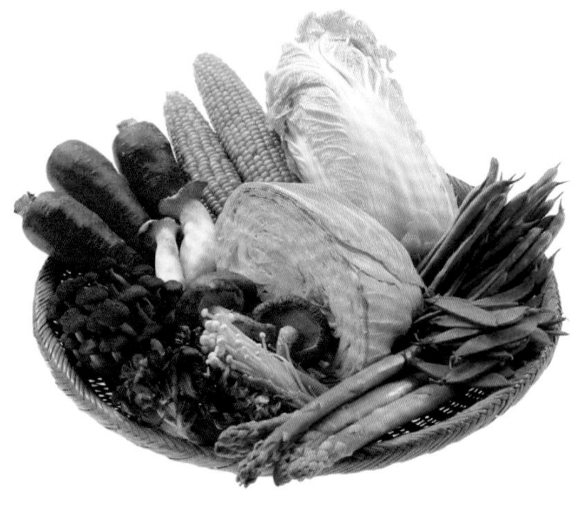

味精本身没有毒性，但是其中的主要成分谷氨酸钠容易和锌结合，导致准妈妈缺锌，所以也不宜多吃。

花椒、八角、桂皮、五香粉：少吃

花椒、八角、桂皮、五香粉都属于热性调料，很容易消耗人肠道内的水分，导致便秘。便秘不仅给准妈妈带来痛苦，还会使准妈妈排便时腹部所受的压力增大，压迫子宫，造成胎儿烦躁不安。可见，热性调料对准妈妈的危害最大，最好不吃或尽量少吃。

辣椒：少吃

辣椒中含有大量维生素，还可以开胃，适当吃一点对准妈妈摄取全面营养有好处。但是辣椒刺激性大，容易引起便秘、肠胃不适和血液循环加快，最好注意控制食量。如果有前置胎盘的情况，准妈妈应绝对禁食辣椒。

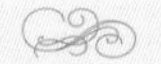 **“好孕”叮咛** 

很多市售零食调味料超标，准妈妈应该少吃或者不吃。

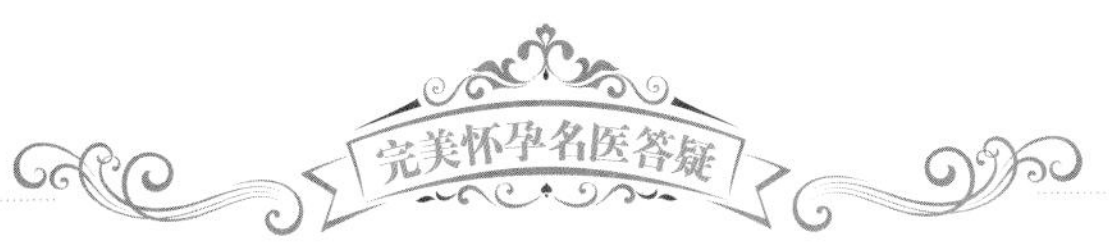

孕5月护理疑难解答

Yunwuyue Huli Yinan Jieda

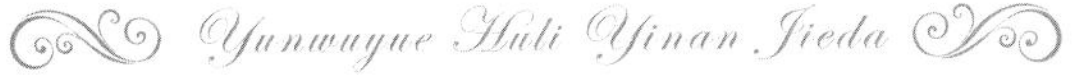

怎样预防恼人的黄褐斑

准妈妈在怀孕期间随着时间的推长，脸上往往容易出现深褐色的对称斑点——黄褐斑。黄褐斑的发生与准妈妈体内的雌孕激素升高是密切相关的，因此调节准妈妈体内的激素平衡，纠正内分泌紊乱是防斑治斑的关键。

为了达到防斑治斑的目的，准妈妈一定要在生活上注意调理。有研究表明：黄褐斑的形成与孕期饮食有着密切关系，如果准妈妈的饮食中缺少一种名为谷胱甘肽的物质，皮肤内的酪氨酸酶活性就会增加，从而导致黄褐斑“大举入侵”。准妈妈可以多吃一些富含维生素C和维生素E的食物，如猕猴桃、西红柿、柠檬、黄豆等。

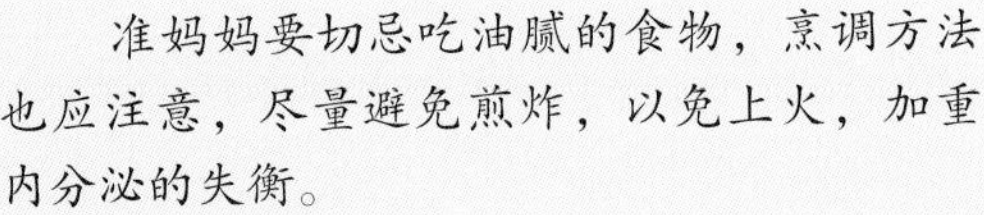

“好孕”叮咛

准妈妈要切忌吃油腻的食物，烹调方法也应注意，尽量避免煎炸，以免上火，加重内分泌的失衡。

准妈妈需要使用托腹带吗，如何选购

是否需要托腹带是因人而异的。托腹带也叫作孕妇托腹带，主要作用是帮助怀孕的准妈妈托起腹部，并对背部起到支撑，减轻日渐膨隆的腹部给准妈妈造成的沉重感。一般情况下准妈妈不需要用托腹带，只有以下特殊情况，准妈妈可以使用托腹带：

1 胎位为臀位，经医生做外倒转术转为头位后，为防止其又回到原来的臀位，可以用托腹带来限制。

2 连接骨盆的各条韧带发生松弛性疼痛的准妈妈。

3 多胞胎或者胎儿过大，站立时腹壁下垂比较剧烈的准妈妈。

4 有过生育史，腹壁非常松弛，成为悬垂腹的准妈妈。

如何选购合意的托腹带

1 应选用可随腹部的增大而增大，方便穿戴及拆下，透气性强不会闷热的托腹带。

2 选择伸缩性强的托腹带，这样才可以从下腹部托起增大的腹部，从而阻止子宫下垂，保护胎位并能减轻腰部的压力。

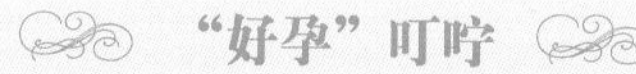

“好孕”叮咛

为了不影响胎儿的发育，托腹带不可包得过紧，并且在晚上睡觉的时候准妈妈应解开托腹带。

准妈妈在看电视的时候要注意哪些事项

电视机在工作时，显像管会不断产生一些肉眼看不见的射线、静电。这些射线和静电虽然对普通人没有什么影响，但长时间积累还是会对准妈妈和胎儿的健康产生不利的影响。所以，准妈妈在看电视的时候，一定要注意以下的事项：

1 一般准妈妈一次看电视时间不宜超过2小时，避免过度使用眼睛，尤其有妊娠高血压疾病的准妈妈更应注意。

2 准妈妈距离电视机应在2米以上，远离X射线和静电影响。也可以穿上防辐射服将危险降至最低。

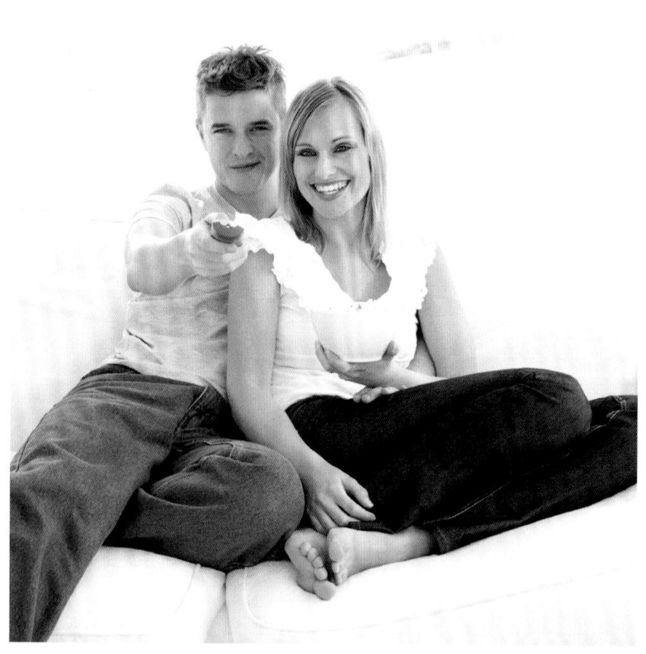

3 保持空气流通，并在看完电视后用清水洗脸洗手，消除阴极线、放射线对人体的影响，保障胎儿的健康。最好经常擦拭带有显示器的电器，清除灰尘的同时，也就把滞留在里面的电磁辐射一并清除掉了。

4 准妈妈不要饱食后看电视，以免使食物积压。也不要边看电视边吃零食或蜷着身体看电视，以免使准妈妈腹腔内压增大，胃肠蠕动受限，不利于食物的消化吸收，特别不利于胆汁排泄，易发胆道疾病。

准妈妈可以穿高跟鞋吗

孕期准妈妈最好不要穿高跟鞋。

高跟鞋虽然可以让女性显得身形挺拔、格外精神，但是准妈妈却不适宜再穿高跟鞋，因为随着肚子的一天天增大，以及体重的增加，准妈妈的身体重心前移，站立或行走时腰背部肌肉和双脚的负担加重，如果穿高跟鞋，就会使身体站不稳。并且日益加重的身体会加重脚部的负担，准妈妈在走路或站立的时候，都会感到脚部吃力。

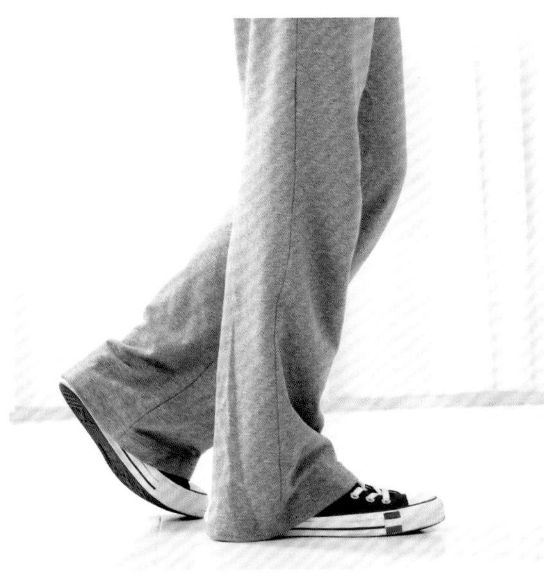

"好孕"叮咛

适合准妈妈的鞋跟高度为1.5~3厘米，这种高度的鞋底造型也正好符合正常人的足弓，这样可使脚掌受力均匀，准妈妈无论是站立还是行走，都不会感到很累。

外出购物的注意事项有哪些

进入孕5月之后，准妈妈的身心日渐稳定，只要一切健康，出门购物是没有问题的。逛街走路等同于散步，也是一种很好的锻炼。但在出门逛街的时候，建议准妈妈遵循以下的安全守则：

1 不要在人流高峰时间搭乘公交车出行。平时出行逛街最好也有家人陪同，那样不仅可以帮忙提重物，还可以保护准妈妈的安全。

2 逛街购物要有计划，预先列好清单，买齐所需物品之后就离开人多的场所，减少在一些拥挤场所的逗留时间。尽可能避开人流高峰，免受拥挤之累。在逛街途中可选择一些街心花园或人静境幽处休息一会儿。

3 在气候恶劣（寒潮、大风、大雨、大雾）时，不要上街购物，以免因身体笨重及不便而发生摔伤或扭伤，或因被滑倒而引起流产或早产。在流感和其他传染病流行时，也不要到人群过于拥挤的地方去。

4 注意逛街的时间不要太久，最好不要超过2个小时。逛街时的行走速度不宜快，更不要穿高跟鞋。

5 不要在刚装修完毕的商场或商店停留过久，以免接触装修材料产生的化学污染物。

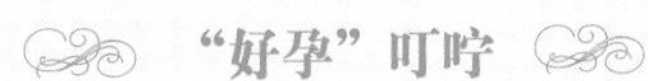

"好孕"叮咛

逛完街后回到家里应当及时洗手、洗脸，换下外衣。

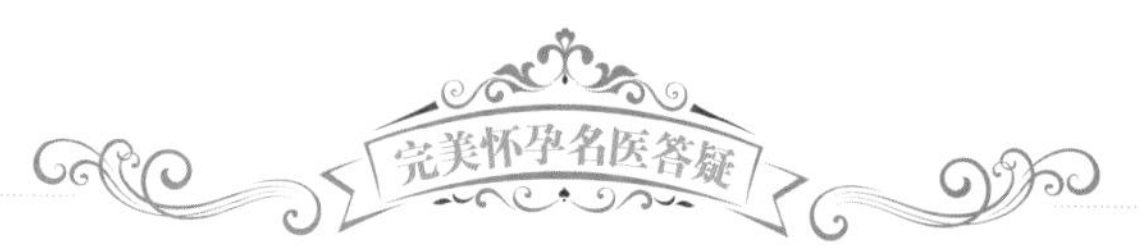

怎么调整不合适的工作岗位

如果准妈妈怀孕前从事的工作任务繁重，怀孕后应当以安全度过孕期为首要考虑因素，对工作进行适当的调整。因为孕妇从事繁重的体力劳动，如搬运重物、长时间站立、工作时间不规律或工作时间过长的工作，胎儿更容易出现早产、出生时低体重等问题，准妈妈则更可能患上妊娠高血压疾病，影响孕期健康。

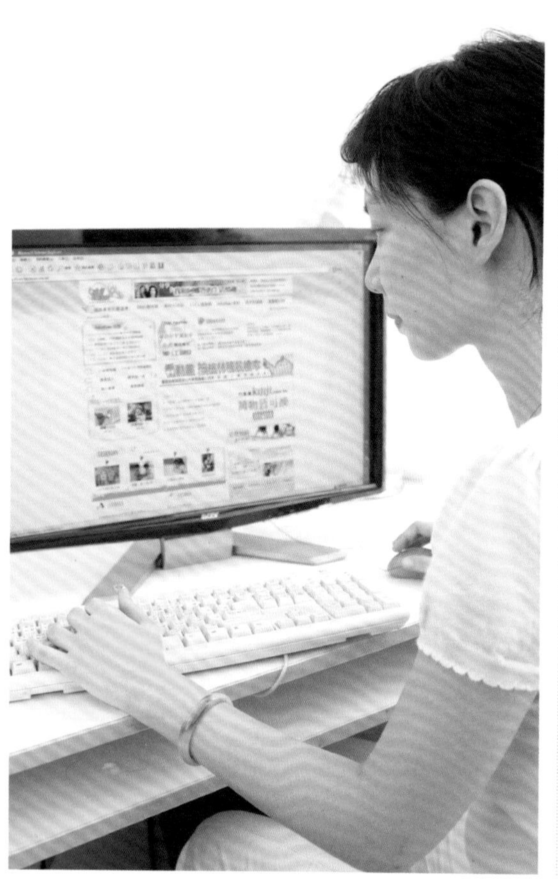

怎么调整

怀孕后，准妈妈不妨对医生谈一谈自己的工作状况和担心的问题，医生可能会给你一些建议。

确定了自己的情况后，准妈妈可以向上司申请换一种劳动强度较低的工作。也可以跟同事商量一下，请他们多承担一些需要长时间走路或站立的工作，你则要自告奋勇地多做些案头工作。

哪些健康问题需要准妈妈停止工作

1 怀双胞胎或多胞胎。因为多胎妊娠胎儿娩出的时间会提前（大多在孕37周左右出生），怀双胞胎和多胞胎的准妈妈最好早点停止工作。

2 有早产风险。

3 患妊娠高血压或有患先兆子痫的危险。

4 准妈妈宫颈功能不全或有孕中晚期流产病史。

5 胎儿生长发育不正常。

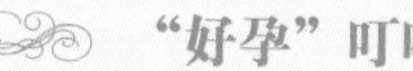
“好孕”叮咛

如果条件不允许，可以适当请病假，或利用休假时间减少工作时间，缓解疲劳。

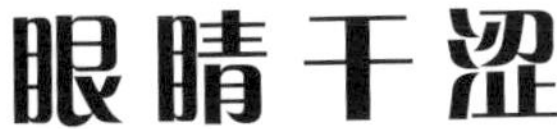

眼睛干涩

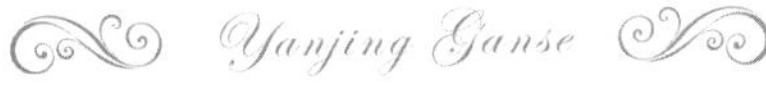

Yanjing Ganse

怎么吃可以缓解孕期眼睛干涩

在怀孕的时候，随着准妈妈身体状况的改变，可能会让脆弱的眼睛产生疲劳、干涩等不舒服的感觉，更需小心保养。如果因为水肿或体内其他疾病引起的视网膜病变，甚至可能会造成失明的状况，所以准妈妈可千万别因为疏忽小细节而导致终生的遗憾。

1 均衡饮食，补充含维生素A、维生素C的食物。可适量吃胡萝卜、动物肝脏等。

2 多吃高蛋白的食物。蛋白质是人体细胞的“灵魂”，准妈妈应多吃瘦猪肉、牛肉、羊肉、鸡、鸭、鱼及豆制品，长期接触电脑的准妈妈尤其要多吃豆类食品。

3 多吃些含磷脂高的食物，这些食品是大脑的“能源”之一，如蛋黄、虾、核桃、花生、牡蛎、乌贼、银鱼、青鱼中都含有较高的磷脂。

4 多吃健眼的食物。健眼的食物有牛奶、奶油、小米、核桃、胡萝卜、菠菜、大白菜、西红柿、黄花菜、空心菜、枸杞子及各种新鲜水果。

5 多摄取深海鱼油、含ω-3脂肪酸等营养成分的食物。此类食物可有效地预防眼睛干涩，包括鲭鱼、秋刀鱼、鲑鱼、沙丁鱼、亚麻籽油等。

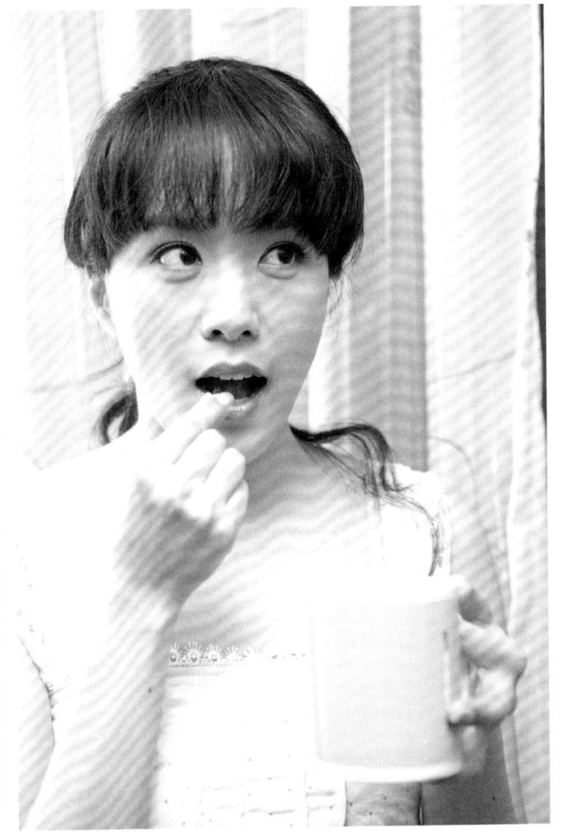

怎样做可以防止孕期眼睛干涩

1 减少阅读、看电视及电脑等用眼时间。准妈妈看电视及距离电脑太近或面对时间太久，除了眼睛会不舒服，辐射对胎儿也不太好。准妈妈在看电视的时候最好每30分钟就休息10分钟，感到疲劳的时候，可以多看看绿叶植物和眺望远方，这样都可以缓解眼部的不适感。

2 尽量避免戴隐形眼镜。怀孕后，准妈妈内分泌系统发生很大变化，角膜组织发生轻度水肿，使角膜的厚度增加。隐形眼镜会阻隔角膜接触空气，孕期如果继续戴隐形眼镜，将增加角膜缺氧，使角膜发生损伤引起敏感度下降，引发角膜炎和结膜炎的可能性将比平时增大。

3 尽量不使用空调和吹风机。即使是偶尔吹空调的时候，最好也要放一杯水在身边，以避免室内过度干燥。干燥的环境会加重眼部的不适感。

4 加强防晒。因为阳光会加速孕斑的产生，也会伤害眼球，所以准妈妈一定要做好防晒的工作。

5 经常洗手。不要用手揉眼睛，减少眼角膜刮伤及感染。

“好孕”叮咛

除了一般的产检之外，准妈妈也要记得每2~3个月就检查一下视力，让怀孕到生产后的任何视力变化都可及早发现，得到及时的治疗。

消除眼睛疲劳的小妙招

以下这些方法都可以帮助准妈妈消除眼睛疲劳，让眼睛充分休息，刺激容易老化的眼睛肌肉，恢复活力。

按压眼球法

闭着眼睛，用食指、中指、无名指的指端轻轻地按压眼球，也可以旋转轻揉。不可持续太久或用力揉压，20秒钟左右就停止。

按压额头法

双手的各3个手指从额头中央向左右太阳穴的方向转动搓揉，再用力按压太阳穴，可用指尖施力。如此眼底部会有舒服的感觉。重复做3~5 次。

按压眉间法

拇指腹部贴在眉毛根部下方凹处，轻轻按压或转动。重复做3 次。眼睛看远处，眼球朝右—上—左—下的方向转动，头部不可晃动。

除此以外，用力眨眼，闭眼，也能消除眼睛疲劳。

“好孕”叮咛

眼药包括眼药水和眼药膏，品种很多，大部分属抗菌消炎药或含激素的眼药，准妈妈还是不要随意使用任何药物，最好在告知医生的前提下，由医生指导用药，尤其是在孕早期和即将临产的阶段。

本月开始全面补钙

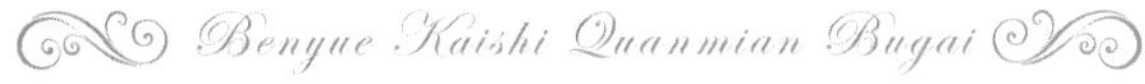

Benyue Kaishi Quanmian Bugai

孕期为什么需要补钙

钙是人体内含量最多的矿物质，准妈妈怀孕以后消耗的钙量要远远大于普通人，若准妈妈没有注意补充钙，血钙浓度就会降低，会出现抽筋、酸痛、水肿等现象，严重的话会变为高血压、难产、牙齿松动、骨质软化症、产后乳汁不足等病，进而影响未来的健康。

同时，胎儿发育所需要的钙是由母体透过胎盘来供给的，其中有99%用来制造骨骼，如果准妈妈饮食摄取的钙不足，可导致胎儿的骨骼与牙齿发育不良，新生儿也因为血钙低而容易惊厥，易有水肿发生。

另外，由于钙对智力发育与神经系统十分重要，缺钙更会影响胎儿将来的智力发展。所以，孕期补钙是准妈妈的一项重要工作。

"好孕"叮咛

准妈妈不要擅自服用钙剂，因为准妈妈服钙片过多不仅容易造成胎儿颅缝过早闭合导致难产，甚至会使胎盘过早老化引起胎儿发育不良，另外，钙摄入量过高不利于其他微量元素如铁、磷的吸收利用，尤其是铁，容易引起贫血。

怎样判断自己是不是缺钙

缺钙的一些常见症状有小腿抽筋、牙齿松动、关节或骨盆疼痛。如果准妈妈出现了以上症状的一种或者几种，应及时求助产科医生，确认是否缺钙，以及制订治疗方案。

小腿抽筋

一般在怀孕5个月时就可出现，往往在夜间容易发生。但是，有些孕妇虽然体内缺钙，却没有表现为小腿抽筋，容易忽视补钙。

牙齿松动

钙是构成人体骨骼和牙齿硬组织的主要元素，缺钙能造成牙齿珐琅质发育异常，抗龋能力降低，硬组织结构疏松，如果准妈妈感觉牙齿松动，可能是缺钙了。

妊娠期高血压疾病

缺钙与妊娠期高血压疾病的发生有一定的关系，如果准妈妈正被妊娠期高血压困扰，那么就该警惕自己是否缺钙了。

关节、骨盆疼痛

如果钙摄取不足，为了保证血液中的钙浓度维持在正常范围内，在激素的作用下，准妈妈骨骼中的钙会大量释放出来，从而引起关节、骨盆疼痛等。

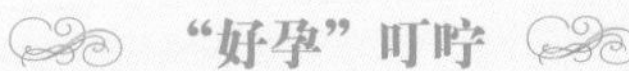

“好孕”叮咛

一旦腿脚抽筋比较严重，或微量元素检查钙缺乏较多，准妈妈就必须在医生的指导下服用钙剂。

准妈妈补钙需要注意哪些问题

准妈妈补钙时，需要注意钙的摄入量和人体对钙的吸收能力。

1 准妈妈在饮食中应有意安排富含钙质的食物摄入，特别是孕早期孕吐反应剧烈的准妈妈更要加强。多吃一些虾皮、腐竹、黄豆以及绿叶蔬菜等含钙量丰富的食物，并且保证每天2袋牛奶的摄入量。

2 补钙的同时还要注意补充磷。如果磷摄入不足，钙磷比例不适当，尽管补充了足够的钙，钙的吸收和沉积并无明显增加。海产品中磷的含量十分丰富，如海带、虾、鱼类等，另外蛋黄、肉松、动物肝脏等也含有丰富的磷。

3 铁对钙的吸收有一定的抑制作用，同样钙对铁的吸收也不利，如果准妈妈有缺铁性贫血，那么补钙与补铁的时间最好隔开。

4 钙容易与草酸、植酸等结合，影响钙的吸收，因此补钙的最佳时间应是在睡觉前、两餐之间。注意要距离睡觉有一段的时间，最好是晚饭后休息半小时即可，因为血钙浓度在后半夜和早晨最低，最适合补钙。

5 碳酸饮料、菠菜等食物中含植物酸、草酸和鞣酸，可与钙离子结合成不溶性的钙盐，影响钙的吸收。准妈妈要尽量少食用。

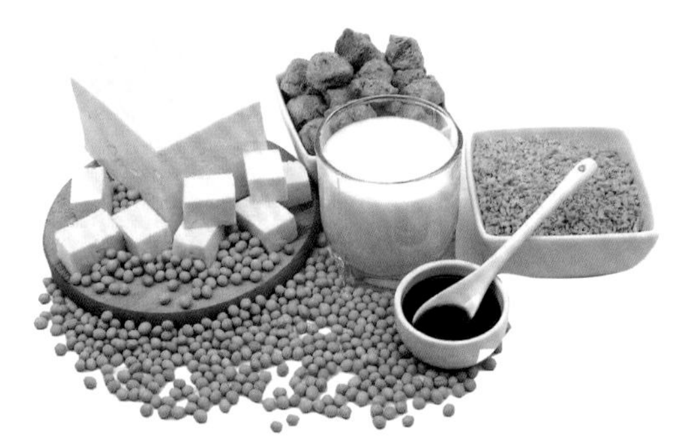

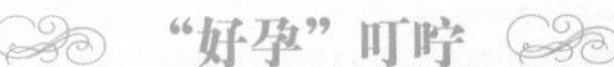

“好孕”叮咛

在两餐之间服用钙制剂可避免食物中不利因素的影响，有利于钙的利用，而且分次服用钙剂比集中服用的效果更好。

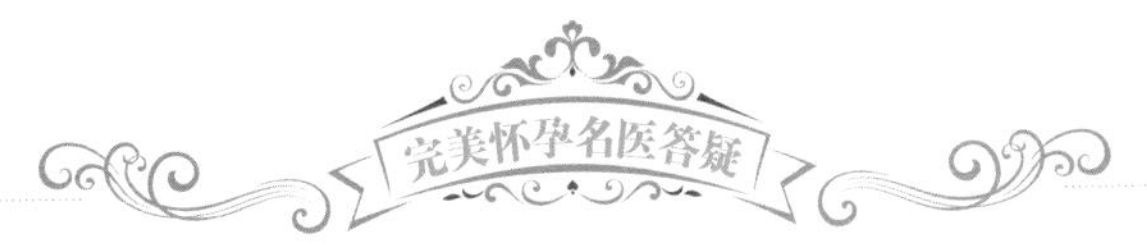

补钙应该避免的饮食误区

吃蔬菜太少

蔬菜不仅含有大量的钾、镁等元素，可以帮助人体维持酸碱平衡，减少钙的流失，本身还含有不少钙。绿叶蔬菜（如小油菜、小白菜、芥蓝、芹菜等）大多是钙的中等来源，是不应被忽视的补钙食物。

有人担心蔬菜中的草酸会妨碍钙的吸收，其实，只要在烹饪前先用开水将蔬菜氽烫一下，就可以除去大部分草酸，准妈妈再吃就没什么问题了。

喝了骨头汤就不会缺钙

很多人认为骨头含钙量高，只要经常喝骨头汤就不会缺钙，其实不然。实验证明，高压锅蒸煮骨头2小时之后，骨头里的脂肪会大量浮出，汤里的钙含量却很低。可见，骨头中的钙并不容易溶解出来。所以，喝骨头汤只能作为辅助，不要把它当成法宝而不采取其他补钙措施。

用内酯豆腐补钙

豆腐之所以能补钙，除了豆类本身含钙较多，制作时用含钙的卤水做凝固剂也是一个重要原因。内酯豆腐的凝固剂是葡萄糖酸内酯，本身并不含钙，再加上内酯豆腐的水分较多，豆类原料的含量很低，含钙量自然要比传统豆腐低很多。

除了内酯豆腐，不含豆类成分的“日本豆腐”也不可用于补钙。

只补钙，不补充维生素D

维生素D可以促进钙的吸收，提高补钙的效率。如果准妈妈只顾着增加高钙饮食或钙补充剂的摄入，却不注重维生素D的补充，往往容易造成“钙补了很多，效果却很差”的情况。

补充维生素D最好的办法是晒太阳。一般情况下，成人每天接受30分钟的户外光照（不擦防晒霜，暴露40%以上的皮肤），就能生成足够的维生素D。

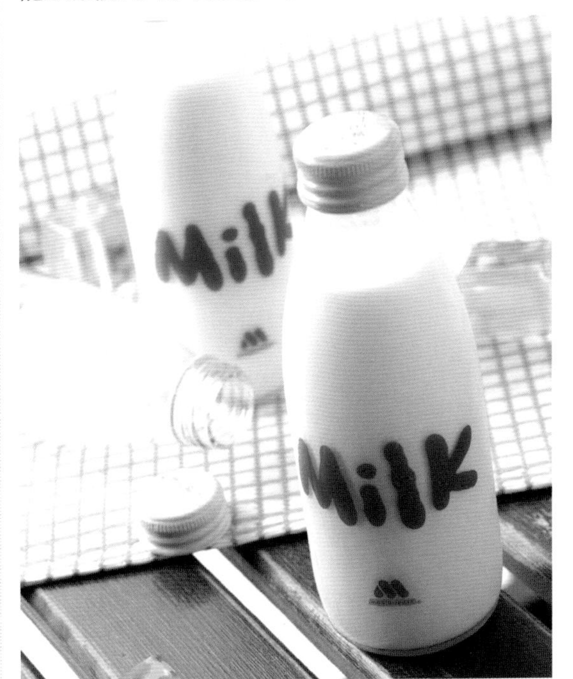

怎样选择高性价比的钙制剂

选择高性价比的钙制剂要从品牌、钙片的体积、种类、吸收率等多方面入手。

1 应该选择由国家卫生部门批准的、品牌好、信得过的优质钙产品。注意查看产品的外包装，主要查看生产日期、有效期限以及生产批号等。

2 钙制剂的体积不宜大，也不宜太小。准妈妈因妊娠反应或者腹部逐渐增大导致的食欲下降，太大则难以服下，过小又会增加服用次数，对肠胃都会造成刺激。

3 在常见的几种钙制剂中元素钙的含量差别很大，它们依次为碳酸钙含40%、碳酸氢钙含23.3%、枸橼酸钙含21%、乳酸钙含13%、葡萄糖酸钙含9%。其中，碳酸钙中元素钙含量最高。

4 研究表明，各种钙剂在人体内的吸收率为28%~39%，最高不超过30%，其余的从粪、尿及汗液排出。如果厂商宣传吸收率过高，则是虚假的广告。

“好孕”叮咛

有些准妈妈服用钙剂后会造成胃肠道胀气、大便不通，加重便秘和不适。建议这类准妈妈选择枸橼酸钙。因为它可在空腹时摄入，剂量大，吸收率和生物利用度高，不会中和胃酸，不会引起胃肠胀气和便秘。

饮食补钙最安全健康

1 进行可靠有效的食补。准妈妈在饮食中应有意安排富含钙质的食物摄入，特别是早期孕吐反应剧烈的准妈妈更要加强。多吃一些虾皮、腐竹、黄豆以及绿叶蔬菜等含钙量丰富的食物，并且保证每天2袋牛奶的摄入量。

2 补钙的同时还要注意补充磷。如果磷摄入不足，钙磷比例不适当，尽管补充了足够的钙，钙的吸收和沉积并无明显增加。海产品中磷的含量十分丰富，如海带、虾、蛤蜊、鱼类等，另外蛋黄、肉松、动物肝脏等也含有丰富的磷。

3 从孕中期开始补充维生素D和钙剂。怀孕16周后，准妈妈可以在医生的指导下每天服用补钙制剂，尤其是出现缺钙症状的准妈妈，可以一直服用至怀孕36周。

4 铁对钙的吸收有一定的抑制作用，同样钙对铁的吸收也不利，如果准妈妈有缺铁性贫血，那么补钙与补铁的时间最好隔开。

5 蔬菜中含有的草酸，与钙结合形成草酸钙，不利于钙的吸收。像菠菜、苋菜、韭菜、茭白等，含草酸就比较高，建议准妈妈在食用之前用开水汆烫一下，使草酸溶于水中。准妈妈在喝骨头汤的时候不妨放点醋，因为在一定的酸性环境下，骨头中的钙离子容易游离出来，有助钙的吸收。

孕期补钙黄金配餐

早餐：麦片牛奶羹

将50克麦片放在带盖杯子中，适量开水冲入，加盖闷5分钟。喝的时候加入200毫升热牛奶。泡麦片时，还可加入一大勺炒熟打碎的黑芝麻。

点评：主食里麦片的含钙量最高，与牛奶、黑芝麻同饮，可以起到很好的补钙作用。早餐要吃得丰富，还可吃含钙量较高的芝麻酱、卤鸡蛋、全麦面包等，经常变换搭配。

中餐：木樨肉、虾皮汤

木樨肉：瘦肉丝100克，鸡蛋1个，干黑木耳、黄花菜各30克。先单独炒鸡蛋，然后炒肉丝。肉丝炒以前先用生抽、味精腌一下，炒时拌一点红薯芡粉。然后将油烧热，放葱花、姜末，煸炒泡好的木耳、黄花菜。最后放盐、鸡精和炒熟的鸡蛋、肉丝，翻炒几下出锅。炒黄花菜时可放少许水，以免炒出的菜太干。

虾皮汤：在锅中加入一两碗清水，打开火门。将虾皮和紫菜放入锅内，冬瓜、黄瓜、番茄或菠菜，家中有什么菜，根据自己喜好，随意放一两样。如果午餐蛋白吃得少，可以将一个鸡蛋搅碎，甩入锅中。

点评：虾皮、紫菜富含钙质，经常食用，对于预防缺钙很有帮助。但做这些菜肴时，注意尽量少放油，如果做木樨肉需要炒3次，可以待肉丝出锅时，将锅中剩下的一点油烧热，再炒木耳等。

晚餐：皮蛋嫩豆腐

将内酯豆腐用小刀划成方块，放入微波炉中大火加热3分钟取出，撒上切碎的皮蛋，淋上生抽、香油即可。

点评：这道菜中钙和磷的含量十分丰富，比例适中，有助于钙的吸收。

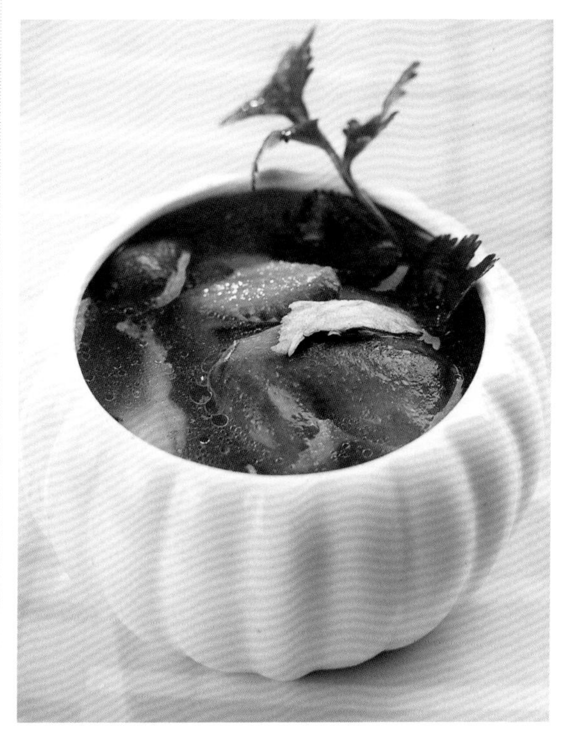

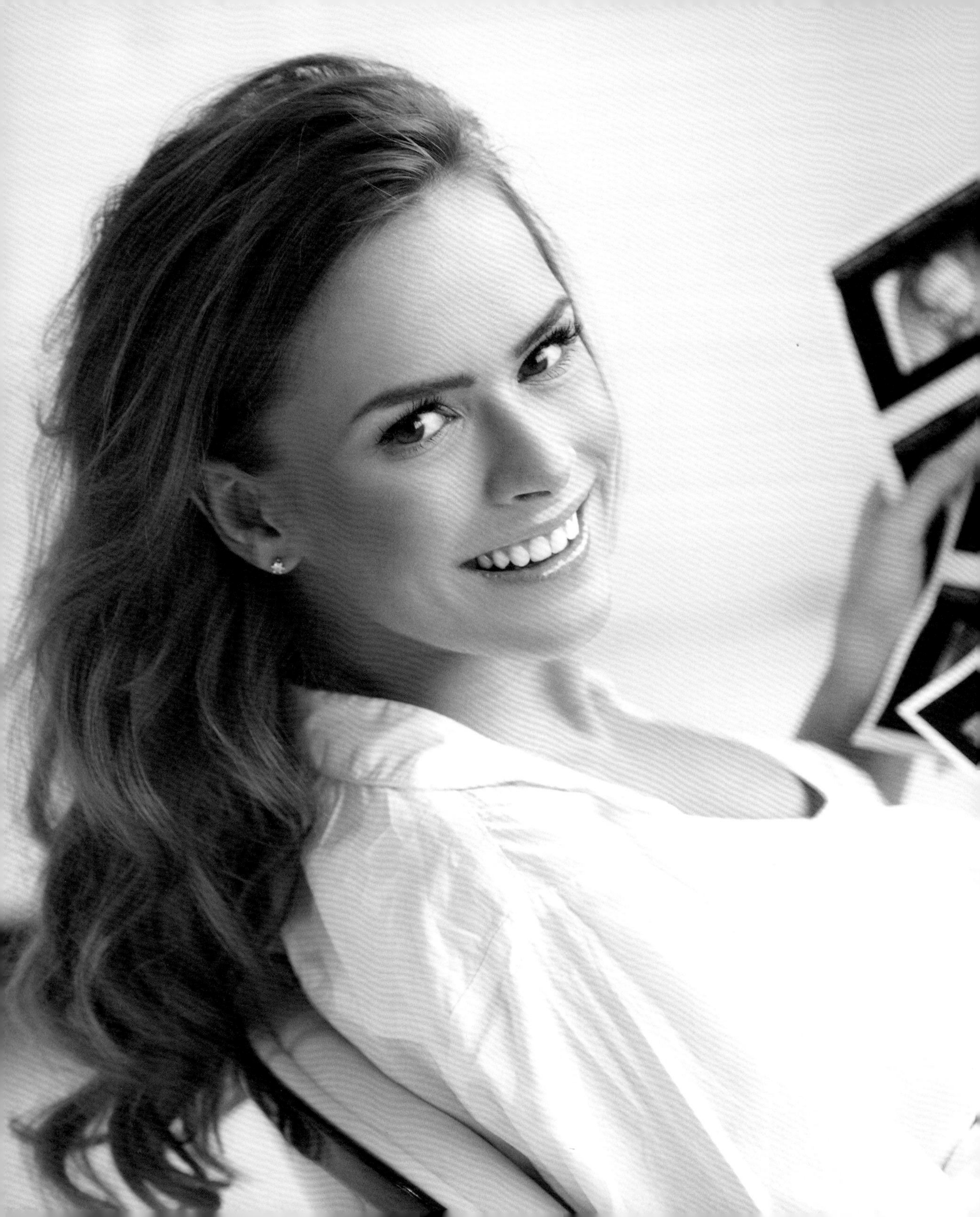

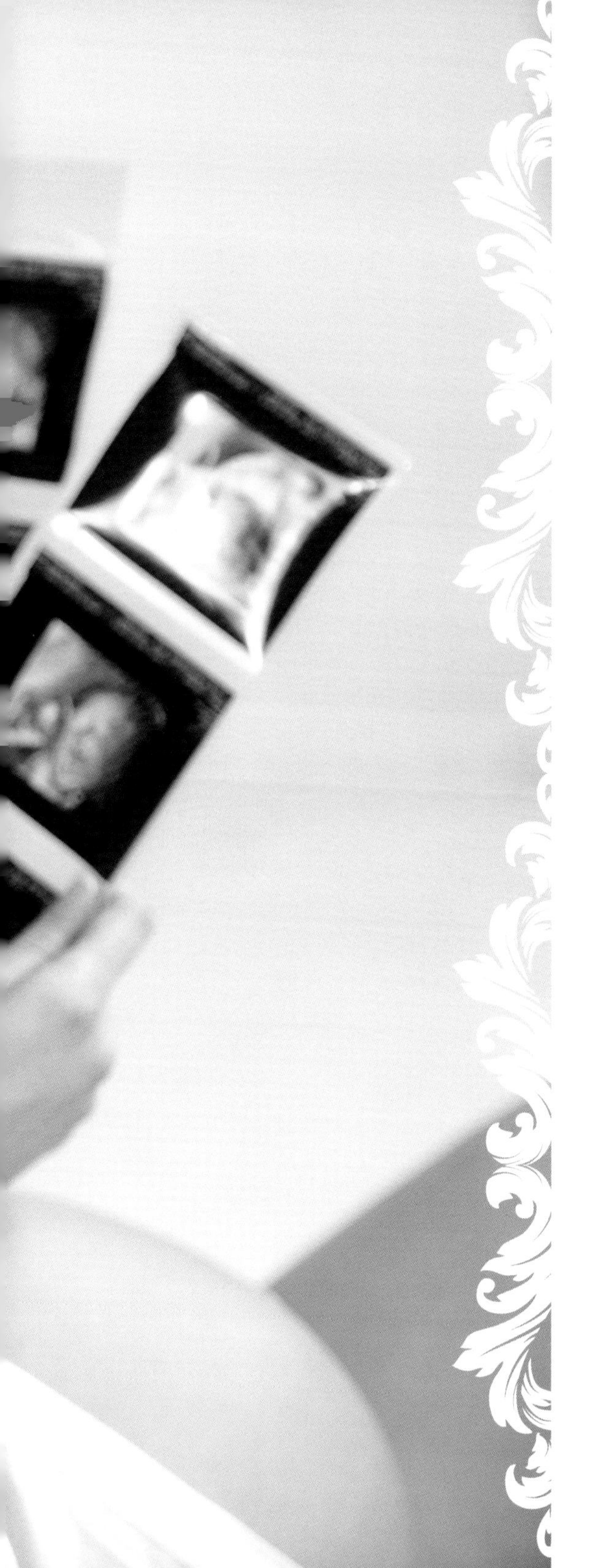

孕六月

温暖的亲情互动

到这个时候，准妈妈的肚子再也遮掩不住了，有了十足的孕妇相，不要担心身材臃肿影响美感，孕期的女人是最美的，穿上准备好的孕妇装，去拍一套美美的大肚照片做孕期留念吧！

准妈妈和胎儿会发生什么变化

Zhunmama He Taier Huifasheng Shenme Bianhua

第21周胎儿发育

本周胎儿大约重340克，身长将近26.6厘米，在这个时候，胎儿体重开始大幅度增加。

现在，胎儿身体的基本构造进入最后完成阶段，从外观上看，鼻子、眼睛、眉毛、耳朵、嘴巴都各归各位，形状已经完整，整个身体看上去非常协调。

胎儿在时刻注意着外界的声音，外界比较突然大的声音如关门时发出的巨响、瓷碗打碎的声音、夫妻之间的争吵和刺耳的电话铃声等，都可能会惊醒睡眠中的胎儿，并使他做出较大的反应，要注意不要让这类声音打扰他。

胎儿的味觉器官正逐步完善，味蕾已经形成了，所以他现在也有味觉了，准妈妈注意不要偏食，多品尝各种食物的味道，这对宝宝出生后形成不偏食的饮食习惯有一定的帮助。

胎儿现在已经有了固定的活动和睡眠的周期，不过活跃期不一定都是在白天，也有可能在晚上或其他时间段。

第21周母体变化

孕期已经过去了一半，如果孕前体重在正常范围内，现在已经增重了4~6千克，子宫在平脐的位置，肚子增大到已经分不出哪里是腰，哪里是肚子了。

这时，准妈妈可能觉得呼吸比以前要急促多了，特别是上楼梯的时候，走不了几级台阶就会气喘吁吁的，这是因为日益增大的子宫压迫了肺部，这种情况以后还会更加明显，等胎儿入盆后会好起来的。另外，子宫增大不仅压迫肺部，还会压迫到肠胃，使得准妈妈经常感觉胃胀不适，消化不良，同时出现便秘症状。

随着孕期的推进，准妈妈的汗液和油脂分泌变得越来越旺盛，脸上、身上容易出油，有的准妈妈脸上还会长出少量痤疮，这些痤疮一般在分娩后就会自行消失不见，不必太过忧虑。

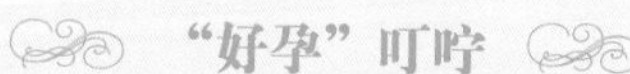

“好孕”叮咛

此时胎儿的听力已经达到一定的水平，能够听到父母的声音了，准爸妈可以和胎儿讲话，还可以选择一些故事来讲。

第22周胎儿发育

22周的胎儿重将近450克，长约27.7厘米，这个时候胎儿看上去已经很像小宝宝的样子了。

目前，胎儿因为脂肪较少，只占到全身重量的1%，皮下脂肪也很薄，全身皮肤红而多皱，所以整个身体显得皱皱巴巴，像一个小老头，只有等胎儿体重上升到一定程度，皮下脂肪才会将皮肤绷紧，让胎儿呈现出圆润光滑的可爱模样。对于现在的胎儿来说，最重要的任务就是从准妈妈那里摄取丰富的营养，增加体重，并使身体各器官发育得更完善！

如果胎儿正在睡梦中，大声的声音会把他吵醒；当他醒着时，就像是个小运动健将，平均一个小时要动50次，差不多是一分钟就要动一次；如果听到喜欢的音乐，他会变得更加活跃，喜欢听来自外界的音乐、谈话，特别是准妈妈温柔的声音。

虽然真正出牙要等到出生后6~7个月时，但胎儿长牙的准备已经做好，恒牙牙胚也逐渐发育，牙尖出现在了牙龈内。

胎儿的生殖系统逐渐发育，男孩的精子初步形成，女孩的阴道中间形成中空。内脏器官一直都在井然有序的工作中不断完善着，为了适应子宫外的生活，胎儿现在开始用胸部做呼吸运动了，一切都很完美。

第22周母体变化

这个阶段，准妈妈的体重增加会很迅速，每周会增加350克左右，腹部已经明显地突出，子宫底高度逐渐超越脐，这在外观上表现为腹部继续变大，从外观上看，已经有十足的孕妇相了。

本周进入了“胎动期”，胎动变得规律起来，肢体活动增加，而且很有力，动作也都是大幅度的，腹壁较薄的准妈妈经常可以看到腹部的凹凸变化，那是胎儿踢腿、伸胳膊或跳跃时碰触腹壁导致的。

有些准妈妈会发现乳头分泌出金黄色的分泌物，那是初乳，不用担心，此时分泌少量的乳汁还能使乳头保持湿润，保护哺乳时的乳头。由于双腿水肿可能更加严重了，所以准妈妈需要避免长时间站立。

“好孕”叮咛

有时候准妈妈会发现肚子的某个地方凸出来，比其他地方大，不用担心，这是胎儿所在的地方，可能是因为他调皮地撅起了小屁股。

第23周胎儿发育

23周的胎儿重500克左右，身长约28厘米，由于皮下脂肪尚未完全产生，所以胎儿看上去比较瘦弱，但体重已经在快速增加了，所以看上去比以前圆润些，皮肤呈现半透明，透过皮肤可以清晰地看到毛细血管，血管的红色使整个身体都呈现出红色。

胎儿的肺部血管正在形成，呼吸系统在快速建立，呼吸能力在不断地吞咽锻炼中进一步增强，但是他还不能排便，直到出生后他才会自己独立完成这件事情。

胎儿的视觉能力也在进步，视网膜逐渐形成，具有了微弱的视力，可以模糊地看见东西。准妈妈可以多吃一些含维生素A丰富的食物，促进胎儿视力发育。

现在胎儿的心跳每分钟有120~160次，非常有力，如果准妈妈的腹壁较薄，直接将耳朵紧紧贴着腹部，就可以比较清晰地听到胎心搏动。

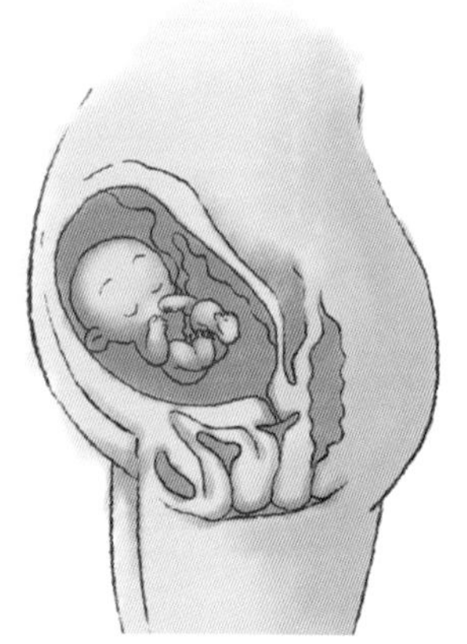

第23周母体变化

此阶段子宫扩展到肚脐上方约3.6厘米处，宫高约23厘米，跟孕前相比，体重可能已经增加了5~7千克，看上去比以前胖了许多。

随着子宫的增大，胃肠被迫向上推移，致使胃肠蠕动速度降低，从而使胃的排空变慢，所以你常常有上腹饱足感和胃灼热感，建议你每餐不要吃得过饱，少食多餐会舒服一些，饭后散步将有助于消化。

子宫增大还导致心率加快，准妈妈有时候会感觉心慌气短。此时，有的准妈妈此时行动仍然像往常一样敏捷，这属于个人体质差异。

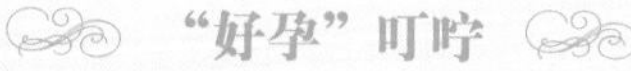

“好孕”叮咛

如果准妈妈睡觉时觉得脚冷，可以穿上短袜，另外，别忘了在床边准备好拖鞋、浴袍或者方便穿脱的衣服，以便晚上去卫生间时可以随时穿上，避免着凉。

第24周胎儿发育

胎儿现在身长约30厘米，重约563克，开始充满整个子宫，此时胎儿身体的比例慢慢匀称，只是看上去仍然显瘦，皮肤表面的小皱纹还是很多。

胎儿肺部血管更加丰富，胎儿的肺里面，负责分泌表面活性剂（一种有助于肺部肺泡更易膨胀的物质）的肺部细胞也正在发育，呼吸功能越来越完善，如果胎儿在此时出生，在医生的精心照料下也不是完全没有可能存活，但存活率不高。

胎儿的大脑发育进入了成熟期，大脑内部数百万神经正在发育，数目已经接近成人，并且连接成形。神经鞘也已逐渐形成，神经有了保护。因而大脑功能也有了进一步发育，逐渐对各种感官传递过来的信号都有了意识，能够区别苦味、甜味，对听觉、视觉系统接收到的信号都有感受，这时可以多给他一些锻炼，各种胎教都可以进行，促进大脑发育。

这时候，胎儿会打嗝了，他打嗝时，你能感觉到肚子里像有个小人在打鼓一样，动作形式并没有多少变化，手仍然喜欢抓脐带、触摸四周，当手漂浮到嘴边的时候，就会含住吮吸一会儿。

第24周母体变化

怀孕第24周，子宫现在会在脐上3.8~5.1厘米的位置，腹部还在继续膨大，体重也在大幅增加，带来的感觉是身子越来越沉重了，身体的负担让不少准妈妈觉得自己变得笨拙了。

准妈妈的体态渐渐会发生这样的变化：脊椎向后仰、身体重心向前移。因为你对自己身体的这种变化还不太习惯，可能会容易出现倾倒；在坐下或站起时常感到有些吃力，腰部和背部容易疲劳，所以要多多注意休息。

随着体重的大幅增加，支撑身体的双腿肌肉疲劳加重，隆起的腹部压迫大腿的静脉，使身体越来越沉重。有些准妈妈会感到腰部和背部容易疲劳，甚至腰酸背痛。

令人烦恼的是水肿，由于体液增加了好几升，它们或多或少会令身体出现水肿，如果血液循环不畅，下肢水肿会很明显，由于子宫的压迫，很多准妈妈在脚掌、脚踝、小腿等部位出现水肿，直到产后才会消失，如果碰上天热，水肿会更严重，所以准妈妈平时不要站立或蹲坐太久，坐立时，可以把脚抬高。饮食上不宜过咸。

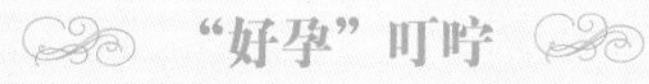

过来人的经验对准妈妈来说非常有用，但每个人对怀孕的感受以及经历并不完全相同，经验同时也是个人体验，准妈妈需要根据自己的状况“取其精华，去其糟粕”，好的建议会带来有价值的参考，但也需要理性看待消极的告诫和建议。

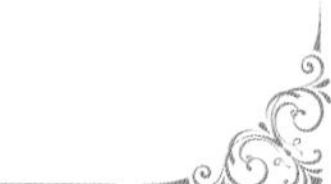

孕6月应该了解哪些常识

Yunliuyue Yingggai Liaojie Naxie Changshi

在本月准妈妈需要做“糖筛”

孕期糖尿病如果防治不当，是非常危险的，容易引发乳腺炎、肾盂肾炎等疾病，对胎儿也有威胁，可能出现巨大儿、发育迟缓等，严重时还会出现胎停育，因此准妈妈一定要重视糖尿病的筛查。有以下情形的准妈妈更要如此：

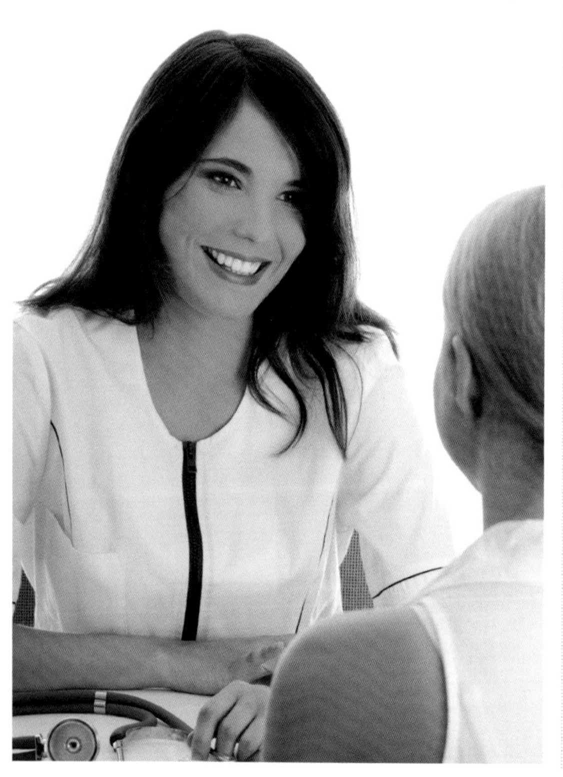

1 年龄超过30岁；

2 孕前有糖尿病或在以往妊娠中患过糖尿病；

3 直系亲属中有人患糖尿病或者患过妊娠糖尿病；

4 生育过体重大于4千克的巨大儿；

5 孕前体重超标或孕后体重增加过于迅速，增加过多。

糖尿病检查的时间听从医生安排。高风险者在第一次检查时就会被要求做糖尿病筛查，普通风险的通常安排在孕24~28周时，低风险者可能不需要做检查。

 “好孕”叮咛 

孕期准妈妈如果喜欢吃甜食，准爸爸要负起监督责任，不能让准妈妈进食太多，糖果、巧克力、蛋糕等尽量少吃，含糖量较高的水果也不能多吃。

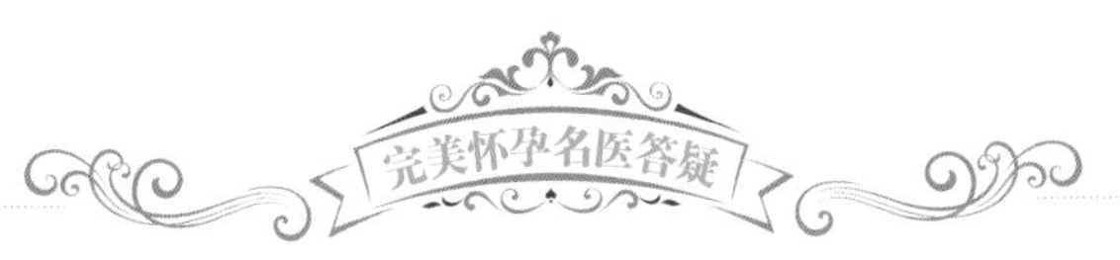

妊娠糖尿病筛查的做法

1 检查前12小时需要空腹，所以头天晚餐后最好就不要再吃东西了，第二天上午空腹到医院做即可。做检查时需要将50克葡萄糖粉溶于200毫升温水中，在5分钟之内喝完，1小时后检测血糖水平，如果测量值大于7.8毫摩尔，则判定糖筛异常，需要进一步做糖耐检查。

2 糖耐检查是先空腹12小时后测1次血糖水平，正常标准值为5.6毫摩尔，然后将75克葡萄糖粉溶于200毫升水中，5分钟内喝完，1小时后、2小时后、3小时后分别抽血检测1次血糖值，标准值分别为1小时后10.3毫摩尔、2小时后8.6毫摩尔、3小时后6.7 毫摩尔。测量值共4个，若4个监测值有两个值超过标准，就会被诊断为妊娠糖尿病。

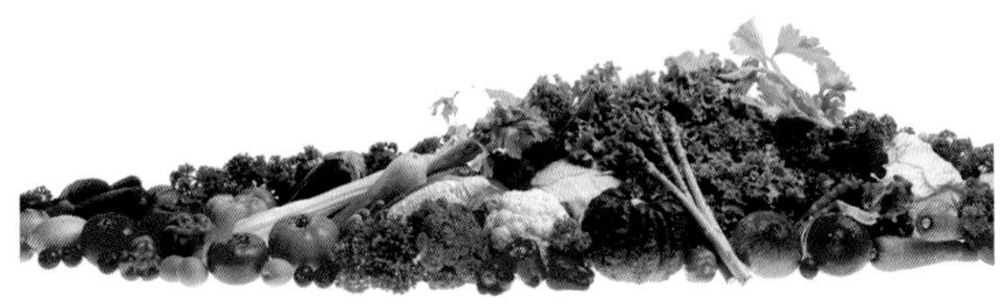

"好孕"叮咛

妊娠糖尿病可以通过控制饮食并进行改善，如果饮食控制达不到目标，还可以通过注射胰岛素控制病情，所以不要为此太紧张。妊娠糖尿病会在分娩后自行痊愈。只是有一点需要注意，患妊娠糖尿病的准妈妈在产后5年内患糖尿病的概率很高，需要密切注意，定期做体检。

高层次超声波检查

孕20~24周，医院会建议准妈妈进行产检超声波，看看胎儿器官发育的状况。

高层次超声波的黄金诊断期在孕20~24周，之后胎儿会长大，器官也会愈来愈大，骨骼会愈来愈钙化，超声波能透视看到的状况也会随之降低。

当然，并不是每一个准妈妈都需要照高层次超声波的，只有一些特殊族群才会建议照高层次超声波，例如有危险因子的准妈妈（有慢性疾病包括高血压、糖尿病、有免疫系统问题、遗传性家族疾病、高龄产妇、前一胎曾发生问题等状况），才会建议照高层次超声波。

而且，初级超声波大概都是检查胎盘位置对不对、羊水量正不正常、胎儿大小、头围、腹围以及看一下脸、嘴巴、四肢有无重大缺陷。低于1/4的人才会需要照高层次超声波。一般超声波至多可筛查60%的缺陷，而高层次超声波至多能筛查80%的胎儿重大缺陷。

"好孕"叮咛

从超声波如看到胎儿有些许异常如兔唇、多指症，有些准妈妈就想终止妊娠。其实，如果仅有兔唇，而没有合并其他染色体异常的话，胎儿的健康是没有问题的，生下来之后可以进行手术处理，长大后几乎看不出来曾是唇裂儿。

胎儿牙齿发育时间表

怀孕周数	胎儿牙齿发育情况
孕6周	胎儿的口腔上皮形成牙板，牙板上有10个牙蕾，形成乳牙胚
孕5个月	乳牙的牙尖基本形成，恒牙胚在乳牙胚的深部开始发育
孕7个月	胎儿1/2左右的乳牙冠形成
出生时	20颗乳牙的牙冠几乎全部形成并钙化，16颗恒牙胚形成恒牙的切牙，尖牙和第一恒磨牙牙胚都已形成

“好孕”叮咛

胎儿牙齿的发育几乎贯穿怀孕的全过程。当宝宝呱呱坠地时，颌骨内已经有20颗乳牙胚和16颗恒牙胚了，准妈妈看不见，是因为它们还藏在牙龈（俗称“牙床子”）下没长出来。

三维彩超与四维彩超的区别

彩色B超功能比起单一的黑白B超要更多，图像分辨力也优于普通黑白超，诊断疾病的途径亦更多，对疾病的诊断亦更明确，目前主要有三维彩超与四维彩超，它们的主要区别如下表所示：

彩超	显著特点	作用
三维彩超	可拍摄到不同孕周的胎儿在宫内生长发育的局部立体图像，从三维画面中可清晰看到宫内沉睡胎儿的左耳和小拳头以及面部生动鲜明的表情	可直接对胎儿先天畸形进行诊断，特别是二维彩超难以显示的头面部畸形
四维彩超	能立体显示胎儿的颜色、面、各器官的发育情况，甚至胎儿在母体里的状态也可以观察到	对胎儿畸形，如唇裂、腭裂、骨骼发育异常、心血管畸形等能早期诊断

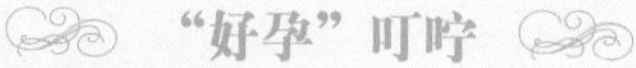

“好孕”叮咛

一般而言，三维彩超与四维彩超感觉差不多的，三维彩超其实已经比较清楚了。所以，如果准妈妈已经做过三维彩超，那就没有必要去做四维彩超了。

孕6月营养疑难解答

Yunliuyue Yingyang Yinan Jieda

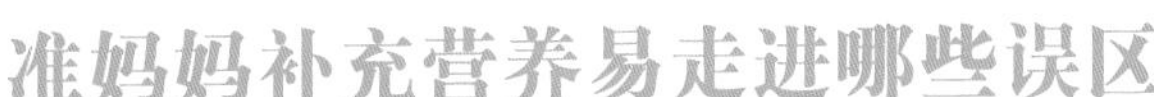

准妈妈补充营养易走进哪些误区

很多准妈妈受到传统观念和营养知识不足等因素的影响，在孕期增加营养的过程中，常常会不经意地就走进一些误区。

误区一：多吃菜，少吃饭。许多人认为菜比饭更有营养，准妈妈应该把肚子留下来多吃菜。这种观点是极其错误的，米饭、面等主食，是能量的主要来源，孕中晚期的准妈妈一天应摄入400~500克的米面及其制品。

误区二：一人餐两人份。很多准妈妈在得知自己怀孕后，就开始努力加大饭量，希望借此来满足胎儿的营养需要。几乎所有的准妈妈都相信只要自己吃得多，胎儿就一定会健康。其实，准妈妈即使进食量加倍，也不等于胎儿在准妈妈的肚子里就可以吸收，所有准妈妈比以前多吃的那些食物的全部营养，准妈妈多吃的那部分，很可能大都变成了自己身上的脂肪。胎儿的营养是否够，关键在于准妈妈对食物的科学性选择，而不是靠盲目多吃来达到。

误区三：有营养的东西摄入越多越好。在孕期中加强营养是必需的，但营养摄入绝非多多益善。摄入太多的营养会加重身体的负担，并存积过多的脂肪，导致肥胖和冠心病的发生。体重过重还限制了准妈妈的体育

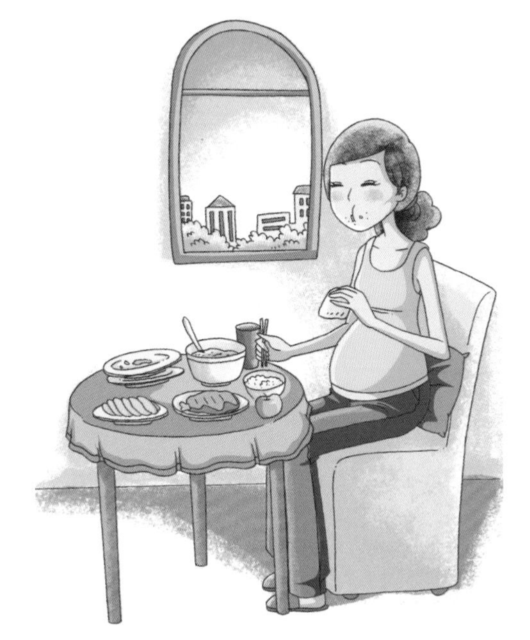

锻炼，致使身体的抗病能力下降，造成分娩困难。

误区四：盲目购买营养保健品。准妈妈在选择营养品时，主要该考虑的是自己的身体是否需要进补，而不是盲目听从销售商的花言巧语，许多营养品的吸收效果并不会比普通食物更好（如鲜牛奶的补钙功效未必就比直接补充钙剂差），有些营养品甚至根本不适合准妈妈食用。准妈妈在决定购买营养品前，最好先咨询一下有经验的产科医生。

误区五：以保健品代替正常饮食。为了加强营养，一些准妈妈每天要补充很多营养品，诸如蛋白粉、综合维生素、钙片、铁剂、孕妇奶粉等，大量营养品下肚，准妈妈就认为自己的营养已经足够了，日常三餐的营养保证不了也没什么关系。其实这样做反而对身体不利，因为营养品大都是强化某种营养素或改善某一种功能的产品，单纯使用还不如保证普通膳食的营养均衡来得更为有效。

“好孕”叮咛

不要总是忧心胎儿得不到足够的营养，一般情况下，只要保证每天规律饮食，搭配多种食材，胎儿都不会缺乏营养。

孕期为什么要少吃冷饮、冷食

怀孕期间准妈妈的胃肠蠕动变慢了，消化功能降低。

大量食用生冷食物，如雪糕、冰牛奶等，会刺激胃黏膜，引发胃部的不适、疼痛、功能紊乱，甚至是胃炎，影响准妈妈对营养的吸收，继而影响胎儿的生长发育。

此外，雪糕、冰激凌等冷饮通常含较高的脂肪，但营养含量极低，对于本身代谢能力变弱的准妈妈来说，贪吃冷饮的后果很可能是引发肥胖、高血脂等。

往严重了说，贪吃生冷食物还可能引起血管收缩，影响胎盘供血。身体状况不佳的准妈妈若是吃冷饮过多，有可能会诱发宫缩，引起早产。

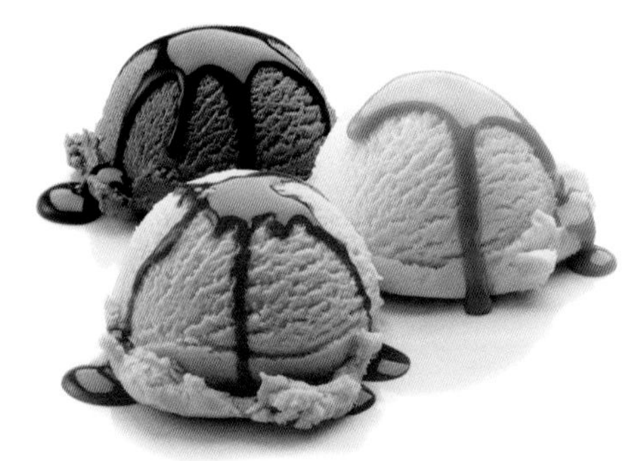

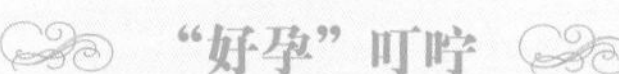

“好孕”叮咛

建议准妈妈不要吃直接从冷冻室、冷藏室取出的食物，少吃雪糕、冰激凌等冷饮。一般的冷饮都要放到室温方可食用。

夏天怎么吃可以开胃解暑

在妊娠期，准妈妈由于新陈代谢旺盛，产热本就比常人多，体温约升高0.5℃，因此，夏季准妈妈比一般人更怕热。而一旦赶上三伏天，则高温天气很容易使准妈妈脱水或中暑而影响胎儿发育。那么，夏天准妈妈怎样吃才能消除暑热，补充营养呢?

早餐应该品种丰富，量充足；中午应该荤素兼备，膳食平衡；晚上尽量清淡，不要吃得太多。将绿色蔬菜、胡萝卜、白萝卜、小黄瓜等，作为凉拌的材料制作菜肴，能够补充所需要的维生素，也能增强食欲。

推荐菜谱

早餐	蛋花、豆奶、面包、香蕉
中餐	京酱肉丝、香菇肉汤、凉拌萝卜丝、西瓜
晚餐	西红柿蛋汤、凉拌豆腐、香瓜。建议：如果胃口不好，可以少量多餐

除了正餐之外，准妈妈还可以多吃些水果加餐，可以起到清热解暑、生津解渴的作用。

“好孕”叮咛

对于夏季胃口不好的准妈妈来说，不妨将一些水果入菜来增强食欲，菠萝、柠檬、柳橙都适合作为烹煮食物的原料。如果喜欢，也可以加醋以增添菜色美味。

准妈妈常吃甜食容易得糖尿病吗

孕期吃甜食过多，影响最大的首先是准妈妈的身体健康。吃进去的糖分，主要靠胰腺中胰岛分泌的胰岛素分解，准妈妈在孕期如果摄入的糖分过多，分泌胰岛素不足以分解糖分的话，多余的糖分就会积蓄在体内，久而久之就会患糖尿病。所以说，准妈妈若吃了过多甜食，会增大患妊娠糖尿病的风险。

此外，甜食的热量也比较高，准妈妈在孕期虽然需要增加热量摄取，但是过量摄取就会造成肥胖，还会导致腹中胎儿过于肥大，导致分娩时间延长，胎儿假死的概率也会增加。准妈妈偏好甜食，胎儿出生后也会偏好甜食，到了长牙期，甜食对胎儿来说可是非常不利的。

但也不能因噎废食。毕竟糖作为一种营养丰富的食物，对于准妈妈的身体和胎儿的发育都是非常重要的。建议那些喜欢吃甜食，一时口味调整不过来的准妈妈，要适当、适时地减少吃甜食的量和次数，注意均衡营养分配，不要爱吃甜的就全是甜食。

“好孕”叮咛

不管吃任何食物，都要把握一个量的问题。凡事都是过犹不及。尤其在怀孕期间，准妈妈的身体处于高负担、高运转的状态，更要注意饮食的全面，不能过于偏好某一种食物。

患糖尿病的准妈妈该怎么吃

注意热量需求

孕初期不需要特别增加热量，孕中后期必须依照孕前所需的热量，再增加300千卡/天。由于体重减轻可能会使母体内的酮体增加，对胎儿造成不良影响，故孕期不宜减重。

少吃多餐

为维持血糖值平稳及避免酮血症的发生，餐次的分配非常重要。因为一次进食大量食物会造成血糖快速上升，且母体空腹太久时，容易产生酮体。而且糖尿病准妈妈可能会有“加速饥饿状态”，也就是说每顿吃不多，但是容易饿的情况，所以更强调少量多餐，如每天吃4~6顿比较好。

注重蛋白质摄取

如果在孕前已摄取足够营养，则妊娠初期不需增加蛋白质摄取量，孕中后期每天需增加蛋白质的量各为6克、12克，其中一半需来自高生理价值蛋白质，如：蛋、牛奶、深红色肉类、鱼类及豆浆、豆腐等黄豆制品。最好每天喝至少两杯牛奶，以获得足够钙质，但千万不可以牛奶当水喝，以免血糖过高。

油脂类食物要注意。烹调用油以植物油为主，减少油炸、油煎、油酥的食物，以及动物的皮、肥肉等。

多摄取食物纤维

在可摄取的分量范围内，多摄取高纤维食物，如：以糙米或五谷米饭取代白米饭、增加蔬菜的摄取量、吃新鲜水果而勿喝果汁等，如此可延缓血糖的升高，帮助血糖的控制，也比较有饱足感。但千万不可无限量地吃水果。

“好孕”叮咛

有些糖尿病准妈妈在怀孕期间过分强调营养，结果吃得太多太好，体重增加过多，这样对血糖控制，特别是产后血糖的控制不利。糖尿病准妈妈要勤测体重，使整个怀孕期间体重的增加量控制在15千克以内。

孕6月护理疑难解答

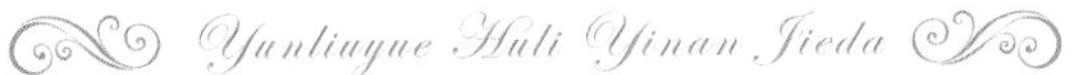

Yunliuyue Huli Yinan Jieda

噪声对准妈妈和胎儿有哪些危害

噪声会影响准妈妈的中枢神经系统，使准妈妈内分泌功能紊乱，还会使胎心加快，胎动增加，诱发子宫收缩而引起早产、流产、新生儿体重减轻及先天性畸形。

胎儿内耳蜗处在生长发育阶段，极易遭受噪声损害，大量低频率噪声可进入子宫被胎儿听到，影响耳蜗发育。如果胎儿的内耳受到噪声影响，可能会使脑的部分区域受损，严重影响大脑的发育，导致胎儿出生后智力低下。同时高分贝的噪声会损害胎儿的听觉器官。

"好孕"叮咛

胎儿的耳蜗发育会一直持续到出生后，因此，准妈妈在整个孕期都应尽量避免噪声环境。

孕期打鼾正常吗

曾有研究人员对502名刚生育的准妈妈进行调查后发现，有23%的准妈妈在孕期打鼾，这些准妈妈在怀孕前打鼾的只有4%。打鼾者中有14%的准妈妈患有高血压，而不打鼾的准妈妈中只有6%患有高血压。打鼾的准妈妈中有10%出现先兆子痫，不打鼾的准妈妈中只有4%。先兆子痫是一种危险的疾病，症状包括血压升高、手脚和面部肿胀以及尿蛋白。对这些准妈妈的胎儿进行检查发现，在打鼾准妈妈产下的婴儿中，有7.1%发育迟缓，而不打鼾的准妈妈中只占2.6%。总的来说，孕期习惯性打鼾的准妈妈出现高血压的比例是常人的两倍，出现婴儿发育迟缓的比例是常人的3.5倍。

打鼾可能是睡眠窒息的征兆，睡眠窒息即上气道间歇性阻塞，可导致患者在一个时期内呼吸停止达几秒，呼吸停止现象每晚出现数十次甚至数百次。睡眠窒息可导致血压升高，在实验中，11%的打鼾者出现了睡眠窒息，非打鼾者出现睡眠窒息的比例只有2%。

孕期走、站、坐有哪些讨巧的姿势

如果准妈妈能够掌握一些行动的技巧，不仅可以避免一些不必要的身体酸痛，有时候还能起到一些意外的效果。

走姿：行走时背要直、头要抬起、臀要紧收，保持身体平衡，稳步行走，不要用脚尖走路。如果需要的话，可以扶着扶手或栏杆行走，这样就更省力了。

站姿：两腿平行，两脚稍微分开，这样可以使身体重心落在两脚中间，不易疲劳。若站立时间较长，则应将两脚一前一后站立，并每隔几分钟就变换两脚前后位置，使体重落在伸出的前腿上，可以减轻疲劳。

坐姿：深坐椅中，后背笔直靠椅背，股和膝关节呈直角，大腿呈水平位。这样可以减轻长时间坐姿带来的疲劳感。

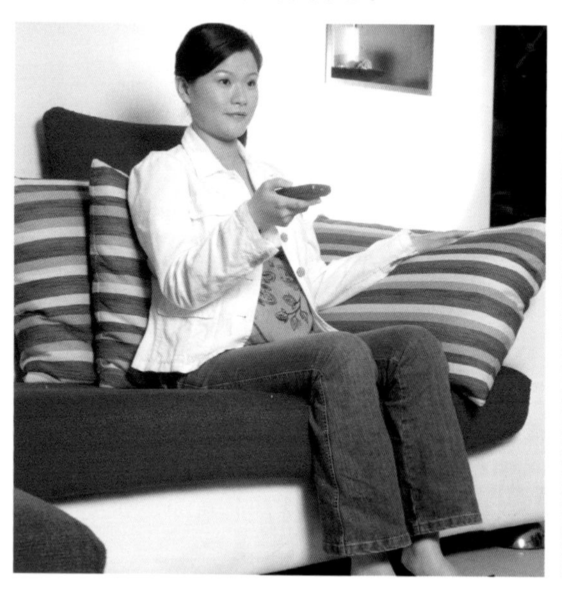

怀孕后能开车吗，坐车时需要注意哪些

随着私家车越来越普及，加之现在很多准妈妈都是职业女性，即使大腹便便也得早晚奔波。那么怀孕了还能不能开车呢？出门坐车要注意些什么呢？

对自家有车的准妈妈来说，如果自我感觉很好，除了上、下车时有点行动不方便外，并不影响开车的能力，开车是没有问题的。但对于新手来说，因为开车时精神的高度紧张，对腹内胎儿并不好，所以驾驶技术还不熟练的准妈妈最好不要开车。

坐车时的注意事项

坐车出门时，首先为了尽可能避开交通堵塞，事先要做好路况调查；车内应保持适宜的温度，绝对禁止吸烟；为避免日光直射，要安装防晒窗帘或者粘贴可以缓和阳光照射的车窗防爆膜；为防止疲劳，可以在脚下铺一块踏垫以便可以将鞋脱掉，或者准备一双软拖鞋；后背椅可以准备一些舒适的靠垫；在车内播放一些喜欢的音乐，以免单调无聊。

同时准妈妈和平常人一样，都应该系好安全带，即便是大腹便便时。很多准妈妈担心安全带的束缚会使子宫受压，使肚中的胎儿不舒服。其实这种顾虑是多余的，系好安全带，可以在车辆急刹车时使准妈妈受撞击的力量减小。准妈妈正确的系安全带的方法是：把安全带的下部从大腿和腹部之间穿过，使它紧贴身体，调整坐姿使穿过肩部的安全带不会卡着脖子。将安全带置于乳房之间，不要从肩部滑落。

“好孕”叮咛

另外，家庭新购置的车皮革等气味很重，准妈妈最好少乘坐新车。

孕期游泳都有哪些好处

游泳对准妈妈来说是相当好的有氧运动，当然这也需要根据身体而定，如果准妈妈怀孕期间身体状况良好，那么从孕早期到孕后期都可以进行。孕期游泳的好处颇多，具体如下：

1 游泳让全身肌肉都参加了活动，促进血液流通，能让胎儿更好地发育。游泳能耗较大，准妈妈可通过游泳来控制增长过快的体重。

2 水的浮力能够减轻身体负担，从而缓解或消除孕期常有的腰背痛症状，并促进骨盆内血液回流，消除瘀血现象，有利于减少便秘、痔疮、四肢水肿和静脉曲张等问题的发生。

3 孕期经常游泳还可以改善情绪，减轻妊娠反应，对胎儿的神经系统有很好的影响。

4 游泳还可以锻炼准妈妈的肺活量，让准妈妈在分娩时能长时间地憋气用力，缩短产程。

孕期游泳的注意事项

1 准妈妈在游泳前最好征得医生的同意。

2 选择卫生条件好、人少的游泳池。最好能选择室内恒温的，水温在29℃~31℃为宜，并能避开阳光的直射。

3 下水前先做一下热身，下水时戴上泳镜；上岸时注意擦干身体，避免感冒。

4 游泳时动作不宜剧烈，时间也不要过长，一般不宜超过1小时，大致游300~400米即可。游泳前要做好充分准备，不要跳水，不要仰泳。

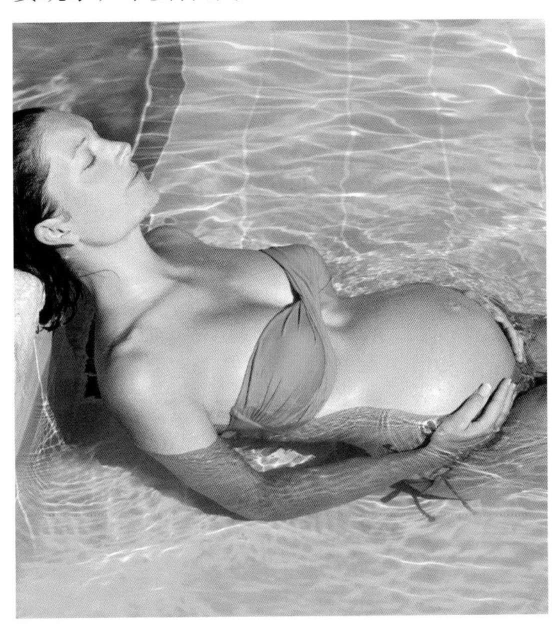

指甲可以反映身体的健康状况

准妈妈身体的一些健康状况，会在指甲上有一定的反映，只要准妈妈在平时多注意观察指甲上的微妙变化，便可预测自己现在身体的一些基本情况了。

常见的症状有以下几个：

出现凹痕：如果准妈妈的指甲上出现凹痕，那么可能缺钙就比较严重了。如果孕期摄钙不足会造成肌肉痉挛、抽筋，骨头酸痛，还可导致准妈妈骨质疏松，引起骨软化症。平时要多吃一些含钙量高的食品，如牛奶、奶酪、鸡蛋、豆制品、海带、紫菜、虾皮等。

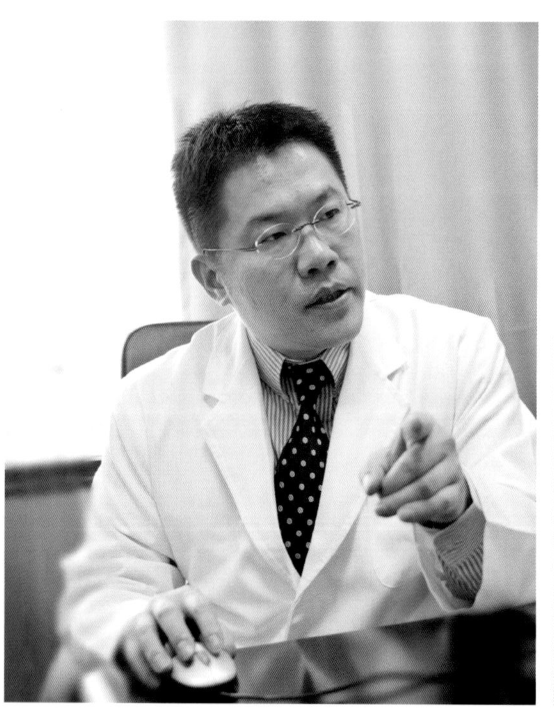

甲色苍白：如果准妈妈的指甲形状像一个小匙子，甲色苍白，那么就有贫血的可能。准妈妈可以口服铁剂，也可以食补，严重的话可能就需要输血了。

指甲无光：如果准妈妈的指甲无光并且全部是白色的，这可能是妊娠合并有肝部疾病的征兆。准妈妈会常觉得手脚发凉、精神很差、易疲劳，而且，皮肤特干燥、粗糙，毛孔粗大。一方面要增强血液循环，减少代谢产物和毒素对肝脏的损害；另一方面，饥、饱不匀的不良饮食，会引起消化液分泌异常，导致肝脏功能的失调。所以白指甲的准妈妈产检的时候别忘了化验肝功能。

指甲发黄：如果准妈妈的指甲发黄，很容易折断，做家务的时候轻轻碰撞一下，指甲就会整片整片地往下掉，那就要警惕有没有妊娠糖尿病了。妊娠糖尿病将危及大人和胎儿健康，普通人患糖尿病的明显症状是多饮、多食、多尿和消瘦，准妈妈却没有什么明显症状，不易发现，通常要靠抽血筛查和做糖耐量试验。

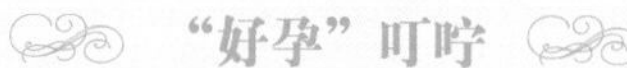

"好孕"叮咛

准妈妈不可根据指甲上的变化，来盲目给自己补充营养制剂，可以先去咨询医生，由医生帮忙判断是否有必要补充。

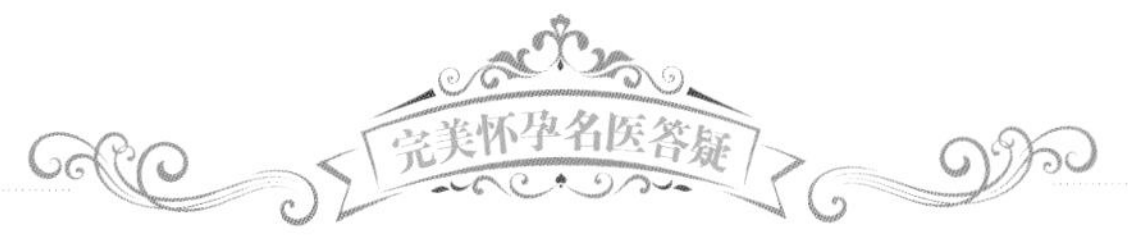

高血糖准妈妈怎么安排起居

妊娠期血糖偏高易导致糖尿病，那样对准妈妈和胎儿的健康都是很不利的。不过准妈妈也不必过于担心，大部分的准妈妈只要通过调整饮食结构就可以控制好血糖水平，而且很多准妈妈产后可以不药而愈，血糖会慢慢恢复正常。除了饮食，起居也要注意：

1 注意养成良好的生活习惯，并且规律作息。每天的吃饭时间、每次进食量及进餐次数应大体相同；每天工作和学习的时间及工作量大体相同；准妈妈孕早期和孕中期每天可以到户外进行一些简单的散步运动，呼吸一些新鲜的空气；保证充足的睡眠，每天的作息时间应大体相同。

2 通过适度的运动，可以增加准妈妈身体对胰岛素的敏感性，促进葡萄糖利用，降低游离的脂肪酸。只要身体和天气允许，准妈妈最好每天出去散步。在散步时要尽量避开有坡度或台阶的地方，特别是在孕晚期，以免摔倒。也不要去闹市散步，这些地方空气中的汽车尾气含量很高，过多吸入不利于胎儿的大脑发育。散步一开始时步子最好放慢些，大约走1公里。每周3次，逐渐增加距离。如果天气太热，出去散步要注意避开上午10点至下午3点这段时间。

3 注意定期检测。孕期血糖高的准妈妈应该经常到医院进行血糖监测，适时调整饮食和生活。同时要按时到医院进行孕期常规检查，这样对一些疾病防治也有很好的助益。

准妈妈鼻子出血怎么办

准妈妈在孕期休息不好、营养不均衡，体内雌激素水平升高，加上天气干燥，很容易出现鼻出血。若准妈妈鼻出血，一般不用止血药，轻微的可以在家用棉球蘸点小磨油塞鼻孔，就能止血。

准妈妈切忌抠鼻子，或使劲揉鼻子，以免引发鼻炎。如果天气干燥，准妈妈应多吃苹果、梨、西瓜等滋阴的水果，少食辛辣食物，保持大便通畅。也可每天用热水泡脚，凉水洗脸，预防鼻出血。对内热较大的鼻出血准妈妈，可适当用些清热凉血的中草药栀子、金银花、菊花、黄芩，泡水喝或煎煮都可以。

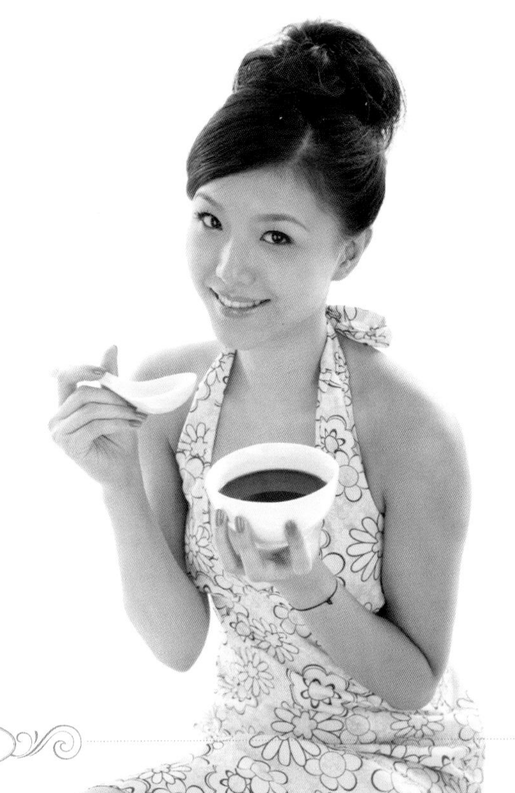

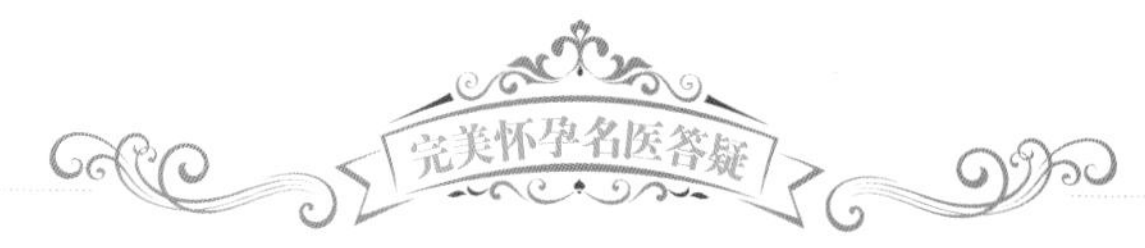

关于孕期补铁

Guanyu Yunqi Butie

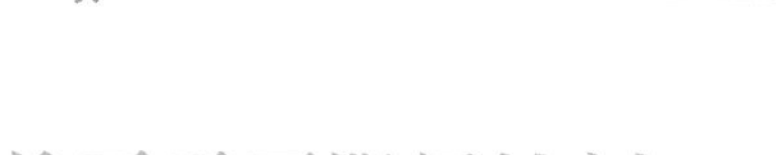

是否需要服用铁剂

准妈妈在孕6月，平均每天应摄入25毫克铁。

世界卫生组织推荐，准妈妈可自怀孕起每周服1次补充铁剂，按每千克体重1毫克的量来补充即可，直至产后哺乳后停止；如果在服用药剂时，已患缺铁性贫血，则可增加1倍的量，每周1次，连服12周后改为正常量。准妈妈注意，补充铁剂千万不要过量，因为过量的铁会影响锌的吸收利用，同时还有其他副作用。

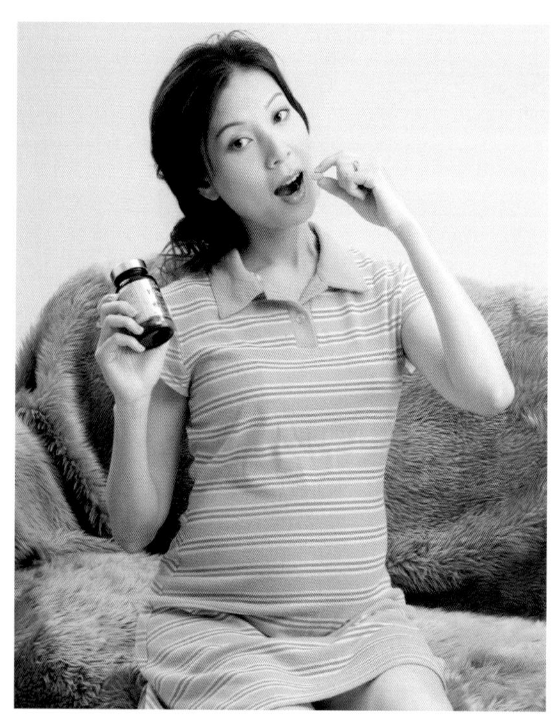

同时建议准妈妈在日常饮食中增加富含铁的食物，铁是构成血红蛋白和肌红蛋白的原料，参与氧的运输，在红细胞生长发育过程中构成细胞色素和含铁酶，参与能量代谢。准妈妈膳食中的铁摄入量不足可造成缺铁性贫血。

含铁的食物比较多，如动物肝脏、蛋、豆类、菠菜、茄子以及桃、梨、葡萄等水果，均有一定量的铁，所以准妈妈要保证营养的均衡，饮食尽量多样化。

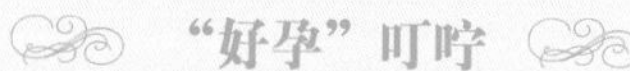

“好孕”叮咛

很多准妈妈在服用医生开的铁片后拉黑便，这是正常现象，停药后即可恢复。另外，准妈妈在服含铁片或者胶囊期间可能会引起便秘，如果不是很严重，也不用担心。如果出现胃痛的现象，可以尝试口服液态铁剂，这对胃的刺激相对小些。

补铁剂要怎么选择

一般情况下，医生检查出来准妈妈有贫血症状时，都会直接开补铁剂，如果医生没有给开或者检查的医院不代开，准妈妈一定要选择大的医药企业生产的补铁制剂，同时咨询医生服用量和服用频率。

“好孕”叮咛

准妈妈需要特别注意的是，如果你在服用多元维生素制剂，一定要咨询医生，因为多元维生素制剂里面含有铁，过量补充对身体不利。

准妈妈服用补铁剂要注意什么

为了避免准妈妈在服用补铁剂过程中发生不良反应，建议准妈妈详读下列要点：

1 注意选择易吸收的补铁剂。建议准妈妈选择硫酸亚铁、富马酸铁、葡萄糖酸亚铁，这些铁剂属二价铁，容易被人体吸收。准妈妈需要在医生指导下正确服用铁剂。

2 铁剂对胃肠道有刺激作用，常引起恶心、呕吐、腹痛等，应在饭后服用为宜。反应严重者可停服数天后，再由小量开始，直至所需剂量。若仍不能耐受，可改用注射剂。

3 维生素C可以促进铁的吸收。建议准妈妈在服铁剂时，补充适当的维生素C。同时避免浓茶和中药煎剂等影响铁剂吸收的饮食。

4 铁剂易与肠内的硫化氢结合成硫化铁，使肠蠕动减弱，引起便秘，并会致使服用者排出黑色粪便，这些都是正常的，准妈妈不必紧张。

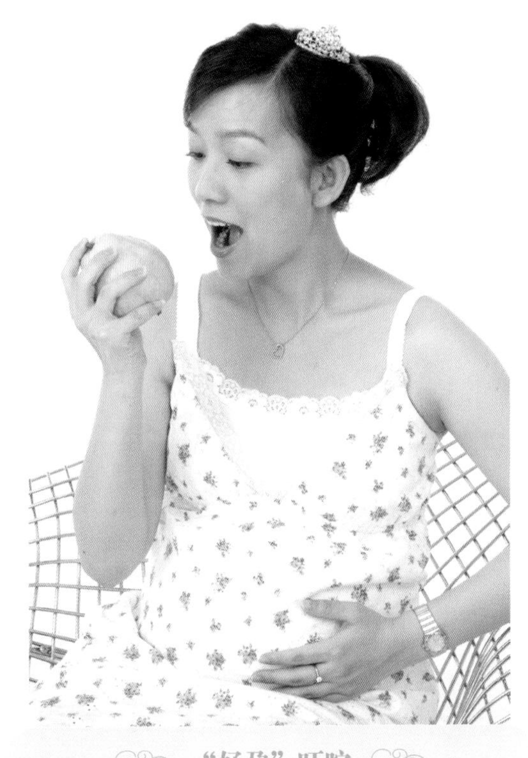

“好孕”叮咛

铁剂一般在十二指肠吸收。当机体不缺铁时，铁的吸收停止，过多的铁从肠道排出，所以口服铁剂一般不会引起过量中毒。注射铁剂时则要注意用量。

孕期便秘

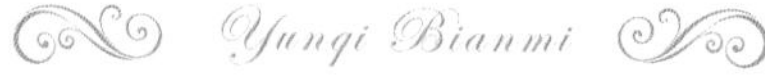

Yunqi Bianmi

孕期便秘怎么吃

怀孕之后，由于体内激素分泌的改变以及子宫增大给肠道带来的压迫等原因，不少准妈妈都容易发生便秘。轻度的便秘会让准妈妈腹痛、腹胀；严重者可导致肠梗阻，并发早产，危及母婴安危。但为了胎儿的安全，孕期便秘又不能随便用药，所以，最好的调整方法就是从饮食入手。

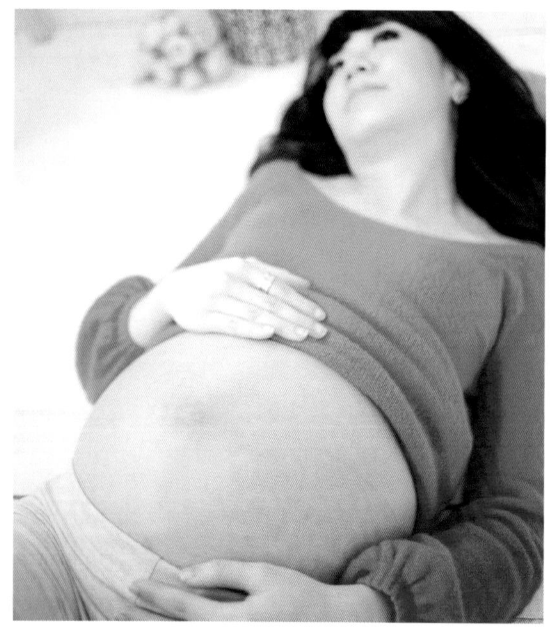

1 多吃新鲜蔬菜，如芹菜、菠菜、大白菜、韭菜、南瓜等以利于排便。建议准妈妈根据季节变化，选择当季的时令水果食用，不但价格便宜，也不用惧怕像反季节水果那样被“催熟”的。

2 一些粗粮如荞麦、高粱、玉米等也是不错的选择。准妈妈可以在煮饭时适当添加一些粗粮进去，既有丰富的营养，又能起到防治便秘的作用。

3 在保证每日饮水量的同时，可每日饮用50~100毫升的蜂蜜或300~500毫升的鲜榨果汁。大便干燥时，可在每日清晨饮1杯淡盐水，必要时可以吃一些缓解便秘的药物。

4 少吃辛辣等带刺激性的食物，避免大量饮酒。这些饮食都会导致大便秘结，加重便秘。不易消化的食物如莲藕、蚕豆、荷包蛋、糯米等也要少吃，否则也会加重肠胃负担。

5 正在便秘期间的准妈妈，不宜进食菠萝、柿子、桂圆、橘子等，这些水果会加重便秘。

防治便秘的生活习惯

1 适当进行一些活动，可以促进肠管运动增强，缩短食物通过肠道的时间，并能增加排便量。活动的最佳方式是每天去户外散步，身体健康的准妈妈每天可散步半小时到1小时。准妈妈出门散步时，尽量选择空气新鲜、人流量不多的时间和地点。在一天中，上午、中午和下午空气污染最轻，空气也比较新鲜清洁。早晨、傍晚和晚上空气污染较严重，其中晚上7点和早晨7点左右为污染高峰时间，这时空气最不新鲜。上午10点左右和下午3~4点空气最为新鲜，建议准妈妈此时出门散步。

2 养成良好的排便习惯，每日定时排便1次，有条件者使用坐式马桶（尤其对于痔疮患者来说，比起蹲坑，坐马桶更好），以减轻下腹部血液的瘀滞和痔疮的形成。最好在每天早晨起床后就立即排便，一旦有便意要及时如厕。

3 可以用硬板凳替换柔软的沙发。当人坐在硬板凳上时，臀部有两个坐骨节支撑，这样血液循环受到的阻碍较小，能减少痔疮的发生。

4 睡觉时应尽量取侧卧位，在两膝盖之间夹一个枕头，以减轻子宫对直肠的压迫。

改善便秘的小妙招

1 将1根香蕉、一小块木瓜、1袋250毫升的牛奶放入榨汁机内，打成果汁。每天晚上睡觉前喝一杯。如果便秘比较严重，可以把剩下的纤维也一起吃了，坚持喝3天就会有很好的效果。只要是对香蕉和木瓜不过敏，且对乳糖耐受的人，都适合饮用。不过，初试者最好一次不要喝得太多，每天1杯即可。肠胃不好、经常闹肚子人还是不要尝试了。

2 肠胃状况良好的准妈妈，可以尝试每天早晨醒来空腹喝一些蜂蜜水，或者舀一小勺蜂蜜吃，刺激肠道蠕动，帮助身体产生便意。

3 有习惯性便秘的准妈妈，可以早晚空腹喝一口香油，这样能够起到润肠通便的功效。

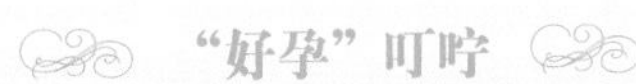

若是便秘现象持续超过3周，则应该及早就医，尤其当发现个人解便习惯改变，如经常便秘改变成经常腹泻，或时常腹泻转变成时常便秘时，即需就医寻求便秘原因，千万不要置之不理，忽略身体发出的警讯。

孕期睡眠

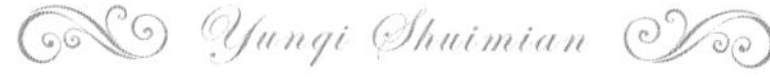

Yunqi Shuimian

孕期睡眠质量下降怎么办

不少准妈妈发现孕期的睡眠质量有所下降。导致睡眠质量下降的原因有不少，比如体内激素分泌的变化会导致准妈妈在精神和心理上都比较敏感，容易发生失眠；而晚间的尿频、腿抽筋又会打断睡眠，让准妈妈苦恼不已。怎么做才能让准妈妈睡个舒服觉呢？

1 给自己营造睡眠气氛。不在卧室内办公，不要在床上打电话、看电视或进行其他活动，只把床当成一个睡眠的场所。

2 改正睡眠姿势。不正确的睡眠姿势也会降低睡眠的质量。孕期最好的睡眠姿势是侧卧，左侧卧尤佳，这种姿势可以令更多的血液和养分送达胎盘处，并且保持腿和膝盖弯曲，可以在两腿之间垫一个枕头。避免仰睡或俯睡。

3 临睡前不要看刺激性强的图书或电视节目，睡前半小时内要避免过分劳心或劳力的工作。即使第二天要参加考试，也绝不带着思考中的难题上床。临睡前听听轻音乐，有助于睡眠。

4 保证规律的作息，最好能做到定时入睡，建立身体生物钟的正常节律。建议准妈妈每天晚上保证在11点之前进入睡眠。

5 安排了午睡的准妈妈要注意控制午睡时间，如果午睡时间太长，反而会使晚上睡不着。午睡1小时的时间已经足够了。

6 在有睡意的时候才上床，早早上床的结果往往是“欲速则不达”，只会加重心理压力。

7 晚饭后可以跟准爸爸一起出门散步15分钟，完全放松身心。

8 睡前用温热水浸泡双足约20分钟可以帮助准妈妈尽快入睡。

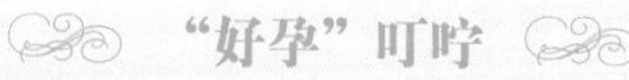

“好孕”叮咛

把明亮耀眼的聚光灯换成柔和的或可以调挡的灯，选择透气性好的棉麻质床单和被套等，这些外在的环境都可以增加睡眠气氛。

怎样吃可以帮助提升睡眠质量

1 有晚间腿抽筋症状的准妈妈除了要注意补钙，还应该多吃蔬菜和水果，少吃动物性蛋白质、精淀粉，如白面包、白米饭、甜食等，都可以减少血液酸碱度不平衡的问题。

2 入睡前3小时可以吃些有利于睡眠的食物，比如一杯温热的牛奶或者常温的酸奶，感觉饥饿时还可以吃少量饼干、面包等。晚饭时吃一碗红枣小米粥，不仅能补血养胃，还能凝神养心，有利于睡眠。推荐夜间多梦的准妈妈尝试一下。

3 为了避免晚间频繁起夜，建议准妈妈在白天保证饮水量的前提下，临睡前2个小时不再喝水。此外，睡前不要喝咖啡、浓茶等易引起兴奋的饮料。

4 可适当吃一些安神养神的食物，比如核桃、桂圆、莲子、百合等，这些食物可以调养心神，对于神经衰弱、失眠健忘都有不错的疗效。

如果失眠怎么办

就寝后半个小时不能入睡；晚上觉醒时间超过半小时；睡眠持续时间短于正常；起床后有困乏，头脑不清，甚至有头痛、头晕等现象，而且持续时间较长，影响工作和生活的，在临床上可诊断为失眠。

心理因素，如焦虑、不安、情绪低落、不愉快等也可引起失眠。失眠又会让情绪变得更加恶劣，形成恶性循环。所以，准妈妈出现低落情绪时，要注意及时调整自己的心态。

此外，恐惧失眠也会导致失眠，而且这种恐惧心理会使失眠的治疗更困难。建议准妈妈保持一种平和的精神状态，不要把失眠看得太重。失眠毕竟只是一种症状，不是疾病。过分担忧的准妈妈，建议去看医生。

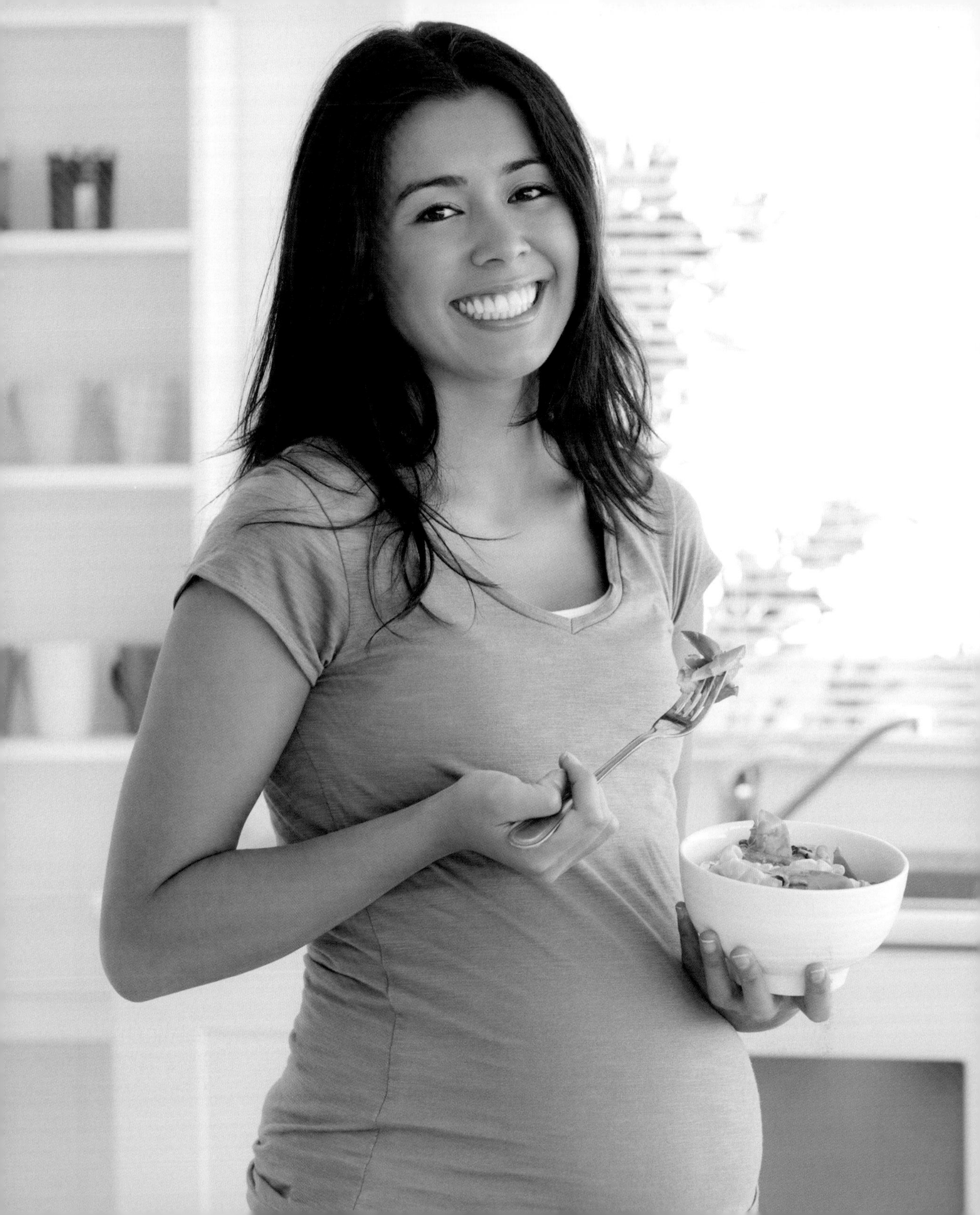

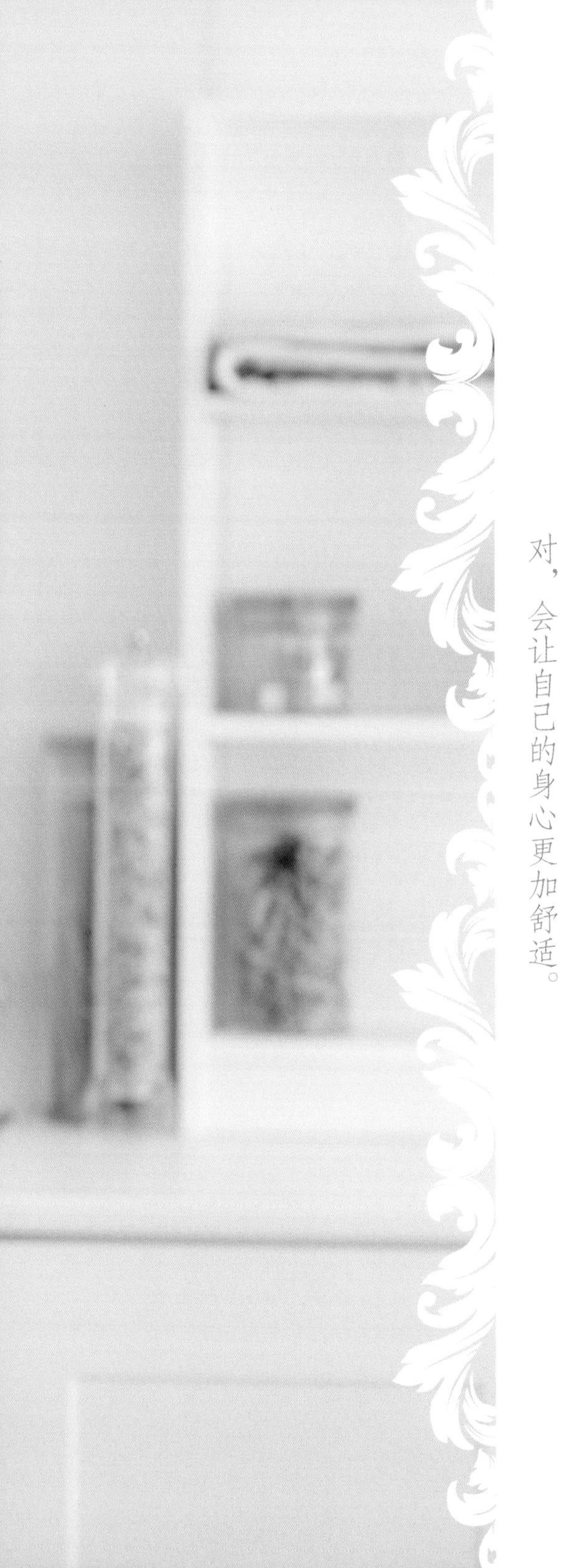

孕七月

带球『孕』动

进入孕7月，胎儿的发育更加迅速，尤其是大脑发育，而与此同时，准妈妈的不适也会慢慢到来。此期，水肿、小腿抽筋、静脉曲张等都是正常现象，几乎是每一个准妈妈都会经历的，准妈妈不要担忧，调整出平和、愉快的心态去积极应对，会让自己的身心更加舒适。

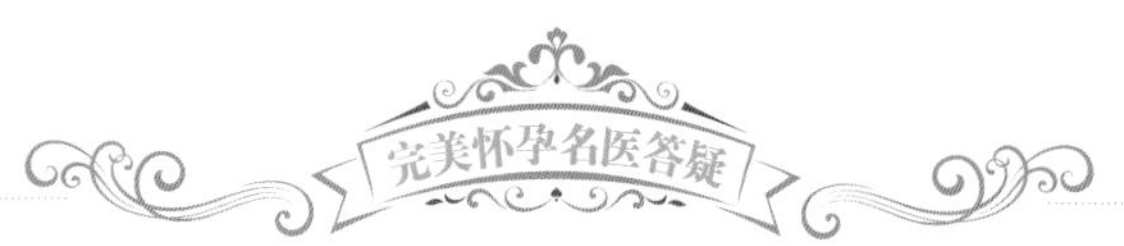

准妈妈和胎儿会发生什么变化

Zhunmama He Taier Huifasheng Shenme Bianhua

第25周胎儿发育

25周的胎儿身长约34厘米，重约680克，胎儿在准妈妈的子宫中已经占据了相当多的空间，渐渐充满整个子宫。

胎儿大脑细胞迅速增殖分化，体积增大，这标志着他的大脑发育进入了又一个高峰期，在接下来的4周时间里，他的脑沟脑回逐渐增多，脑皮质面积也逐渐增大，几乎接近成人脑。相应的，胎儿意识越来越清晰，对外界刺激也越来越敏感，你的任何动静都有可能引起他的反应，此时做胎教能得到比较明显的回应。

另外，胎儿的运动能力更强了，因而准妈妈能感觉到胎动次数明显增加。由于胎儿身体发育速度仍然很快，皮下脂肪虽然还是不够多，但整个身体却显得饱满起来，子宫里的空间较前段时间已经有些小了，但整体上来讲还不影响他的活动，他仍可以伸胳膊、踢腿、翻身或者滚动。

现在胎儿头发的质地和颜色有所表现，不再像以前一样完全没有特色。

第25周母体变化

进入孕7月，肚子大得更明显了，子宫底上升至脐上三横指处，你可能会发现自己很难有精力去维持以前从容不迫的心态，因为身体出现了很多需要你去面对的小状况，比如之前提到的妊娠纹、妊娠斑、身体水肿、小腿抽筋等都会随之而来或加重。

此外，身体每天都承受着越来越大的重量，难免会出现皮肤瘙痒、腰腿痛的情况，如果双腿的压力大，还有可能出现静脉曲张，有的准妈妈还会感到眼睛不适，怕光，眼睛发干、发涩，更烦恼的是，你还很容易感到疲惫。

由于体内男性激素增加，除了胎儿头发增多了，准妈妈自己的头发也可能会变得比从前更浓密、更有光泽，这是因为本来应该脱落的头发没有脱掉，准妈妈可能还会发现体毛变得更粗更黑了，在下巴、上唇、下颌、脸颊、乳房或肚子上也会有毛发萌出，这都是由于男性激素增加所导致的，在宝宝出生几周后都会恢复正常。

第26周胎儿发育

26周的胎儿体重不到900 克，从头到脚长约35.6 厘米，从现在到出生，随着胎儿皮下脂肪慢慢增多，他的体重会增长3倍以上。

为了支持身体，胎儿的骨骼更结实了，脊椎也越发坚固，不过现在还不足以支撑起胎儿的身体。子宫的空间相对还够大，胎儿仍可以在里边尽情打滚，所以，如果目前B超发现胎儿是臀位并不需担心，很可能一会儿就调整成头位了。

胎儿听觉神经系统几乎发育完全，除了可以听到准妈妈心跳的声音和肠胃蠕动时发出的咕噜咕噜的声音外，还能听到一些大的噪声，比如吸尘器发出的声音、开得很大的音响声、邻家装修时的电钻声，这些声音都会使胎儿躁动不安，听到突然的声音时，会做出弹跳或蠕动的动作。

此时胎儿的皮肤已经不是那么透明了，但是皮下脂肪仍然很少，皮肤上的皱纹还存在。另外，胎儿的脐带变得厚而富有弹性，外面包了一层结实的胶状物质，这样可以减少其缠绕打结，保持血流顺畅，维护胎儿安全。

胎儿开始有了呼吸，现在，胎儿的肺部尚未发育完全，他继续在羊水中小口地呼吸，这是他在为出生后第一次呼吸空气打基础。

第26周母体变化

到本周，准妈妈的体重大概会增加8千克，子宫底已经升到肚脐上约6厘米处，因此腹部还在增大，变得越来越臃肿，低着头可能都看不到自己的脚了，以前比较轻松就能做的事情，现在做起来会觉得有点吃力。为了保证行动安全，建议准妈妈走路要缓慢、稳当，避免跌倒，不要做剧烈运动，不要搬动重物。

这时准妈妈可能会觉得心神不安，睡眠不好，经常做一些记忆清晰的噩梦，这是正常的，你可以向丈夫或者朋友们诉说你的内心感受，他们都能够帮助你放松下来。

“好孕”叮咛

感觉到整个肚子往下坠是非常正常的，这个时候胎儿长得很快，如果胎动正常的话，肚子感觉下坠就是胎儿在长大的原因，而且随着胎儿的日渐长大，准妈妈的身体也发生了相应变化。

第27周胎儿发育

27周胎儿身长大约38厘米，体重约1000克，胎儿发育得较大了，身体几乎可以碰到子宫壁。

胎儿这时候眼睛已经眼睛睁开和闭合了，同时有了睡眠周期，胎儿大脑活动在此时已非常活跃，大脑皮层表面开始出现特有的沟回，脑组织快速增长，大脑已经发育到开始练习发出命令来控制全身机能的运作和身体的活动程度，同时，神经系统和感官系统的发育也较显著。

准妈妈可能感觉到胎儿一些有节奏的运动，这是因为胎儿会经常打嗝，每一次通常只持续几分钟，不用担心他会因为打嗝而不舒服。

很多胎儿已经长出了头发，准妈妈的腹壁变得更薄，外界的各种声音都可以传达到胎儿的耳朵里，胎儿在子宫内开始会记忆听到的声音，嗅觉也已形成，掌握了寻找母乳的本领。

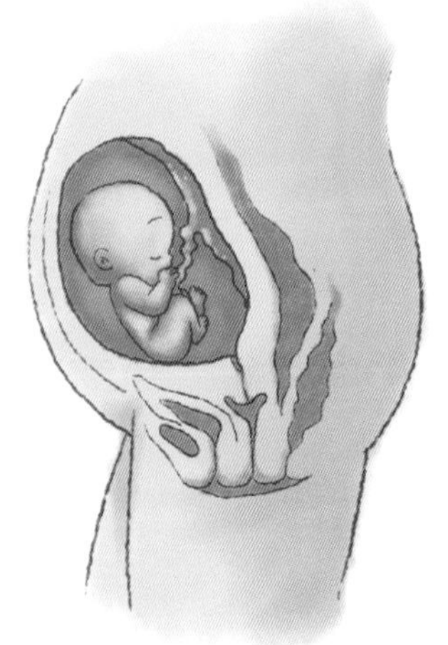

第27周母体变化

到了第27周，准妈妈的子宫底高度会继续上升约1厘米，达到肚脐上约7厘米处，接近了肋缘，整个子宫底高度大约为27厘米，这表示准妈妈的身体负荷又加重了，重心继续前移，腰酸背痛的感觉会更加明显。

由于子宫更加接近肋缘，呼吸急促、心悸的感觉也更明显一些，不必担心，你的体验可能会比较轻松，因为身体每一天都在适应这样的变化，这比突如其来的改变要更容易面对，不妨趁着生产前的两三个月多学习分娩知识，缓解未知带来的恐惧感。

在本周，羊水量下降了一半，当宝宝踢腿和转身时，甚至可能看见骨骼较大的膝盖和肘部从准妈妈的腹部鼓起一个小包。

“好孕”叮咛

抽周末时间到书店翻看一下幼儿画册。幼儿画册往往色彩丰富，语言亲切，是特别适合婴幼儿的读物，有的画册还非常适合亲子共读，作为胎教故事书也比较合适，能激起准妈妈的幸福感。从现在开始，就可以着手储备多种类型的童书，作为将来育儿的素材。

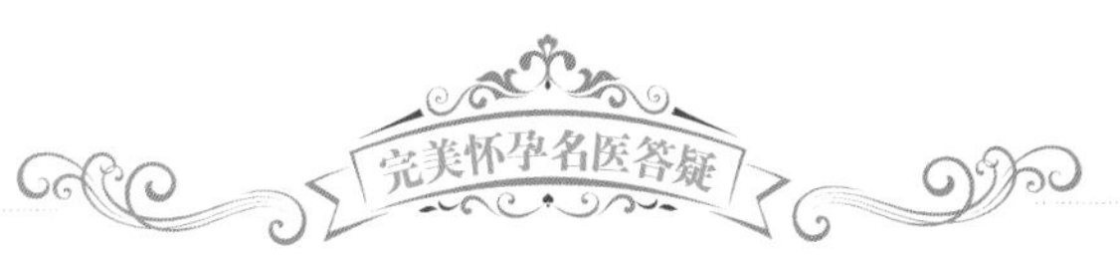

第28周胎儿发育

本周，胎儿体重可以达到1200克，身高增长不明显，几乎已经快占满整个子宫空间，显得有点放不开手脚了，胎动的个性化越来越明显，文静的孩子胎动次数较少，活泼的孩子胎动频繁完全依照自己的喜好而为。

这一周，胎儿的眼睛能够开闭自如，同时有了比较原始的睡眠周期，醒着和睡着的时间间隔变得比较有规律，睡觉时甚至会做梦，醒着的时候，会不停地玩耍——踢踢腿、伸伸腰，拉一拉脐带……也经常会把大拇指或其他手指放到嘴里去吸吮。

此时大脑活动非常活跃，大脑皮层表面开始出现一些特有的沟回，他甚至有了浅浅的记忆。胎儿的内脏系统构造已经几乎与成人无异，功能也在快速发育，包括呼吸功能，虽然还不是很完善，但是胎儿如果在此时出生，他可以依靠呼吸机辅助呼吸，逐渐学会自主呼吸，存活的概率非常高。

第28周母体变化

这时胎儿的生长非常迅速，子宫底已顶压到膈肌，如果以前还感觉不明显，这时就会明显觉得呼吸有些困难，因为腹部沉重，睡觉时平躺的姿势也会觉得有些不舒服了，最好采取侧卧的姿势。

本周之后，随着胎儿的飞速生长，胎动开始变得更有力，如果仔细摸的话，还能摸出胎儿的小脚、小手，这是为数不多可以很容易摸到胎儿的头与肢体的时候，虽然此时胎动有时会令准妈妈感觉到不舒服，但仍然会非常开心。

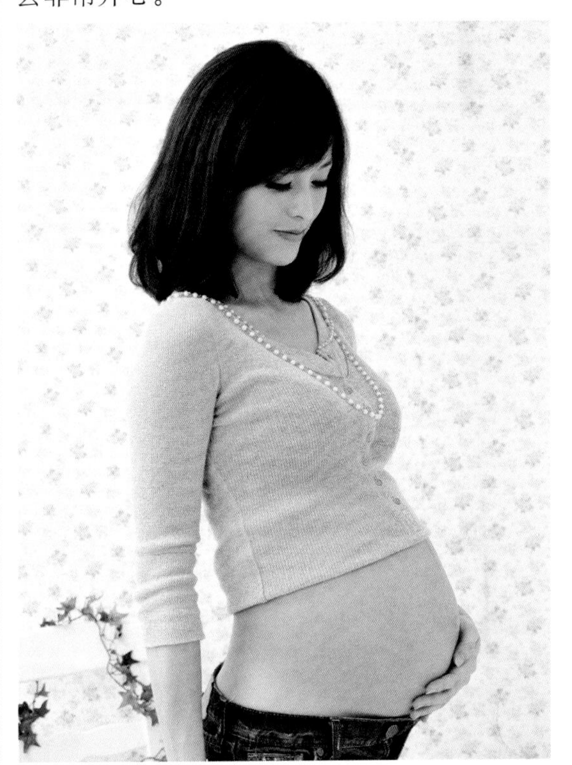

孕7月应该了解哪些常识

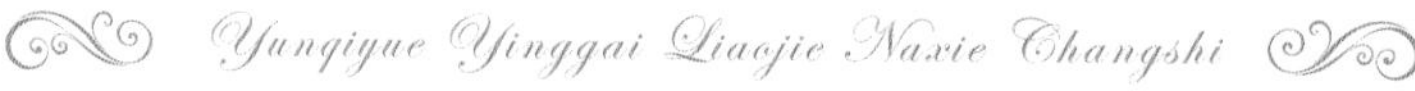

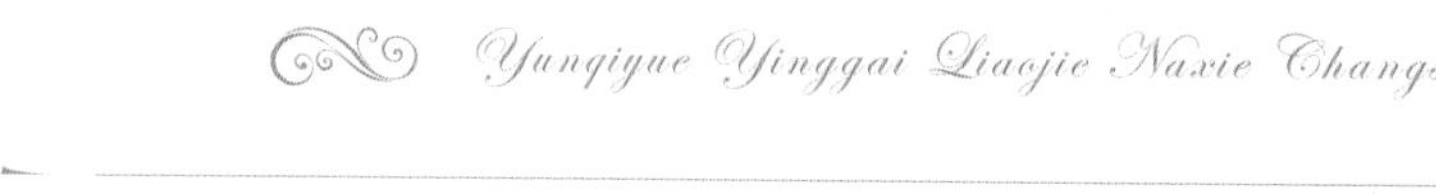

注意羊水指标是否正常

羊水指数在8~18厘米的范围之内属于正常状态，小于8为羊水过少，大于18则为羊水过多。

羊水的测量

目前，医院大多是通过超声波来了解羊水量的状况，用羊水指数法来确定羊水量是否正常。做B超时，以准妈妈的脐部为中心，分上、下、左、右4个区域，将4个区域的羊水深度相加，得到的数值就是羊水指数。

"好孕"叮咛

1.羊水过多时，要注意休息，少吃盐，并在医生的指导下服用健脾利水、温阳化气的中药。

2.羊水过少的准妈妈要加强产检，孕37周后至孕40周前计划分娩，降低羊水过少的发生率。

拉梅兹呼吸法

拉梅兹呼吸法主要通过对神经肌肉控制、产前体操及呼吸技巧训练的学习过程，有效地让准妈妈在分娩时将注意力集中在对自己的呼吸控制上，从而转移疼痛，适度放松肌肉，能够充满信心地在分娩过程中发生产痛时保持镇定，以达到加快产程并让胎儿顺利出生的目的。

采用拉梅兹呼吸法时，最重要的是需要准妈妈充分了解分娩过程中自身的身体变化及胎儿的状态，这样才能使拉梅兹分娩呼吸法发挥最大作用。

基本姿势

在客厅地板上铺一条毯子或在床上练习，室内可以播放一些优美的胎教音乐，准妈妈可以选择盘腿而坐，在音乐声中，准妈妈应首先让自己的身体完全放松，眼睛注视着同一点。

阶段一：胸部呼吸法

呼吸指导：准妈妈可以学习由鼻子深深吸一口气，随着子宫收缩就开始吸气、吐气，反复进行，直到阵痛停止才恢复正常呼吸。

应用阶段：应用于分娩开始的阶段。此时宫颈开3厘米左右，准妈妈可以感觉到子宫每5~20分钟收缩一次，每次收缩长30~60秒。准妈妈可以通过这种呼吸方式准确地给家人或医生反映有关宫缩的情况。

阶段二：嘻嘻轻浅呼吸法

呼吸指导：首先让自己的身体完全放松，眼睛注视着同一点。然后用嘴吸入一小口空气，保持轻浅呼吸，让吸入及吐出的气量相等，呼吸完全用嘴呼吸，保持呼吸高位在喉咙，就像发出“嘻嘻”的声音。当子宫收缩强烈时，需要加快呼吸，反之就减慢。注意呼出的量需与吸入的量相同。练习时由连续20秒慢慢加长，直至一次呼吸练习能达到60秒。

应用阶段：应用于胎儿一面转动，一面慢慢由产道下来的时候。此阶段，宫颈开至3~7厘米，子宫的收缩变得更加频繁，每2~4分钟就会收缩一次，每次持续45~60秒。

阶段三：喘息呼吸法

呼吸指导：先将空气排出后，深吸一口气，接着快速做4~6次的短呼气，感觉就像在吹气球，比嘻嘻轻浅式呼吸还要更浅，也可以根据子宫收缩的程度调解速度。练习时由一次呼吸练习持续45秒慢慢加长至一次呼吸练习能达90秒。

应用阶段：子宫开至7~10厘米时，准妈妈会感觉到子宫每60~90秒钟就会收缩一次，这已经到了产程最激烈、最难控制的阶段了。胎儿马上就要临盆，子宫的每次收缩维持30~90秒。

阶段四：哈气呼吸法

呼吸指导：阵痛开始，先深吸一口气，接着短而有力地哈气，如浅吐1、2、3、4，接着大大地吐出所有的气，就像在吹一样很费劲的东西。练习时每次呼吸需达90秒。

应用阶段：第二产程的最后阶段。此时准妈妈想用力将胎儿从产道送出，但是医生却要求你不要用力，以免发生阴道撕裂，等待胎儿自己挤出来。这一阶段准妈妈可以用哈气法呼吸。

阶段五：用力推

呼吸指导：下巴前缩，略抬头，用力使肺部的空气压向下腹部，完全放松骨盆肌肉。需要换气时，保持原有姿势，马上把气呼出，同时马上吸满一口气，继续憋气和用力，直到胎儿娩出。当胎头已娩出产道时，准妈妈可使用短促的呼吸来减缓疼痛。每次练习时，至少要持续60秒用力。

应用阶段：此时宫颈全开了，助产士要求准妈妈在即将看到胎儿头部时，用力将胎儿娩出。准妈妈此时要长长吸一口气，然后憋气，马上用力。

孕7月营养疑难解答

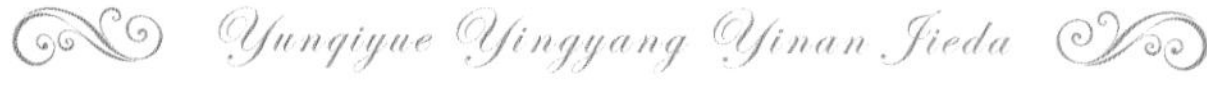

Yunqiyue Yingyang Yinan Jieda

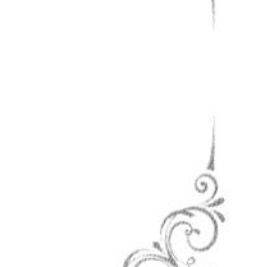

本月准妈妈需要注意营养均衡

这个阶段，准妈妈的食欲大增，体重开始增加，应注意在均衡饮食的基础上，减少高脂肪。本月已经面临了妊娠高血压疾病，所以在饮食方面需要额外小心。不宜多吃动物性脂肪，减少盐的摄入量，日常饮食以清淡为佳，忌吃咸菜、咸蛋等盐分高的食品。水肿明显的准妈妈要控制每日盐的摄取量，限制在2~4克。同时，要保证充足、均衡的营养，必须充分摄取蛋白质，适宜吃鱼、瘦肉、牛奶、鸡蛋、豆类等。忌用辛辣调料，多吃新鲜蔬菜和水果，适当补充钙元素。

本月主打营养素为“脑黄金”。保证胎儿大脑和视网膜的正常发育的DHA、EPA和脑磷脂、卵磷脂等物质合在一起，被称为“脑黄金”。“脑黄金”对于怀孕7个月的准妈妈来说，具有双重的重要意义。首先，“脑黄金”能预防早产，防止胎儿发育迟缓，增加婴儿出生时的体重。其次，此时的胎儿神经系统逐渐完善，全身组织尤其是大脑细胞发育速度比孕早期明显加快。而足够“脑黄金”的摄入，能保证胎儿大脑和视网膜的正常发育。为补充足量的“脑黄金”，准妈妈可以交替地吃些富含DHA类的物质，如富含天然亚油酸、亚麻酸的核桃、松子、葵花子、榛子、花生等坚果类食品，此外还包括海鱼、鱼油等。并控制每周体重的增加在350克左右，以不超过500克为宜。

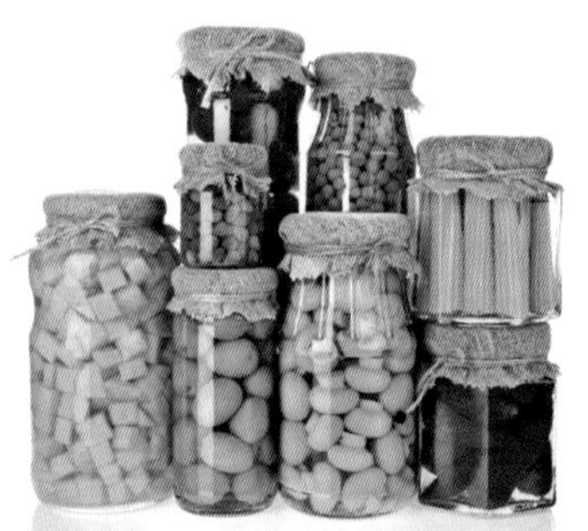

“好孕”叮咛

准妈妈要警惕一些可能会伤害胎儿大脑发育的食物，如罐头食品、腌制食品、含铅食品等。

胖准妈妈孕期该怎么吃

准妈妈过于肥胖可导致分娩巨大儿，并造成妊娠糖尿病、剖宫产、产后出血情况增多等。因此准妈妈在妊娠期间一定要合理营养，平衡膳食，不可暴食，注意防止肥胖。肥胖的准妈妈在日常饮食中要注意以下几点：

1 在保证营养均衡的基础上控制热量的摄入。主要控制糖类食物和脂肪含量高的食物，米饭、面食等粮食均不宜超过每日标准供给量。动物性食物中可多选择含脂肪相对较低的鸡、鱼、虾、蛋、奶，少选择含脂肪量相对较高的猪、牛、羊肉，并可适当增加一些豆类，这样既可以保证蛋白质的供给，又能控制脂肪量。

2 避免吃油炸、煎、熏的食物，多吃蒸、炖、烩、烧的食物，少食面制品、甜食、淀粉高的食物。

3 休息时间不宜过长，做到早起床，餐后室外活动20分钟以上，并进行一些力所能及的体力活动。

4 多吃蔬菜水果。主食和脂肪进食量减少后，往往饥饿感较严重，可多吃一些蔬菜水果，注意要选择含糖分少的水果，既缓解饥饿感，又可增加维生素和有机物的摄入。

5 养成良好的膳食习惯。肥胖的准妈妈要注意饮食有规律，并按时进餐。可选择热量比较低的水果做零食，不要选择饼干、糖果、瓜子仁、油炸土豆片等热量比较高的食物做零食。

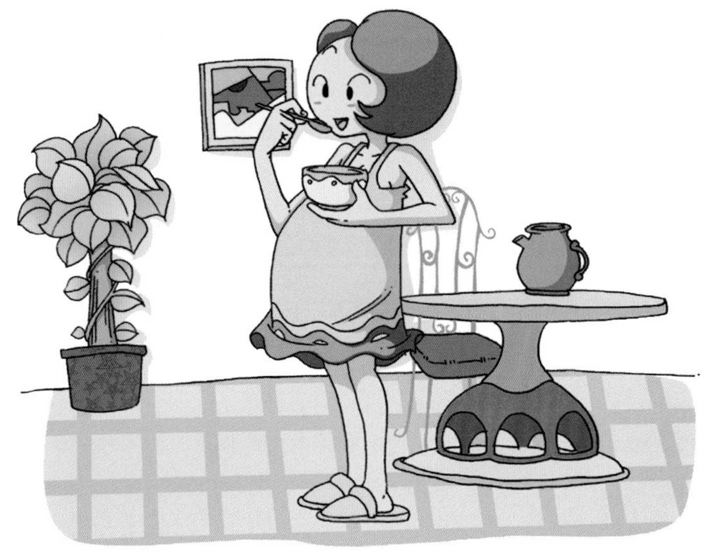

“好孕”叮咛

已经肥胖的准妈妈，不能通过药物来减肥，可在医生的指导下，通过调节饮食来减轻肥胖。

准妈妈常吃红枣有哪些好处

红枣营养丰富，含有丰富的营养物质和多种微量元素。红枣含有的维生素C比苹果、梨、葡萄、桃、柑橘、橙、柠檬等水果均高，还含有维生素PP、维生素A、B族维生素和黄酮类物质环磷酸腺苷、环磷酸鸟苷等，十分有益于人体健康，故红枣又有“天然维生素”的美誉，对于准妈妈补充营养及胎儿生长发育都有很大的帮助。具体好处如下：

1 增强准妈妈免疫力。红枣是营养丰富的滋补品，它除含有丰富的碳水化合物、蛋白质外，还含有丰富的维生素和矿物质，对准妈妈和胎儿的健康都大有益处。尤其是维生素C，它可增强准妈妈的抵抗力，还可促进准妈妈对铁质的吸收。

2 促进胎儿大脑发育。红枣中含有十分丰富的叶酸，叶酸参与血细胞的生成，促进胎儿神经系统的发育。而且红枣中含有微量元素锌，有利于胎儿的大脑发育，促进胎儿的智力发展。

3 健脾益胃。红枣能补益脾胃和补中益气。多吃红枣能显著改善肠胃功能，达到增强食欲的功效。此外，红枣还能补气血，对于气血亏损的准妈妈特别有帮助。

4 安神定志。准妈妈经常会出现躁郁、心神不宁等情绪，多食红枣可起到养血安神、舒肝解郁的作用。特别是对于治疗准妈妈的心神不安、产后抑郁综合征都有所帮助。如果准妈妈感到精神紧张和烦乱，甚至心悸失眠和食欲不振，不妨在平日的汤或粥中加点红枣同食，有养血安神、舒肝解郁的功效。

5 补血。红枣除了可补中益气外，还有补血的作用。

6 降血压。红枣中含有芦丁，是使血管软化、降低血压的物质，对于妊娠高血压有一定的防治作用。

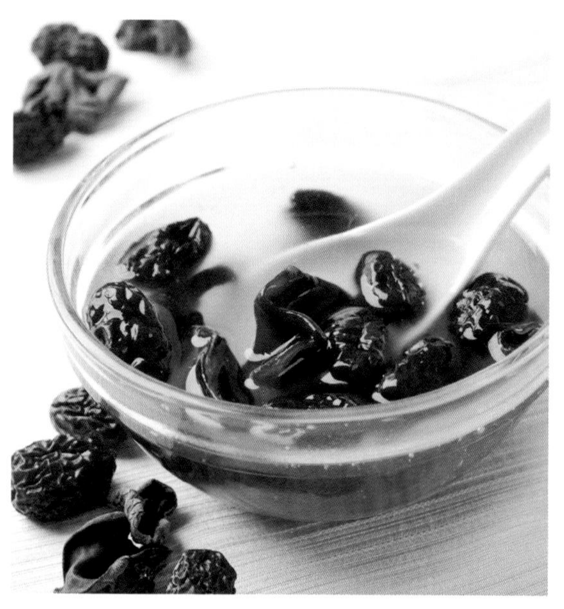

“好孕”叮咛

红枣可以经常食用，但不可过量，否则会有损消化功能，并引起便秘等症。红枣含糖量丰富，患有糖尿病的准妈妈不要多食。

蔬菜吃得越多越好吗

蔬菜里含有丰富的维生素、矿物质，食物纤维也很丰富。吃适量的蔬菜可以促进肠道蠕动，促进排便，提供机体所需的微量营养素，发挥抗氧化作用和保证人体各器官的正常功能。但是摄入过多的蔬菜会有以下危害：

1 有些蔬菜含较多的草酸，易形成结石。菠菜、芹菜、茭白等含有较多的草酸，与其他食物中的钙结合，容易形成草酸钙结石。

2 不易消化。粗纤维含量高的蔬菜，如韭菜、芹菜、春笋等，大量进食后很难消化，患有胃肠疾病的准妈妈更不宜多食。

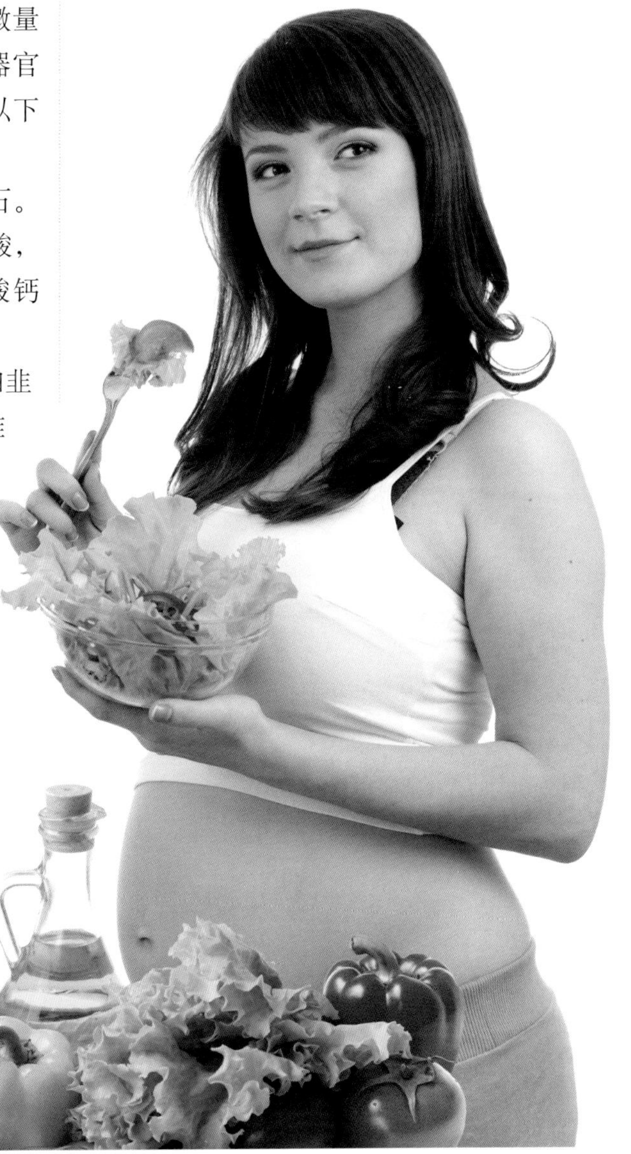

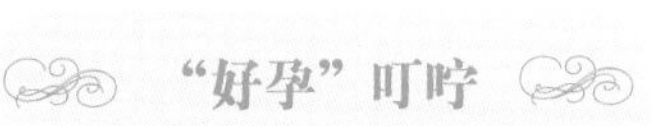

不管是什么食物，适量即可，不可因为吃了对身体有益就无限制食用。

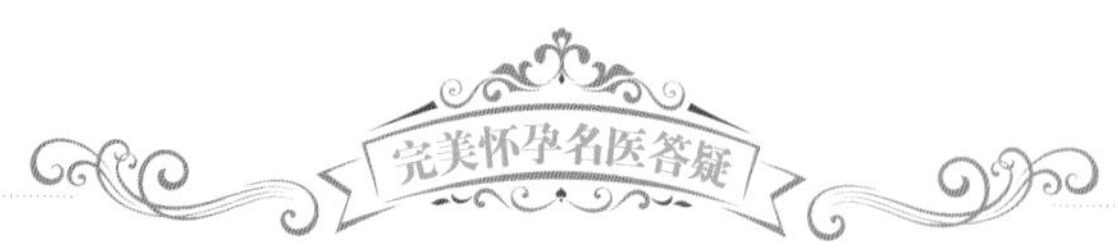

孕7月护理疑难解答

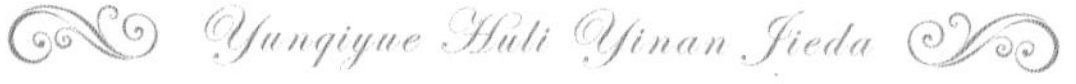

Yunqiyue Huli Yinan Jieda

职场准妈妈怎样更舒心

现在的准妈妈大多都要兼顾家庭和工作，如果准妈妈孕期还在继续上班的话，要注意以下细节：

避开上班高峰时段

准妈妈上班时可以早点起床，这样既可避开拥堵的交通，又不会迟到，还能呼吸到新鲜空气。如果准妈妈早起觉得困难的话，也可以向公司申请，采用晚上班晚下班的方式，在不影响工作的同时做到上班安全。

搬到公司附近住

如果公司和家的路程相隔太远，准妈妈可以考虑在公司旁边租房住，这样的话就可以把路上的时间争取为休息时间。住在公司旁边，步行就可以轻松上班，既锻炼了身体，又不会迟到。

孕期为什么老做噩梦

准妈妈在孕期总是有着这样或那样的担心，诸如：宝宝能否健全？会不会发育异常或畸形？营养是不是够了？等等。这些问题可能都会给准妈妈带来困扰。又或者在怀孕过程中，因感冒等疾病，服用过药物以后，疑虑药物是否对胎儿有影响。还常常担心自己能否承受得了妊娠的负担，担心分娩时能否顺利，会不会发生难产或意外。这种种的心理压力和思想负担，都成了噩梦的潜在诱因。准妈妈甚至还可能做一些非常惊险的噩梦，导致睡眠质量下降。长久的睡眠不足以及心理压力过大，自然会对胎儿的健康发育产生不利影响。

要对付这些由心而生的噩梦，准妈妈最需要做的就是解决心中的疑虑。对孕期担忧的问题都要说出来，与身边的人交流。不能解决的应该去医院做咨询，尽量放松自己的心态。

怎样预防腿部抽筋

在妊娠中后期，准妈妈由于支撑过重的体重，腿部肌肉负担增加，在睡觉时，腿部肌肉有时会有抽筋、疼痛的现象，而且多在晚上或睡觉期间频繁发作。久坐、受寒以及疲劳都可以诱发腿部抽筋。子宫增大，下肢血液循环运行不畅也可以引起小腿痉挛。一般认为孕期缺钙是引起小腿抽筋的最主要原因。怎样预防呢？

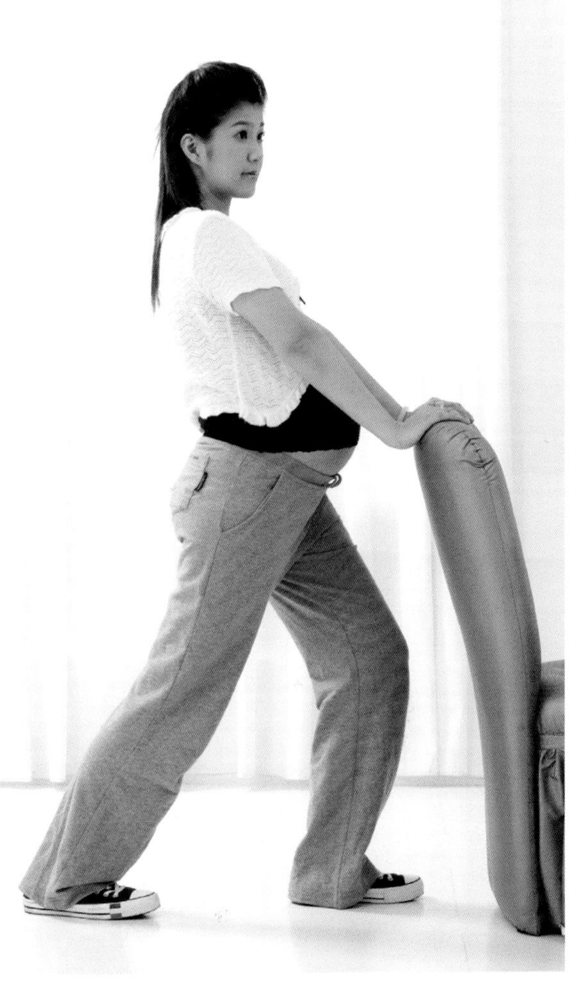

1 为了避免腿部抽筋，应多吃含钙质食物，如牛奶、孕妇奶粉、鱼骨。五谷、果蔬、奶类、肉类食物都要吃，并合理搭配。适当进行户外活动，接受日光照射。必要时可在医生的指导下加服钙剂和维生素D。

2 不要使腿部的肌肉过度疲劳。不要穿高跟鞋。

3 睡前可对腿和脚进行按摩。

4 一旦抽筋发生，立即站在地面上蹬直患肢；或是坐着，将患肢蹬在墙上，蹬直；或请身边亲友将患肢拉直。总之，使小腿蹬直、肌肉绷紧，再加上局部按摩小腿肌肉，即可以缓解疼痛甚至使疼痛立即消失。

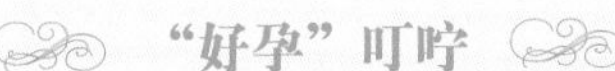

“好孕”叮咛

准妈妈绝不能以小腿是否抽筋作为需要补钙的指标，因为每个人对缺钙的耐受值有所差异，有的准妈妈在钙缺乏时，并没有小腿抽筋的症状。

孕期水肿

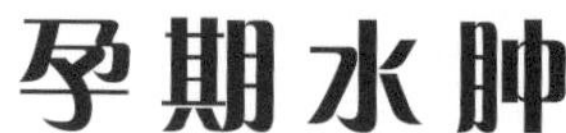
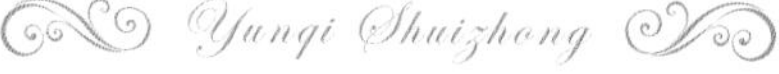

Yunqi Shuizhong

孕期水肿的原因

约有75%的准妈妈，在怀孕期间或多或少会有水肿情形发生。这是由于在整个怀孕过程中，准妈妈的体液会增加6~8升，其中4~6升为细胞外液，它们贮留在组织中造成水肿，脚掌、脚踝、小腿是最常出现水肿的部位，有时候甚至脸部也会出现轻微的肿胀。这种情况越接近生产日越严重，如果又碰上天热，肿胀就会更加明显。

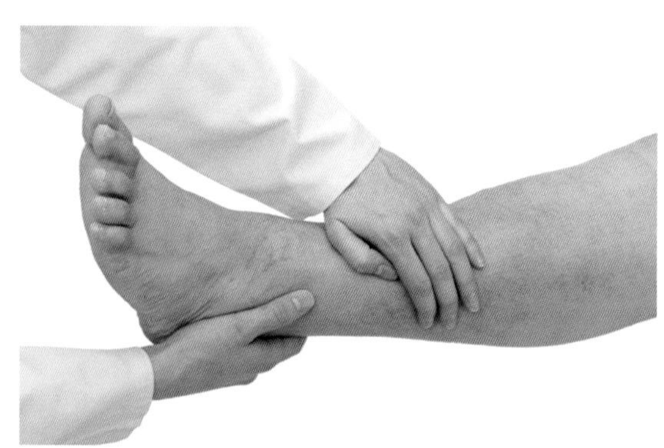

“好孕”叮咛

水肿不会对胎儿产生不良的影响，在产后会慢慢自愈，准妈妈不必过于担心。

如何应对下肢水肿

1 保持侧卧睡眠姿势，并保证充分的休息，这可以最大限度地减轻早晨的水肿。建议准妈妈在睡前（或午休时）把双腿抬高15~20分钟，可以起到加速血液回流、减轻静脉内压的双重作用，不仅能缓解孕期水肿，还可以预防下肢静脉曲张等疾病的发生。

2 注意保暖，但不要穿过紧的衣服。为了消除水肿，必须保证血液循环畅通、气息顺畅，所以不能穿过紧的衣服。

3 准妈妈要避免久坐或久站，要经常改换坐立姿势。步行时间不要太久；坐着时应放个小凳子搁脚下，促进腿部的血液循环通畅，每一个半小时就要站起来走一走；站立一段时间之后就应适当坐下休息。

4 适当运动，如散步、游泳等都有利于小腿肌肉的收缩，使静脉血顺利地返回心脏，减轻水肿。

5 准妈妈需要给自己选择一双合脚的鞋。

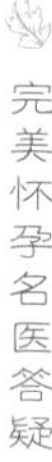

怎么吃能减轻孕期水肿

1 不要吃过咸食物。为了避免水肿加重，准妈妈要吃一些清淡的食物，不要吃过咸的食物，尤其是咸菜。水肿较严重时，需适当控制水分的摄入。准妈妈每日盐的摄取量应控制在6克以内。

2 多吃蔬菜水果。蔬菜和水果中含有人体必需的多种维生素和微量元素，可以提高机体抵抗力，加强新陈代谢，还具有解毒利尿等作用。

3 不要吃难以消化和易胀气的食物。有水肿症状的准妈妈，应少吃或不吃难消化和易胀气的食物，如油炸的糯米糕、白薯、洋葱、土豆等，以免引起腹胀，使血液回流不畅，加重水肿。

4 多吃蛋白质。准妈妈应保证每天摄入足量的蛋白质，多吃一些禽肉、鱼、虾、蛋、奶等动物类食物及豆类食物。

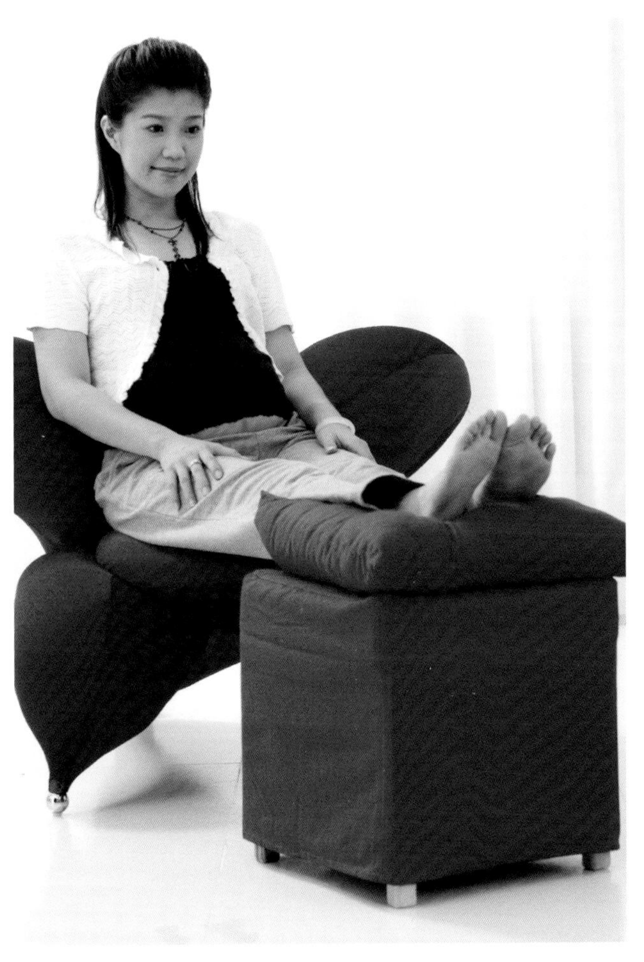

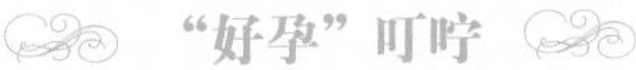
“好孕”叮咛

一旦准妈妈出现下肢甚至全身水肿，同时伴有心悸、气短、四肢无力、尿少等不适症状时，需尽快去医院检查、确诊和治疗。

胃肠胀气

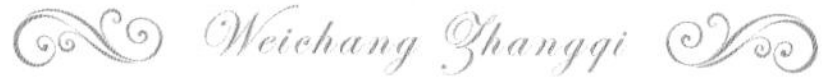

Weichang Zhangqi

胃肠胀气的原因

随着胎儿的成长，逐渐增大的子宫会自然压迫到准妈妈的胃肠道，除了会将胃稍微上推外，肠道也会被推挤至上方或两侧，胃肠受到压迫，便会影响其中内容物及气体的正常排解，从而引起腹胀。

另外，准妈妈怀孕以后，活动量要比孕前减少许多，所以导致胃肠的蠕动减弱，再加上过多高蛋白、高脂肪的摄入，使蔬菜和水果的补充相对不足，造成了粪便更容易在肠道内滞留，引起便秘而使腹胀感更加严重。

"好孕"叮咛

腹胀所伴随的食欲不振、便秘，以及因其对准妈妈造成心理压力而导致的不易入眠、作息失调等，都是不可小觑的孕期烦恼。针对这种情况，准妈妈最好去医院检查一下造成腹胀的原因，排除一些危险情况。

怎么吃可以缓解胃肠胀气

1 补充纤维素。准妈妈可多吃含丰富纤维素的食物，例如蔬菜、水果等含丰富纤维素的食品。蔬菜类如茭白、韭菜、菠菜、芹菜、丝瓜、莲藕、萝卜等都有丰富的膳食纤维；水果中则以柿子、苹果、香蕉、奇异果等含纤维素多。纤维素能帮助肠道蠕动。流质的食物虽然较好进食，但却并不一定好消化，因此准妈妈可选择半固体的食物。

2 少量多餐。准妈妈可采用少量多餐的进食原则，每次吃饭的时候记得不要吃得太饱，便可有效减轻腹部饱胀的感觉，准妈妈不妨从每日三餐的习惯，改至一天吃6~8餐，以减少每餐的分量。

3 细嚼慢咽。准妈妈在吃东西的时候应保持细嚼慢咽、进食时不要说话、避免用吸管吸吮饮料、不要常常含着酸梅或咀嚼口香糖等，都可避免让不必要的气体进入腹部。

3 避免产气食物。胀气状况严重时，应避免吃易产气的食物，例如豆类、蛋类及其制品、油炸食物、马铃薯等，太甜或太酸的食物、辛辣刺激的食物也不宜食用。

4 多喝温开水。准妈妈每天至少要喝1500毫升的水，充足的水分能促进排便，如果大便累积在大肠内，胀气情况便会更加严重。

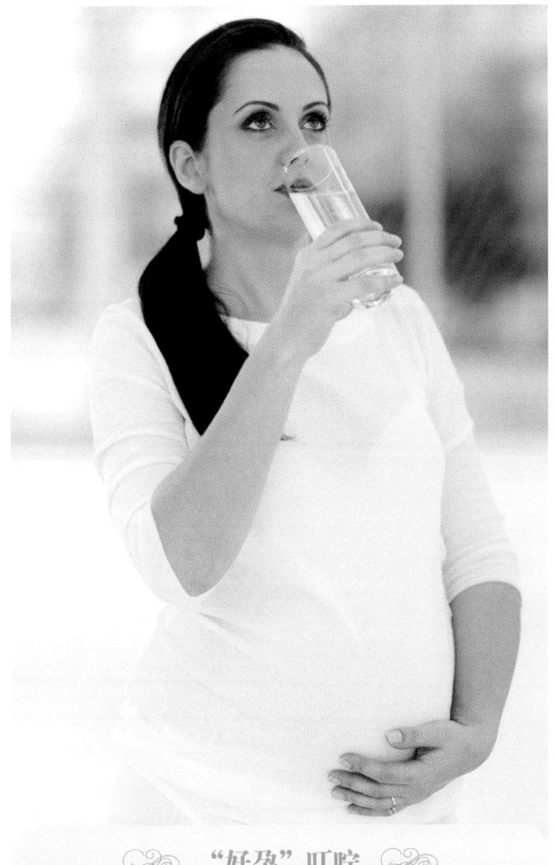

"好孕"叮咛

含纤维素丰富的食物也不可过量食用，食用过多会造成营养吸收不良。

帮助缓解胃肠胀气的小方法

1 保持愉快轻松的心情。紧张和压力大的情绪，也会造成准妈妈体内气血循环不佳，因此学会放松心情在怀孕期间也很重要。准妈妈可以多看一些轻松诙谐的散文或者小说，多幻想腹中胎儿可爱的模样，有条件的准妈妈也可以去听几场音乐会，这样都有助于准妈妈保持愉快的心情。

2 保持适当运动。准妈妈在怀孕期间做适当运动能促进肠蠕动，舒缓胀气情况，建议准妈妈于饭后30分钟至1小时，到外面散步20~30分钟，可帮助排便和排气，但不要做过度激烈的运动。

3 如果准妈妈腹胀难受时，可采取简单的按摩方法舒缓：温热手掌后，采取顺时针方向从右上腹部开始，接着以左上、左下、右下的顺序循环按摩10~20圈，每天可进行2~3次。但是准妈妈千万不要在用餐后就立刻按摩，同时在按摩的过程中要注意力度不能过大，并要稍微避开腹部中央的子宫位置。

"好孕"叮咛

当胀气状况严重时，准妈妈可以服用一些市售的胃散，但是在服用前必须先征询医生的意见。

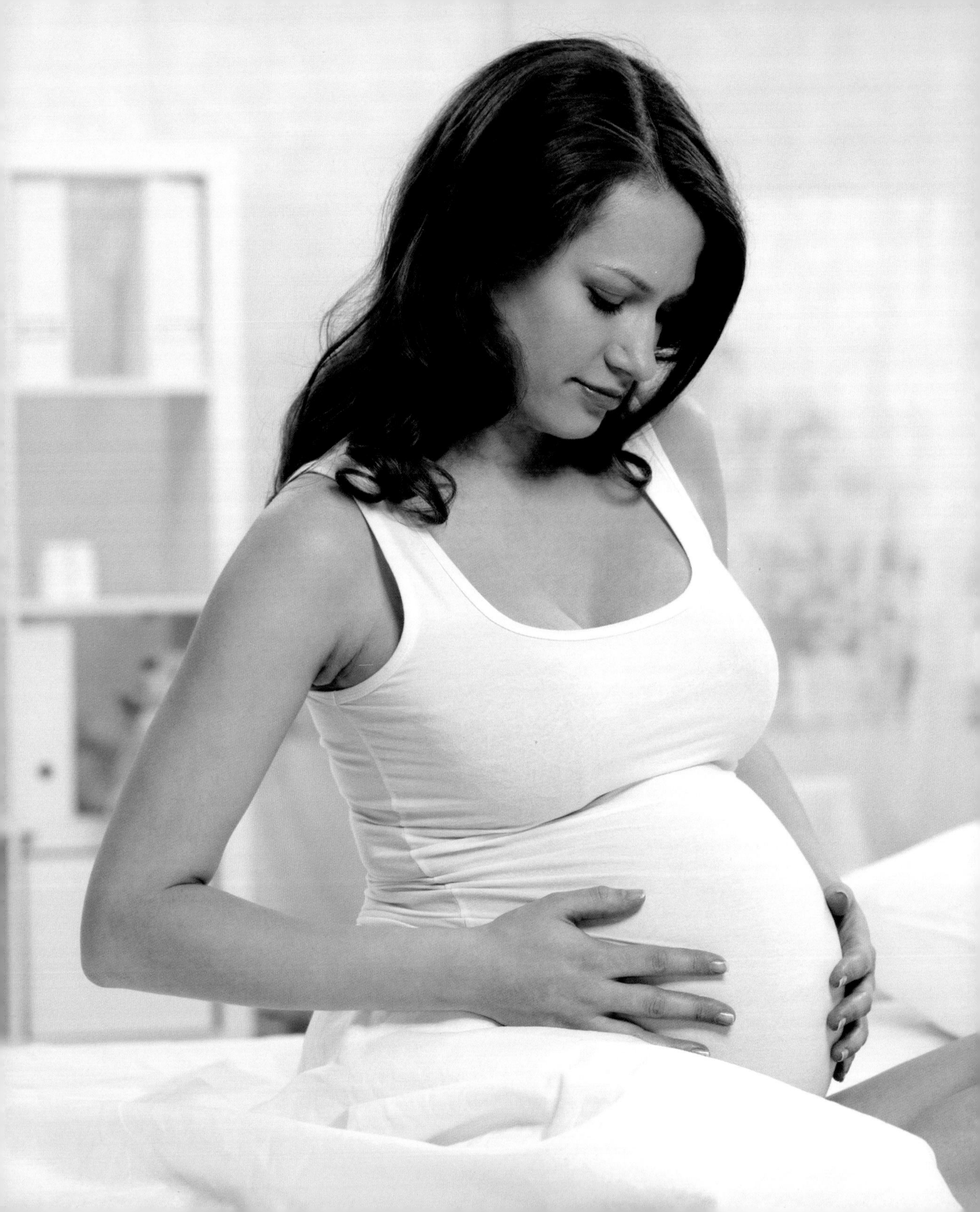

孕八月

日夜期盼的『大肚婆』

从这个月开始，胎儿的脂肪层迅速积累，为出生做最后的冲刺准备。顺利进入孕晚期的准妈妈除了要保持好的情绪外，还需要注意饮食均衡，合理摄入营养，避免营养过剩导致巨大儿，不利分娩。

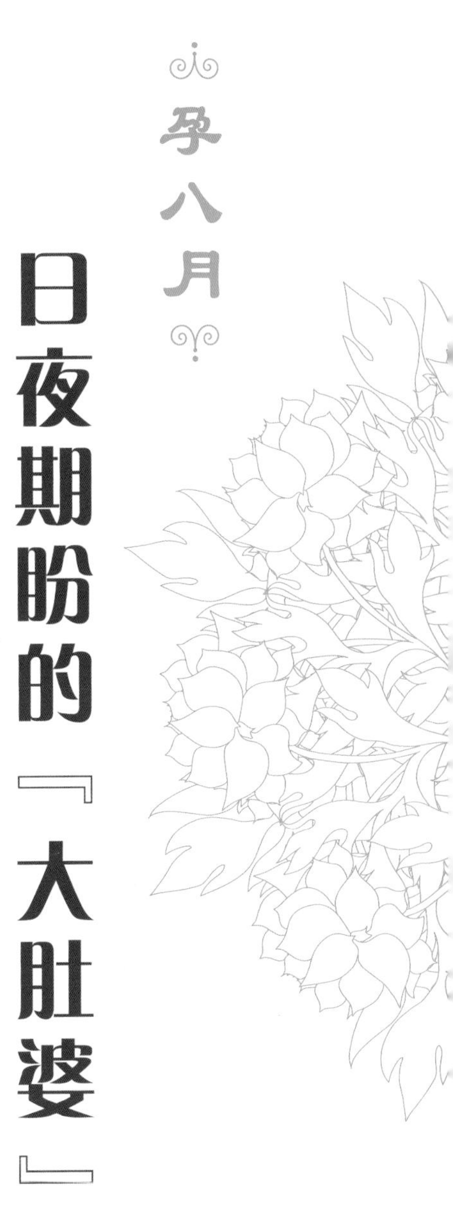

准妈妈和胎儿会发生什么变化

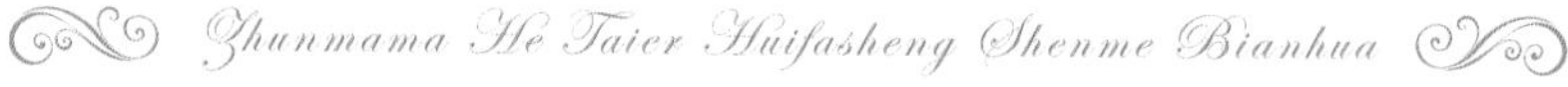

Zhunmama He Taier Huifasheng Shenme Bianhua

第29周胎儿发育

本周，胎儿体重有1300多克，头到臀的高度为26~27厘米，头到脚的长度有38~43厘米。

现在，胎儿大脑的沟回越来越多，有数十亿的脑神经细胞正在形成，头部在继续增大，脑袋比其他部位显得重，因此大多数胎儿在最后固定胎位的时候都是头朝下的。

另外，因为皮下脂肪逐步形成，现在的胎儿比原来显得胖一些了，看上去十分可爱，整个身体光润、饱满了许多，皮肤也不再是皱皱巴巴的了。

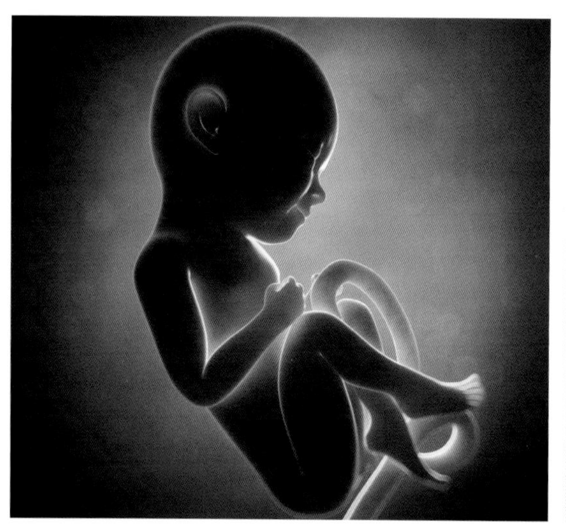

第29周母体变化

多数准妈妈的体重现在增加了8.5~11.5千克，子宫的顶部比肚脐高7.6~10厘米，加上孕期激素孕酮会使消化道松弛，将导致胀气和烧心（特别是在饱餐之后），以及便秘和痔疮。

这时，准妈妈可能会觉得肚子偶尔会一阵阵地发硬、发紧，有类似月经来时的疼痛感，也可能没有任何疼痛，间隔的时间不等，可能十多分钟1次，也可能1个小时1次，没有规律性，这是假宫缩，是这个阶段的正常现象。

“好孕”叮咛

怀孕最后的3个月，不少准妈妈从心理上和生理上都会进入既兴奋又吃力的时期，一方面享受做妈妈的感觉，一方面又感到精疲力竭，临近分娩的焦虑感也很常见，最好不要长时间一个人待着，多和其他准妈妈交流，与家人朋友在一起，可以较好地规避消极情绪影响。

第30周胎儿发育

本周，胎儿头到臀距离大约为27厘米，头到脚的长度为43厘米，体重在1400克左右。

现在，胎儿体型较大了，子宫空间相对变小，所以胎位相对固定，不太会像以前那样随意转动、翻身了。

此时大脑发育仍然迅速，神经系统已经四通八达，大脑向颅骨外推，并且折叠形成了更多的沟回，头部更大了。骨骼和关节也很发达了，免疫系统有了相应的发育。

主要的内脏器官基本已经发育完全，像胃、肠、肾等功能可以媲美出生以后的水平。不过肺部的发育还有所欠缺，正在合成肺泡表面活性物质，这些物质可以帮助肺泡膨胀张开，是宝宝将来自主呼吸不可缺少的。

生殖器也正在发育，男胎的睾丸还没有进入阴囊，尚在腹腔中，但开始了沿着腹股沟向阴囊下降的过程中。女胎的阴蒂突出，覆盖阴蒂的小阴唇还没有最后形成。

现在胎儿能够对大多数声音做出反应，最熟悉的是妈妈的声音，当听到自己妈妈的声音时，明显会变得安静和注意力集中。

胎儿眼睛时开时闭，还可以随着光线的明暗做出变化，明亮时闭上眼睛，昏暗时睁开眼睛，睁开的时候，大概可以看清子宫中的情景。

第30周母体变化

这一周，准妈妈身体的负担还在进一步加重，身体越发沉重，大多数准妈妈低下头都看不到脚了，另外，准妈妈会明显感觉到子宫顶到了胃部，一吃东西就会觉得胃不舒服，食欲也减弱了，少吃多餐仍然是最合适的进食方式。

此时子宫已经上升到横膈膜处，让准妈妈喘不过气，行动越来越吃力，血容量比孕前增加了40%~50%，以保证供应给胎儿足够的养分，同时也为分娩时的出血做好了准备。

准妈妈可以明确地从肚皮上看到胎动，胎儿会时不时把肚皮顶得这里一个包，那里一个包，你会为此而忘记身体的很多不适。

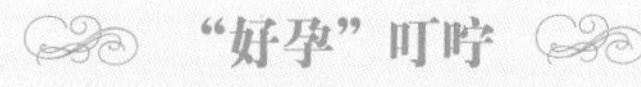
“好孕”叮咛

晚上胎动频繁是非常普遍的情况，可能与准妈妈这个时间段精神比较舒畅、活跃有关，假如某些时候突然频繁地胎动，要注意一下是否因为空气对流不通畅，晚上睡觉时最好不要紧闭门窗，睡前不要太紧张。

第31周胎儿发育

在本周，胎儿体重达到1500克左右，身长基本上维持在上周的水平，从头到脚的长度大约为43厘米。从这周开始，胎儿身长的增长会减慢，但体重会迅速增加，皮下脂肪更加厚实，出生时，宝宝必须有足够的脂肪储备，才能让自己适应外界的环境。

脂肪增加还会让胎儿更漂亮，从外观上看，胎儿身体表面的皱纹更少了，四肢也变得更长、更强壮，整体看上去越发光润可爱。

胎儿的大脑反应更快，大脑的控制能力也有所提高，能够熟练地把头从一侧转到另一侧，眼睛也是想睁开就睁开，想闭上就闭上，而且能够分辨明暗，也逐渐适应了光亮环境，当有光照进子宫，胎儿不会再像以前一样避开，而是把脸转向光源，追随光源。

胎儿的肺部已经基本发育完成，呼吸能力也基本具备，如果宝宝现在出生，大多不必借助仪器就可以建立自主呼吸，并能适应子宫外的生活了。

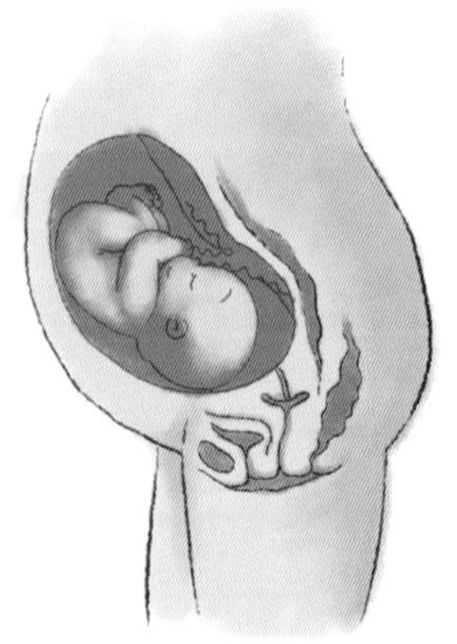

第31周母体变化

现在，几乎每一个准妈妈都对越来越困难的呼吸问题有所感觉，时时觉得喘不上气来，这是因为准妈妈子宫底已经上升到了横膈膜处，压迫了肺部，况且胎儿也需要妈妈来供氧，可谓是“一人吸，两人呼”，所以感觉呼吸不畅快是再正常不过的了。

所幸，呼吸困难的情况不会困扰太久了，因为胎儿很可能这一两周就会入盆，到时候他的头部下降到盆骨，子宫对肺部的压迫自然就能得到缓解了。

有的准妈妈开始有一些初乳溢出，可以在胸罩里戴上哺乳垫，以免弄湿衣服，也可以从现在开始戴上哺乳胸罩，让自己更舒服。

现在，假宫缩还是会偶尔出现，一般持续30秒左右，不会觉得疼，如果宫缩频繁，有可能是早产征兆，要赶快去医院检查。

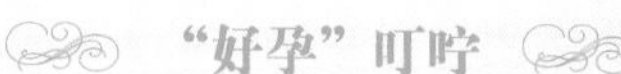
“好孕”叮咛

这时需要关注羊水量的变化，羊水量正常值为300~2000毫升，羊水过多或过少都可能对胎儿造成不良影响，如有异常，要咨询医生。

第32周胎儿发育

32周的胎儿身长约43.2厘米，体重约1800克，子宫里的空间已经很小了，即便如此，胎儿还是会继续长大，尤其是身体和四肢，最终会长得与头部的比例更协调。

从现在到出生前，胎儿体重至少还要长1500克，此后一阶段，可以看作胎儿在为出生做最后的冲刺。

现在，胎儿5种感觉全部开始工作，并掌握了一项新本领——将头从一边转向另一边，虽然他继续坚持练习睁眼、闭眼，但每天有90%~95%的时间是在睡眠中度过的。

胎儿的体位已经基本固定在头朝下了，已经做好了出生的准备；皮下脂肪继续储备，这是为出生后的保暖而准备的；呼吸和消化功能渐趋完善，而且还会分泌消化液了。另外，胎毛开始脱落，不再毛茸茸的了，慢慢地只有背部和双肩还留有少许。

本周，胎儿的神经系统变化最大，脑细胞神经通路完全接通，并开始活动。神经纤维周围形成了脂质鞘，脂质鞘对神经纤维有保护作用，这使得神经冲动能够更快地传递。因此，胎儿逐渐有能力进行复杂的学习和运动，并且意识会越来越清楚，能够感觉外界刺激，能区分黑夜和白天。

第32周母体变化

进入孕晚期以来，准妈妈的体重可能增加了1300~1800克，这个速度比以往任何时候都要快许多，这大多是因为胎儿体重增加迅速，此时，子宫增长达到了顶点，子宫底已经升到最高点，大约在肚脐以上12厘米处，你可能比任何时候都感觉疲惫、笨重，如果休息不好，很容易影响到你的情绪，所以这个时候应该多给自己安排休闲的项目，不要太劳累，按时休息，精力充沛时，可以出去散散步。

此时，子宫内狭小的空间让胎儿没有兴趣再运动了，可能只有感觉不舒服才会勉强动一下，所以胎儿的动作可能会更加少。不过即使没有明显动作和感觉也不要担心，一般只要能感到胎儿在蠕动即可。

不要让身体不便困扰自己太久，其实，孕期已经没有多久了，还能够享受胎儿待在肚子里与你玩耍的日子不算多，多点信心吧！

“好孕”叮咛

还有几周就分娩了，不少准妈妈已经备下了很多东西，现在可以再核对一下待产清单，看看还缺什么，放松点，为宝宝布置一下房间或者婴儿床，手制一些小衣服、小被子，或者再想想名字的事情。

孕8月应该了解哪些常识

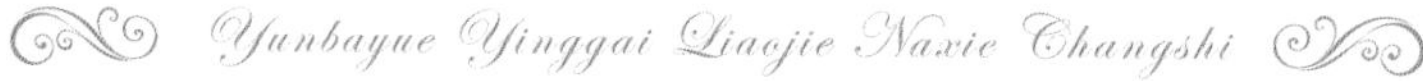

Yunbayue Yinggai Liaojie Naxie Changshi

从现在开始每两周进行一次产检

从本月开始，准妈妈产检间隔时间缩短了，从原来孕中期的每4周1次，缩短到每2周检查1次，以监测准妈妈和胎儿的健康状况。产检的常规内容没有明显的变化，最主要的是增加了骨盆测量、胎心监护和胎位检查的项目。

此外，由于大部分的先兆子痫在孕28周以后发生，所以，孕晚期准妈妈的重点检查项目有血压、蛋白尿、尿糖、心电图、肝胆B超等。

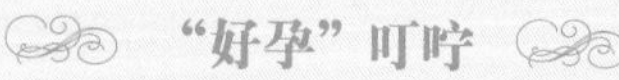

"好孕"叮咛

怀孕第28~32周期间，需要进行第二次B超排畸检查，检查脑积水等孕早期、孕中期无法查出的疾病。

胎位不正顺其自然，不用矫正

胎儿在子宫内的位置叫胎位。正常的胎位应为胎体纵轴与母体纵轴平行，胎头在骨盆入口处，并俯屈，颏部贴近胸壁，脊柱略前弯，四肢屈曲交叉于胸腹前，整个胎体呈椭圆形，称为枕前位。除此之外，其余的胎位均为异常胎位。

常见的胎位不正有胎儿臀部在骨盆入口处的臂位，胎体纵轴与母体纵轴垂直的横位，或斜位、枕后位、颜面位等。

胎位不正时，可顺其自然，不能强行矫正，到分娩时，医生会建议施行剖宫产手术。

"好孕"叮咛

强行矫正胎位，如方法不当恐造成脐带绕颈、胎儿缺氧窒息等后果。

脐带绕颈无须过分担心

脐带发育对胎儿的健康发育起着至关重要的作用。

脐带绕颈的原因

胎儿在妈妈的腹中可不那么老实，在空间并不大的子宫内，胎儿会翻滚打转，经常活动。有的胎儿动作比较轻柔，有的胎儿特别喜爱运动，动作幅度较大时有可能会发生脐带缠绕。

脐带绕颈的危害

脐带绕颈属于高危妊娠，随时可能引起胎儿宫内窘迫。孕晚期若脐带有多处缠绕，胎儿就会非常危险。缠绕较紧会影响脐带血流通过，进而影响到胎儿体内氧气和二氧化碳的代谢，使胎心率减慢、胎儿缺氧。

脐带绕颈不用过分担心

多数准妈妈都对脐带缠绕有恐惧感，担心胎儿有危险，其实出现这种情况不用过分担心。即使在准妈妈被告知有脐带缠绕的迹象时也不要慌，一定要保持冷静，以免因惊恐使母体产生不良性激素，影响母婴健康。

其实，胎儿是非常聪明的，当他感到不适时，会采取主动方式摆脱窘境。脐带缠绕较紧时，他就会向别的方向运动，寻找舒适的位置，左动动、右动动，当他转回来时，脐带缠绕就自然解除了。当然，如果脐带绕颈圈数较多，胎儿自己运动出来的机会就会少一些。

如何及时发现脐带缠绕

1 孕期检查发现胎位经常变化，即头位或臀位经常转换时，应该警惕脐带缠绕。

2 若脐带缠绕过紧，会导致胎儿缺氧，而胎儿缺氧最早期的表现是胎动异常，即胎动会明显减少或异常增加。

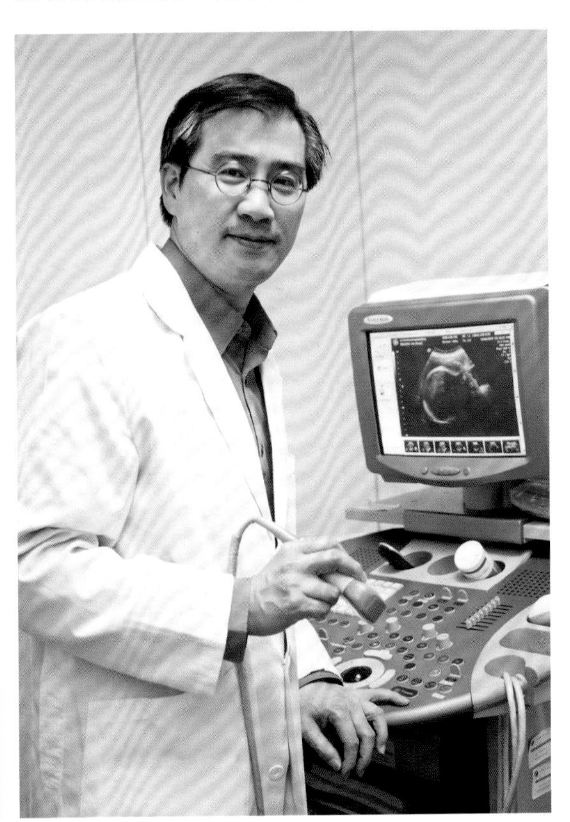

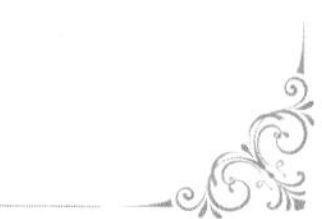

孕8月营养疑难解答

Yunbayue Yingyang Yinan Jieda

孕晚期的营养原则有哪些

进入孕晚期之后，准妈妈应结合孕晚期的营养特点，需要在孕中期饮食的基础上，进行相应的调整。具体如下：

1 增加蛋白质的摄入。此期是蛋白质在体内储存相对多的时期，其中胎儿约存留170克，母体约存留375克，这要求准妈妈膳食蛋白质供给比孕前时增加25克，应多摄入动物性食物和大豆类食物。

2 供给充足的必需脂肪酸。此期是胎儿大脑细胞增殖的高峰，需要提供充足的必需脂肪酸如花生四烯酸，以满足大脑发育所需，多吃海鱼可利于DHA的供给。

3 增加钙和铁的摄入。胎儿体内的钙一半以上是在孕后期贮存的，准妈妈应每日摄入1200毫克的钙，同时补充适量的维生素D。胎儿的肝脏在此期以每天5毫克的速度贮存铁，直至出生时达到300~400毫克的铁质，准妈妈应每天摄入铁达到28毫克，且应多摄入来自于动物性食品的血色素型的铁。

4 摄入充足的维生素。孕晚期需要充足的水溶性维生素，尤其是硫胺素，如果缺乏则容易引起呕吐、倦怠，并在分娩时子宫收缩乏力，导致产程延缓。

5 热能。其供给量与孕中期相同，不需要补充过多，尤其在孕晚期最后1个月，要适当限制饱和。

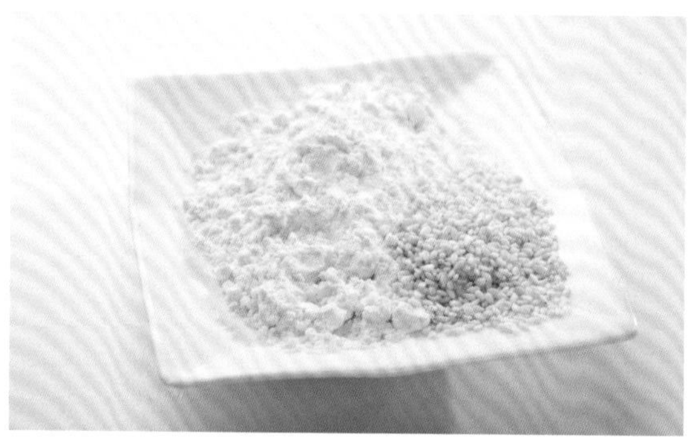

“好孕”叮咛

孕晚期准妈妈每天应摄入的食物量如下所列：

主粮（米、面）400~500克；豆类及豆制品50~100克；蛋类50~100克；奶类250克；新鲜蔬菜（绿叶蔬菜为主）500~750克；畜、禽、鱼、肉类200克；水果200克；粗粮50克；植物油40克。

维生素C可降低分娩危险吗

研究表明，在怀孕前和怀孕期间未能得到足够维生素C补充的准妈妈容易发生羊膜早破。

在怀孕期间，由于胎儿发育占用了不少营养，所以准妈妈体内的维生素C及血浆中的很多营养物质都会下降。并且水溶性维生素C在人体内存留的时间不长，未被吸收的维生素C会很快被排出体外。如果在准妈妈的饮食中加强维生素的补给能够增强白细胞的功能。

实验表明，在分娩时，增量服用维生素C的准妈妈的羊膜早破率比未服用维生素C的准妈妈要低5%。因此，科学家们认为，增量服用维生素C有利于保持白细胞功能，从而有利于防止羊膜早破。

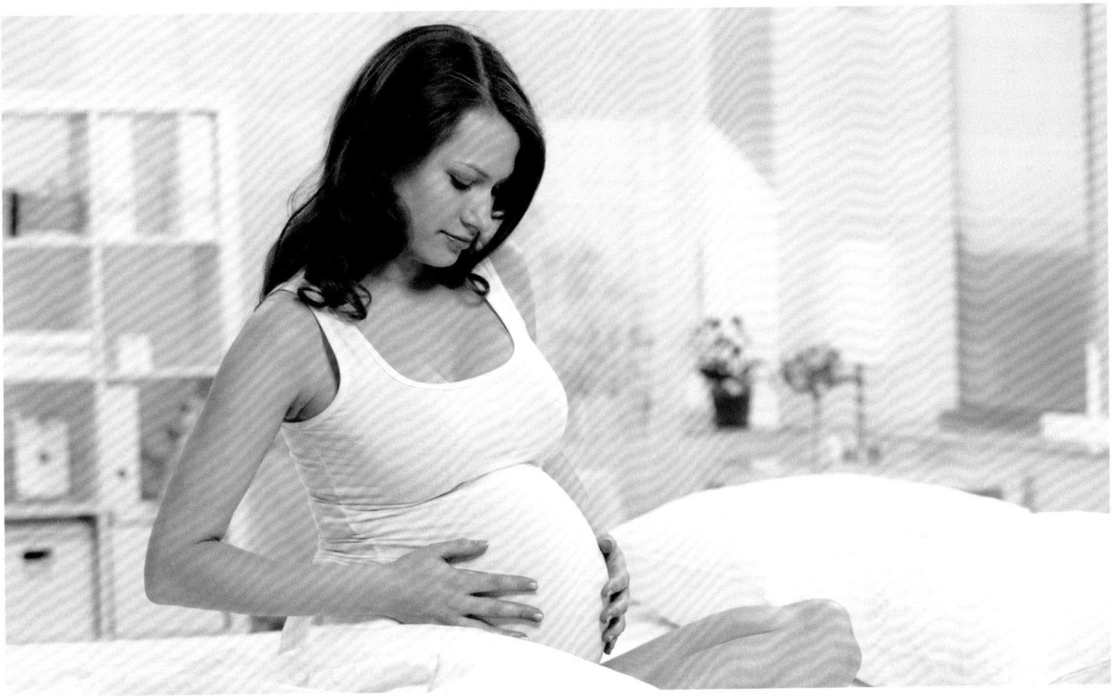

“好孕”叮咛

准妈妈可以遵循医生嘱咐服用维生素C片，同时还应当多吃一些含丰富维生素C的水果和蔬菜，如橙子和西蓝花。

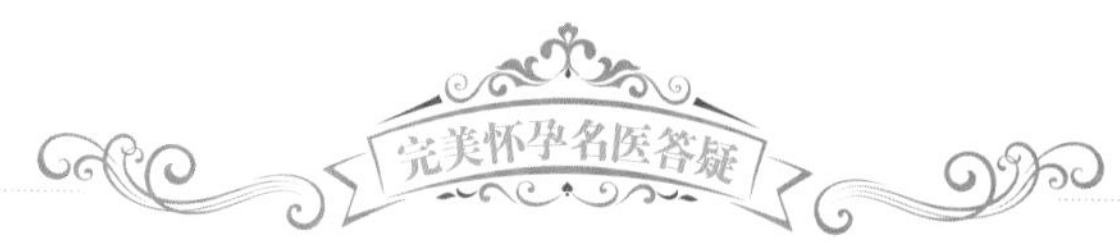

孕8月护理疑难解答

Yunbayue Huli Yinan Jieda

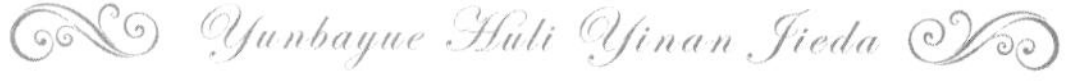

孕晚期还能进行性生活吗

建议准爸爸准妈妈进入孕晚期之后避免性生活。

这一段时间是胎儿发育的最后关键阶段，胎儿生长迅速，子宫增大很明显，对任何外来刺激都非常敏感，而且此时胎膜里的羊水量也日渐增多，张力随之加大，在性生活中稍有不慎，即可导致胎膜早破，致使羊水大量地流出，使胎儿的生活环境发生变化而活动受到限制，子宫壁紧裹于胎体，直接引起胎儿宫内缺氧，引起早产，不利于胎儿的安全。即使在胎膜破裂后勉强保胎，也有可能引起宫腔内感染，使胎儿在未出生之前就饱受了各种细菌的袭击，引起新生儿感染，轻者可以给婴儿后天的发育及智力带来不良影响，重者危及生命。

准妈妈上火该怎么办

孕期上火，不仅影响到准妈妈的情绪和健康，连带着腹中的胎儿也会遭殃。

上火的准妈妈可以多吃一些苦味食物，因为这些食物中含有生物碱、尿素类等苦味物质，具有解热祛暑、消除疲劳的作用。最佳的苦味食物首推苦瓜，不管是凉拌、炒还是煲汤，都能达到祛火的目的。除了苦瓜，准妈妈还可以吃一些苦菜、芥蓝等。

除了多吃苦味食物，准妈妈还要多吃甘甜爽口的新鲜水果和鲜嫩蔬菜。专家指出，甘蓝菜、花椰菜和西瓜、苹果、葡萄等富含矿物质，特别是钙、镁的含量高，有宁神、降火的神奇功效，因此准妈妈应多吃和常吃这些食品。

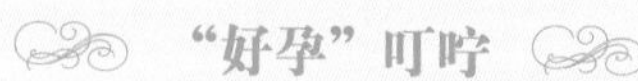

“好孕”叮咛

很多人认为喝牛奶会加重上火，引起烦躁，其实，喝牛奶不仅不会上火，还能解热毒、祛肝火。中医认为牛奶性微寒，可以通过滋阴、解热毒来发挥去火功效。不过准妈妈需要注意的是不要把牛奶冻成冰块食用，否则很多营养成分都将被破坏。

孕期患上痔疮怎么办

准妈妈怀孕以后，逐渐膨大的子宫，会慢慢影响盆腔内静脉血液的回流，使得肛门周围的静脉丛发生瘀血、凸出，从而形成痔疮。所以，痔疮也可以看作是静脉曲张的一种。据统计，约有99%的准妈妈会在孕期受到痔疮的困扰。如果准妈妈在孕期得了痔疮，也不用过于惊慌，一般分娩后即可消除。为了避免痔疮随着孕期而加重，建议准妈妈从以下几个方面来进行改善：

1 多吃富含纤维素的新鲜蔬菜，如韭菜、芹菜、青菜，以利大便通畅。不要吃刺激性的调味品，如辣椒、胡椒、姜、蒜等。

2 平时注意多饮水。晨起后空腹喝一杯500毫升的淡盐水有助于排便。并且要养成每天定时排便的良好习惯。排便后，最好能用温水坐浴，以促进肛门局部血液循环。

3 不要久坐，尤其是不要长时间坐沙发。因为沙发质地软，久坐会加剧瘀血程度，造成血液回流困难，诱发痔疮或加重痔疮。

4 适当增加提肛运动的频率，每天有意识地做3~5组提肛，每组30下。具体步骤：思想集中，并拢大腿，吸气时收缩肛门括约肌，呼气时放松肛门。

"好孕"叮咛

准妈妈千万不要擅自使用痔疮膏，以免不明药物对胎儿产生影响。即使需要手术治疗，也要等到生育之后再做。

怎样减轻假宫缩带来的不适

从本月开始，准妈妈可能会偶尔觉得肚子一阵阵发硬发紧，这是假宫缩，不必紧张。准妈妈可以通过以下的方法来减轻宫缩的不适：

1 改变一下姿势。如果准妈妈一直站立可以稍微躺会儿；若之前一直坐着或卧着，可以起来走走。

2 喝1~2杯水，因为脱水可能会引起宫缩；也可以喝一杯温牛奶。

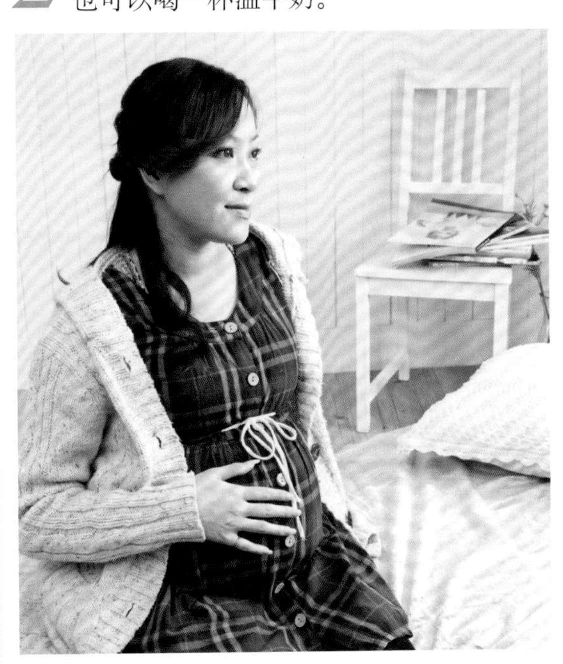

"好孕"叮咛

如果这些措施依旧不能改善宫缩的痛苦，准妈妈可以咨询自己的妇产科医生。如果宫缩频繁，或者有疼痛感时，应立刻休息，必要时应及时去医院就诊。

孕晚期阴道分泌物增多正常吗

很多准妈妈都发现，进入孕晚期之后阴道分泌物明显增多，这个是正常的现象。因为孕期激素水平增加会使分泌物增加，这也是自我保护的情况。孕晚期分泌物特别多，主要是通过润滑阴道使分娩更顺利。

不过阴道分泌物增多会使菌群结构改变，产生细菌增生的场所，容易产生炎症。准妈妈在平时一定要注意清洁，一般用清水清洗阴道就可以了，不要用任何清洗剂。

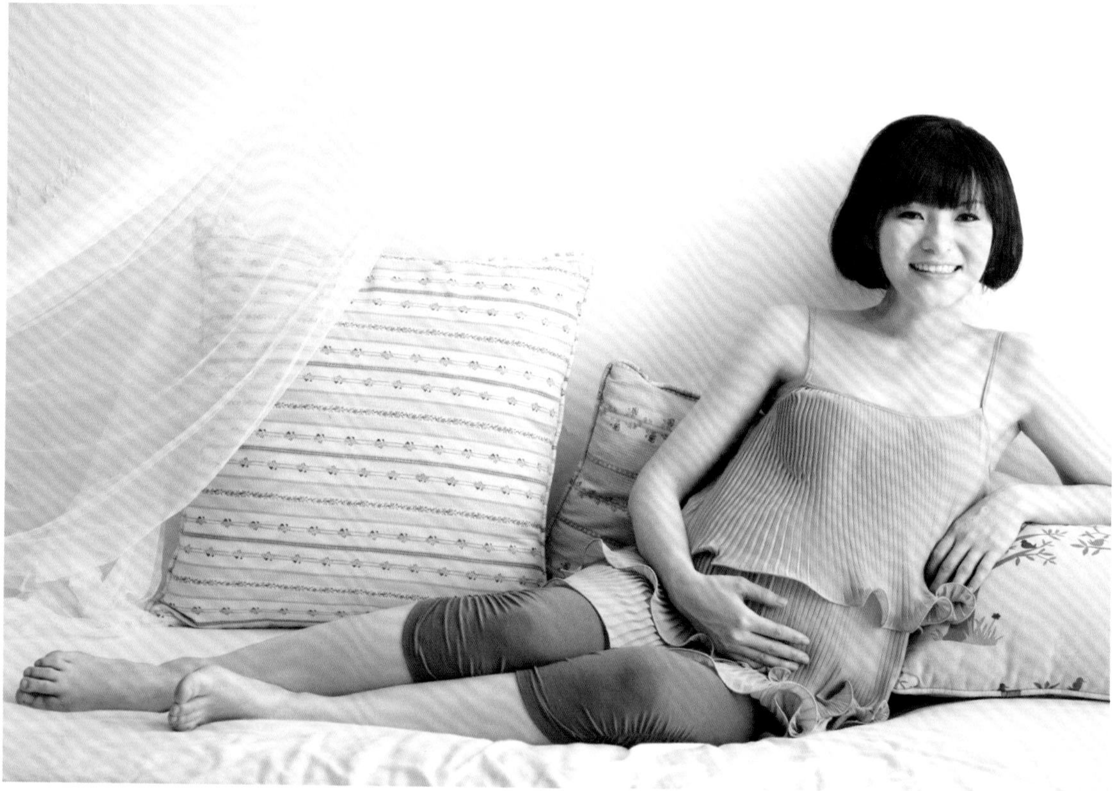

“好孕”叮咛

如果准妈妈阴道有黄绿色的分泌物，或者是豆腐渣一样的分泌物，或者是有臭味、有痛的感觉，就要去医院进行检查了。

产前抑郁

Changqian Yiyu

产前抑郁有什么表现

随着孕晚期的到来，准妈妈由于过于焦虑，比如担心生产过程的痛楚，会否诞下畸形儿等因素，常常会发生产前抑郁。

产前抑郁会对母体及胎儿造成直接的影响。如易造成产程延长、新生儿窒息，产后易发生围产期并发症等，因此要尝试通过各种方法舒解自己的情绪。

如果准妈妈有3种或更多以下症状，并持续2周以上，准妈妈就应该想办法调整了。

1 觉得所有的事情都没有意思、没有乐趣。

2 整天感觉沮丧、伤心，或“空荡荡的”，而且每天如此。

3 难以集中精力。

4 极端易怒或烦躁，或过多的哭泣。

5 睡眠困难或睡眠过多。

6 过度或从不间断的疲劳。

7 总是想要吃东西或根本不想吃东西。

8 不应该的内疚感，觉得自己没有用，没有希望。

准妈妈在孕期对自己的情绪问题要有自觉认识，发现不妙，立刻想办法调节，不要任由不良情绪弥散、蔓延，使之越来越糟糕。

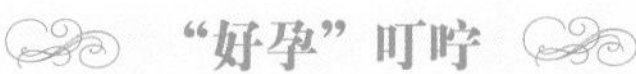

“好孕”叮咛

有不快时，跟亲近的人倾诉一下，尽量让自己轻松起来。因为担心的事目前还没有成为事实，将来是否会成为事实也不会因为现在担心与否而发生改变，所以尽量放宽心，安心享受现在的生活吧。

避免情绪低落影响食欲

如果准妈妈因情绪抑郁而影响食欲时，可尝试通过以下方法提高准妈妈的进食意愿。

1 家人可从准妈妈最喜爱的食物着手，经常做她喜爱吃的食物，让她多吃点。

2 选择密度高、热量高的食物，烹调煮成混合型食物。

3 选择营养价值高的食物，包括肉、鱼、蛋、奶类食物，面制品可减少。

4 从营养学的角度来说，膳食当中的维生素B_1、维生素B_6、烟酸、维生素C、钾、铁和钙是对抗负面情绪的必需元素，而巧克力、奶酪、苹果、香蕉、金针菜、坚果（花生、核桃、松子等）、奶品等则是保持平和心绪的食物。

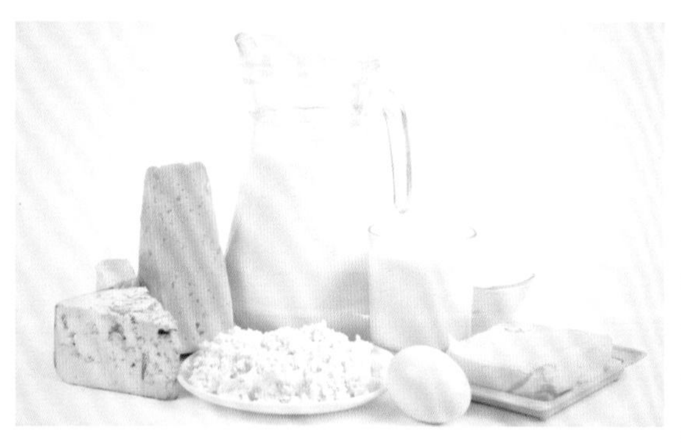

"好孕"叮咛

营造一个良好的就餐环境，可以帮助准妈妈提升食欲，女人生性爱浪漫，准爸爸可以偶尔花心思准备个烛光晚餐哦！

积极调节抑郁情绪

准妈妈感觉抑郁时，应学会向亲友倾诉，并转移注意力，及早走出情绪低谷。

倾诉

自己有压力不要在心里憋着，可以跟丈夫、要好的同事、信赖的朋友或已经有过生育经验的长辈讲讲你的忧虑，尽管有时候可能得不到什么有价值的帮助，但倾诉本身也能让自己轻松不少。如果不愿意跟别人说，可以以日记的形式将自己的情绪写下来，用文字表达，既可以发泄情绪，同时也是对自己的思维进行了一遍整理，很方便自己发现问题，并敦促去改进。

转移注意力

准妈妈如果发现自己情绪有些糟糕，不要任由自己陷溺其中，积极找些事情来做，尽快让自己忙碌起来，如果没什么事可做，就看看书、听听音乐，如看书听音乐，要选择轻松、平和的，能抚慰情绪的种类，避开基调悲伤的。

寻求共鸣

可以跟同样怀孕的准妈妈交流交流心得，或者参加一个怀孕学习班，跟与自己有相同特点的人在一起，能产生更多共鸣，同时找到支持。另外，可以上上育儿网站、育儿论坛等，学习交流也能减少焦虑感。

静坐冥想

冥想胎教可以帮助准妈妈保持愉悦的心情。

做冥想胎教，最好固定一个时间，黎明和黄昏最适合，然后固定一个幽静的环境，稳定地坐下来，头、颈、背舒展挺直，手臂以舒服为准，自然放置，开始冥想。

冥想的内容主要集中在胎儿身上，可以想象胎儿坐在子宫里是什么样子、正在做什么、拥有什么性格、什么模样等。这样的冥想可能激发胎儿的潜意识，并按照准妈妈冥想的样子塑造自己。

刚开始做冥想时，最大障碍是心绪纷乱，这时采用缓慢而深沉的呼吸，把注意力集中在呼吸上，可以帮助准妈妈安静下来，顺利进入状态。准妈妈坐好以后，用鼻子慢慢吸气，边吸气边在心里数数，数到5，开始呼气，数10个数后开始下一个循环。在吸气的时候，让自己感觉气体被储存在腹中，呼气时感觉气体从腹中缓缓溢出。一般用这样的方式反复呼吸1~3分钟，心情就会平静下来，头脑清醒，可以开始冥想了。

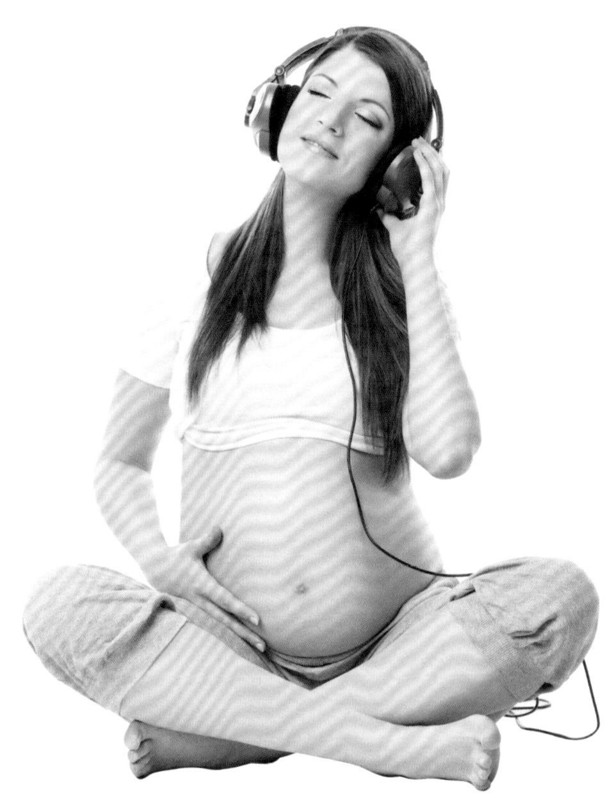

"好孕"叮咛

如果抑郁情绪一直都无法好转，准妈妈要主动跟家人沟通，请家人帮忙寻求专业人士的帮助。

静脉曲张

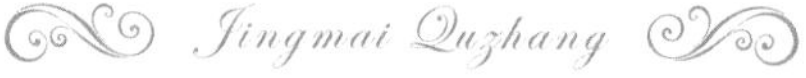

Jingmai Quzhang

静脉曲张的原因

妊娠期准妈妈由于子宫增大、后倾及腹腔内压增高，可对腹腔静脉形成压迫，使静脉内压升高，阻碍下肢静脉回流。加之妊娠中晚期血量增加，活动减少，使得静脉壁变薄，易扩张，尤以下肢浅静脉变化为著。以上因素致使准妈妈在孕期出现下肢及外阴静脉曲张。

轻度静脉曲张不会引起任何症状，当其加重时，会出现沉重感和疲劳感。约有1/3的准妈妈会产生严重程度不等的下肢静脉曲张或微血管扩张。

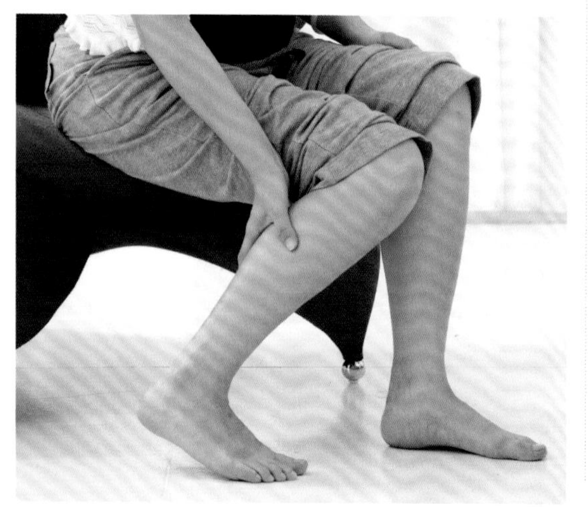

饮食防治静脉曲张

1 建议准妈妈适当吃一些新鲜菠萝。菠萝里含的菠萝蛋白酶，能够分散引起静脉曲张的血纤维蛋白，从而防止血液凝块。

2 准妈妈可以多喝一些新鲜的果汁，特别是用那些红色浆果，例如树莓、黑莓、蓝莓和覆盆子等制作的果汁，有助于防治静脉曲张，因为这些浆果里含有一种会强韧静脉壁的色素。

3 准妈妈可以多吃一些富含维生素E的食物，因为维生素E不足会导致静脉曲张。如葵花子、小麦胚芽、大豆、坚果、绿叶蔬菜、全麦、蛋黄等。

4 不要吃精加工食品，每天至少喝8杯水。最好不要喝茶、咖啡、可乐和太多牛奶，那样不仅会让静脉曲张更严重，还会导致便秘，使痔疮加重。

5 远离酒精。饮用含有酒精的饮料和酒水，会加剧静脉曲张的程度。

防治静脉曲张的生活习惯

1 每天适度温和的运动。坚持锻炼有助于避免过量脂肪堆积、保持良好的血液循环并强韧血管。慢走、游泳都是不错的选择，但要避免过度的有氧运动，比如蹬自行车和慢跑，因为这些会增强腿部静脉的压力，使问题加重。

2 控制体重。如果超重，会增加身体的负担，使静脉曲张更加严重。准妈妈应使妊娠期的体重增加控制在正常范围。

3 不要穿紧身的衣服。腰带、鞋子都不可过紧，而且最好穿低跟鞋。

4 睡觉时尽量左侧卧，避免压迫到腹部下腔静脉，减少双腿静脉的压力。建议准妈妈睡觉时用枕头将脚部垫高。

5 尽量避免长期坐姿、站姿或双腿交叉压迫。休息的时候可将双腿抬高，帮助血液回流至心脏。

6 不要提重物。重物会加重身体对下肢的压力，不利于症状的缓解。

7 避免高温。高温易使血管扩张，加重病情。

"好孕"叮咛

如果准妈妈采取了各种措施后，症状仍没有减轻，就应该及时就医。一般情况下静脉曲张会在分娩后自行恢复，若产后症状仍没有缓解，可采用手术治疗。

选择医用弹力袜，减轻静脉曲张症状

准妈妈可以在医生的指导下，穿着渐进压力式的医疗级弹性袜来减轻静脉曲张症状。

如何选用医用弹力袜

1 选择合适的弹力袜。所谓合适，即穿上后感觉踝部压力最大，小腿次之，膝以上最小，并且不影响膝关节活动，坐下或下蹲时不会起褶，舒适贴身。如果穿上弹力袜后感觉整个袜子的压力基本一致，则为不合适，其弊大于利，不仅不改善血液循环，反而阻碍血液运行。

2 根据病变部位选择袜子的长短。由于妊娠期静脉曲张病变多局限于小腿及踝部，所以一般选择膝长型的袜子即可达治疗目的，个别累及大腿静脉的准妈妈可以选择腿长型弹力袜。

3 注意袜子弹力和压力的大小。妊娠中晚期为预防下肢静脉曲张，应选择低压弹力袜（预防型18毫米汞柱），治疗则用中压（治疗型20~30毫米汞柱），不宜用高压型。

穿袜技巧

1 准妈妈可以将袜子反面朝外，从脚趾开始将袜子套上。

2 在早上起床前穿上袜子，因为准妈妈一旦起床，腿就开始肿胀了。

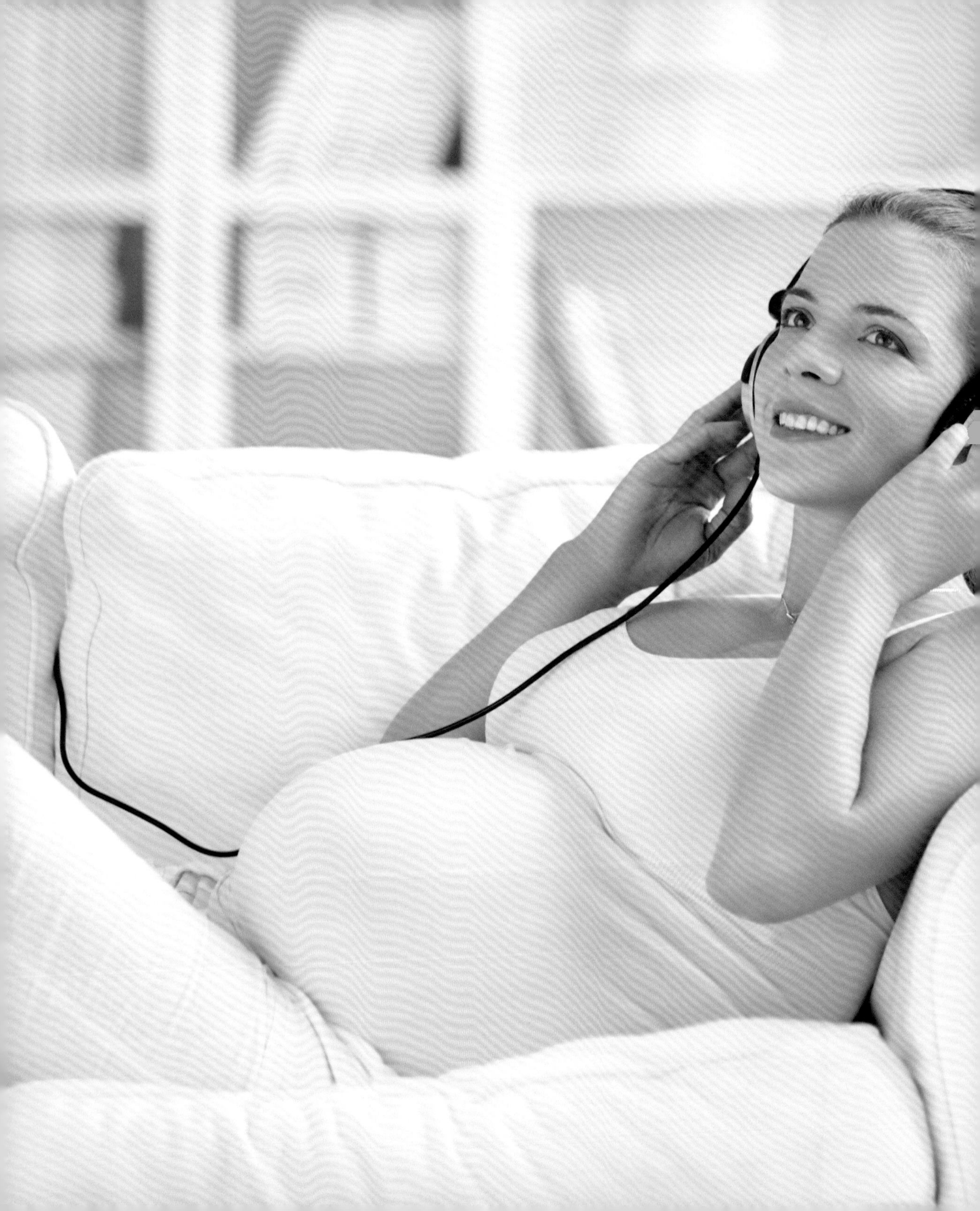

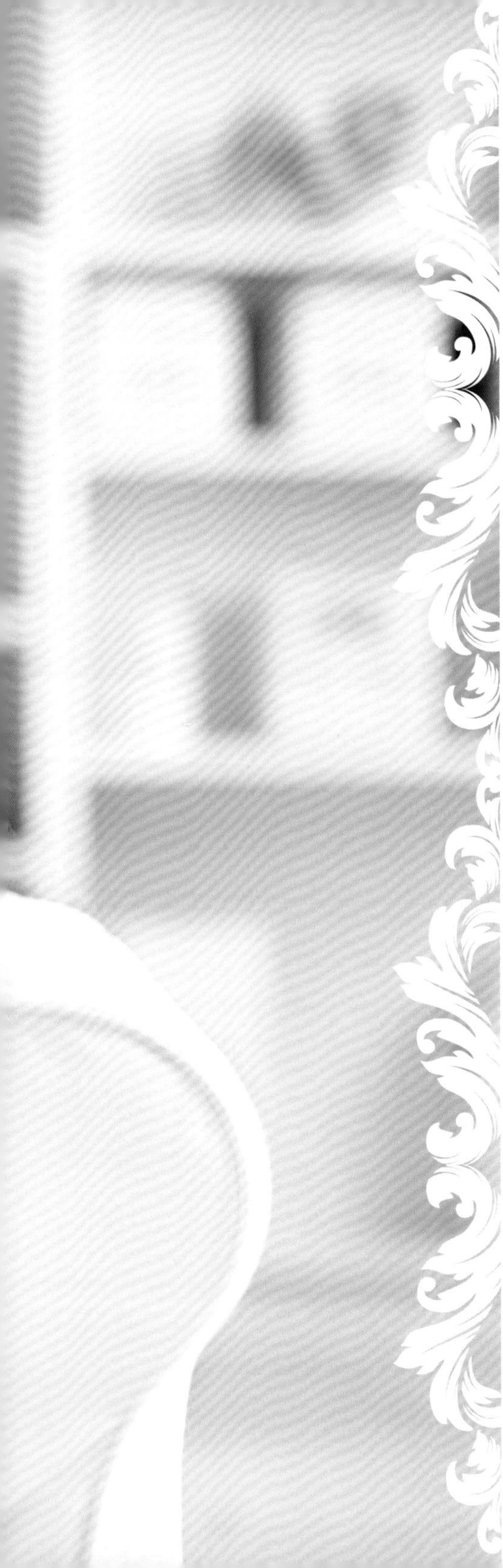

孕九月

加油『冲刺』

离预产期越来越近了，准爸妈可能迫不及待地想与宝宝见面了，想到一个可爱的小人儿很快就会真实地呈现在面前，你是不是既期待又紧张呢？其实胎儿跟你的心情一样，他正在努力生长，加油『冲刺』呢。放松心情，好好享受胎儿在肚子里的最后两个月时间吧！

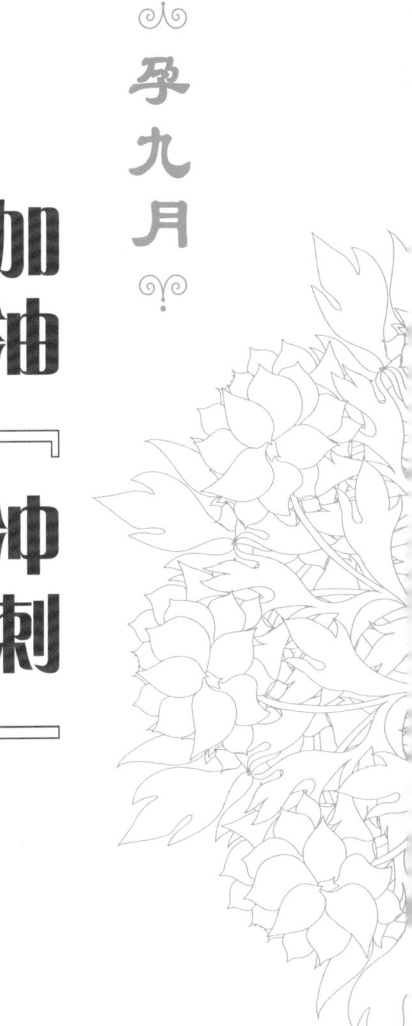

准妈妈和胎儿会发生什么变化

Zhunmama He Taier Huifasheng Shenme Bianhua

第33周胎儿发育

33周的胎儿身长约43.7厘米，体重约2000克，体重仍然在比较快速地增长，皮下脂肪较前段时间大为增加，身体真正变得圆润，皮肤也不再那么红。

有的胎儿现在头发已经非常浓密，也有的胎儿比较稀少，不过这跟日后的发质没有必然联系，不必太在意。另外，胎儿的手指甲和脚趾甲长得盖住了手指头和脚趾头，其尖端通常还没有超过手指头和脚趾头。

胎儿的大部分骨头都在变硬，但是头骨还相当软，没有完全闭合，这有助于顺利通过相对狭窄的产道，生产过程中，宝宝的头部受到强烈的挤压，以至于很多刚出生的宝宝头部看起来呈圆锥形，这是正常的，而且只是暂时的。

生殖器发育也赶了上来，男胎的睾丸从腹腔降入了阴囊，当然也有的胎儿选择在出生当天或者更晚一些时候才让睾丸进入阴囊；女胎的外阴唇已经明显隆起，左右紧贴，可以说胎儿的生殖器发育已接近成熟。

在本周，性急的胎儿头部开始降入骨盆，不过大多数都要在36周以后才会有这样的举动，需要耐心等待。

第33周母体变化

准妈妈的体重现在大约以每周500克的速度增长，增长的量大约有一半都来自于胎儿体重的增加。

因为胎头的逐渐下降，膀胱受到了较严重的压迫，所以准妈妈现在尿意频繁，还可能感到骨盆和耻骨联合处酸痛不适（有的准妈妈还会感到手指和脚趾的关节胀痛），腰痛加重。此时不规则的宫缩次数明显增多了，这是迫使胎儿胎头下降的手段。

产期临近，身体的不适和内心的不安都有所加重，准妈妈现在可能更懒于行动了，不过为了将来分娩有力，还是要坚持适当活动，锻炼肌肉和骨盆，再稍稍坚持一下，你和宝宝很快就会见面了。

“好孕”叮咛

从这一周开始，有的胎儿头部就能浅入盆了，为了帮助胎儿入盆，建议准妈妈尽量放松肚子上的肌肉，并让腹部向前挺，减轻入盆困难，长时间坐立时应尽量让身体向前倾斜，让膝盖低于臀部，这会有助于胎儿的背部转向准妈妈的前面，并向下移动。

第34周胎儿发育

34周的胎儿坐高约30厘米，身长约45.7厘米，体重2300克左右，免疫系统正在发育，以抵御轻微的感染。

胎儿已经准备好了出生的姿势，以头朝下的体位固定下来，大部分胎儿的头部已经下降，紧压在子宫颈口，也有的胎儿会到分娩的时候才入盆。但也有少数胎儿仍然保持着臀位姿势，准妈妈不用过于担忧，按时产检，医生会针对这种情况告诉你对策的。

胎儿的中枢神经系统正在发育，但是肺部现在已经发育得很成熟了。在这个阶段出生的宝宝99%都能够在子宫外成活，而且大多数不会出现与早产相关的长期严重问题，所以应该放松情绪，不要过于担忧生产问题。

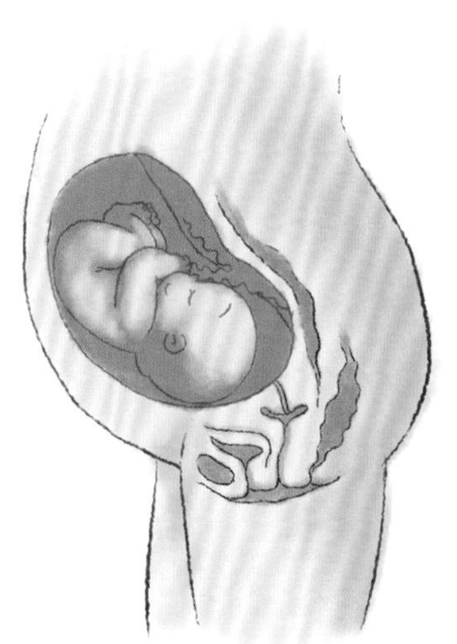

第34周母体变化

准妈妈的身体仍然在一刻不停地为分娩做准备，骨盆和耻骨联合处的肌肉和韧带还在继续变松弛，全身的关节和韧带也都开始变得松弛，外阴变得柔软而肿胀，可能导致腰酸背痛出现或加重，有的还会出现骨盆区及外阴疼痛，需要注意休息，不应该再做较为激烈的运动，因此平时散散步即可。

脚、脸、手肿得比以前更厉害了，脚踝部更是肿得厉害，特别是在温暖的季节或是在每天的傍晚，肿胀程度还会有所加重，准妈妈需要注意休息，让家人帮忙按摩。如果发现手、脸部位突然肿胀得厉害，要及时咨询医生，以便发现并控制妊娠高血压疾病。

若是初产妇，现在胎儿头部大多已降入骨盆，紧压住子宫颈口，经产妇的胎儿入盆时间一般要晚一些，甚至有些胎儿在分娩前才入盆。

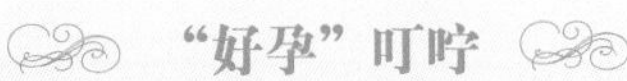

“好孕”叮咛

在天气晴好的日子里，应该将准备好的宝宝所有衣物和用品都事先清洗一遍，衣物应该放在阳光下晒晒，之后再收纳在专门的地方，这可以除去织物中的刺激性成分，并且保持衣物清洁、干爽，建议使用专门的婴儿洗衣液清洗，也可以使用婴儿香皂。

第35周胎儿发育

相比上一周，胎儿变得更大了，他现在重约2500克，从头到脚长约46厘米，接下来的几周里，体内的脂肪还将继续增加，身体圆滚滚的。

由于子宫空间已经太小了，所以胎儿已经不是悬浮着的，而是蜷缩在子宫里面，现在也不怎么爱拳打脚踢了，但是不耐寂寞的时候仍然会有不少小动作，只是幅度小了很多，更多的是蠕动，频率还会跟以往差不多。

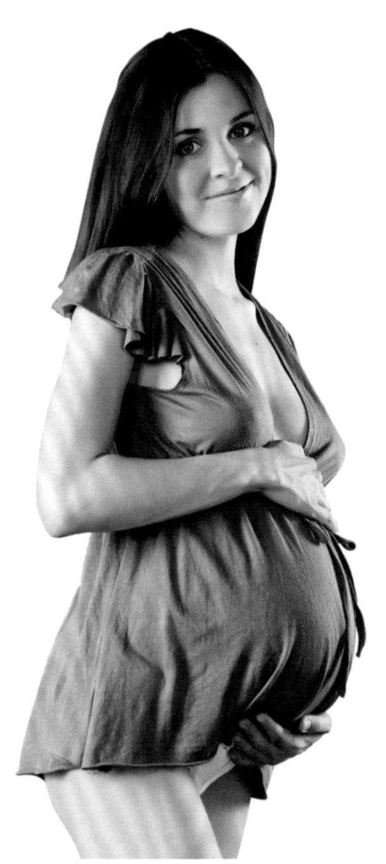

胎儿已经完成了大部分的身体发育。两个肾脏已经发育完全，肝脏也能够代谢一些废物了，神经系统和免疫系统仍然在发育——除了不会哭，从外形到各种能力都基本和新生儿一样了。

第35周母体变化

由于胎儿在逐渐下降，相当多的准妈妈此时会觉得腹坠腰酸，骨盆后部附近的肌肉和韧带变得麻木，甚至有一种牵拉式的疼痛，使行动变得更为艰难。

有的准妈妈对这种胎儿下降带来的坠痛感更为敏锐，所以不适的感觉可能还会逐渐加重，甚至持续到分娩以后，有的还会更长。如果觉得自己有点忍受不住，不要硬撑，向医生说明情况，请求适当的帮助，留更多的精力去做点别的事情。

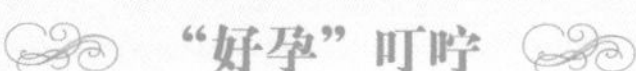

“好孕”叮咛

为什么剪脐带时准妈妈不会感到疼痛呢？这是因为脐带表面没有疼痛神经末梢，因此宝宝出生时，剪断脐带，不会使宝宝和妈妈感到疼痛。脐带一出生就被一种特殊的胶状物质封闭，胶状物中一些自然产生的激素能帮助止血，所以脐带被剪断时通常是没有血的。

第36周胎儿发育

36周的胎儿从头到脚长47厘米多，大约重2700克，体重在继续增加，子宫已经没有继续增大了，所以子宫里的空间只会越来越小，但胎儿还是会自由地做一些小活动，比如吸吮自己的手指、睁眼闭眼等。

覆盖全身的绒毛以及胎脂正在开始脱落，胎儿会和着羊水吞咽掉这些脱落的物质，在肠道里，这些物质会转化成黑色的混合物，这就是胎粪，它将成为宝宝出生后的第一团粪便。由于大部分绒毛及部分胎脂脱落，现在胎儿的皮肤变得细腻柔软，已经很漂亮了。

第36周母体变化

此时，准妈妈的体重增长达到了怀孕以来的最高峰，已比孕前增重11.5~15千克，可能你自己都难以相信，竟然会长胖了那么多，在照镜子时，从侧面看，肚子看上去就像一座山峰一样，做母亲是件多么了不起的事情啊！

虽然肚子已经很大，行动依然有诸多不便，但随着胎儿头部下降到骨盆腔，子宫的重心会再次回到骨盆位置，行走可能没有以前那么困难了，没有了胎儿的压迫，胃部、肺部压力都会有所减轻，所以胃灼热、呼吸不畅的不适感觉正在好转，只是尿频的症状又变得明显了，多上厕所，尽量不憋尿，减少尿路感染的可能。

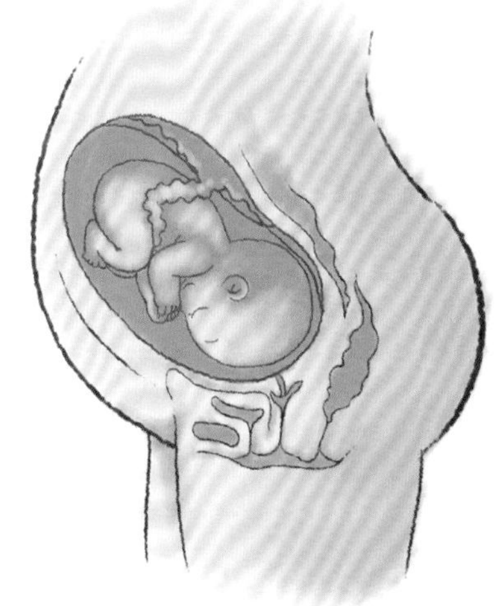

“好孕”叮咛

孕后期发现胎儿较大时应积极配合医生指导控制饮食，如产前确诊为巨大儿，医生会根据准妈妈的骨盆大小、初产还是经产、羊水多少、准妈妈自己的意愿等情况来确定分娩方式。

孕9月应该了解哪些常识

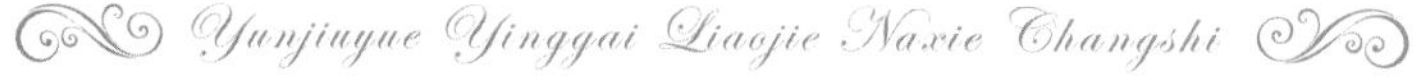

Yunjiuyue Yinggai Liaojie Naxie Changshi

人少的时候去做产检

孕9月需要每两周做一次产检，与上个孕月相同。产检项目均为常规产检以及尿检。

一般医院产科都是上午人多，下午相对人少，如果医生没有要求准妈妈必须上午做产检或需要做特殊检查项目，则不妨安排到人少的下午，减少候诊时间，自己的情绪也能更好些。遇到需要空腹抽血的情况，也可以在下午的时候开好抽血的单子，缴完费用之后，第二天一早来抽血。这样可以避免上午空腹等待抽血的难熬感觉。

产检时请家人陪同。现在的准妈妈行动起来变得笨拙，并且容易劳累，所以不妨娇气一点，让家人陪你去做产检。

“好孕”叮咛

如果准爸爸工作忙没时间陪你去做产检，可以请婆婆、妈妈等人陪同。挂号、缴费可以让陪同人员去做，省时省力。

产检费用报销问题

如果准妈妈已购买生育保险，生产期间产生的费用，如住院费、治疗费、医药费等可按规定向所在单位或当地社保部门申请报销。

按规定，生育女职工产假满30天内，由用人单位或街道、镇劳动保障服务站工作人员携带申报材料到区社会劳动保险处生育保险窗口办理待遇结算；工作人员受理核准后，支付生育医疗费和生育津贴。

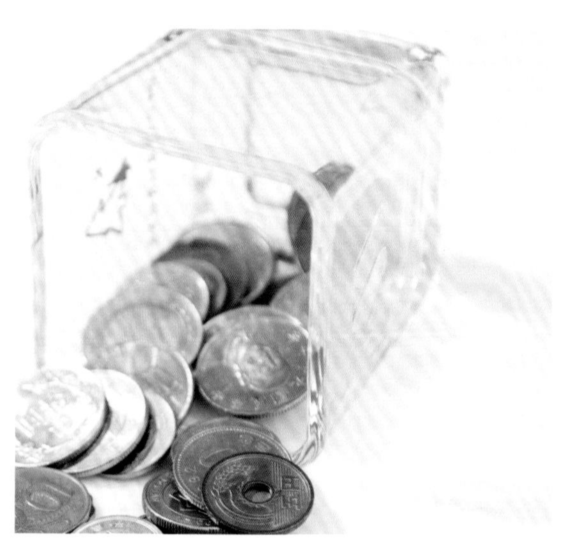

分娩方式取决于三大因素

产道因素

产道最容易出问题的一段是骨盆，骨盆在怀孕后会持续变得松弛，以利于胎儿的娩出，不过只有骨盆形态正常，骨盆最小横径也能允许胎儿头部通过，才能顺产。如果在最后一次产检时，骨盆仍然达不到要求，就需要考虑放弃自然分娩。

一般来说，骨盆偏小的准妈妈自然分娩的可能性偏小，但是骨盆偏大也不太好，因为胎头在其中难以固定，分娩时方向会发生偏差，也容易有危险，需要看情况再定。

另外，宫颈的扩张能力也有影响，如果宫颈弹性较差，可能在分娩时不能顺利扩张，也需要考虑剖宫产。

产力因素

分娩是很消耗体力的，需要精力足够、肌肉力量足够。如果准妈妈孕期营养缺乏、运动锻炼也较少，腹壁肌肉松弛无力，骨盆肌肉紧张，那么很可能无法顺产。

另外，有的准妈妈前一胎是剖宫产，而且子宫切口是纵向或者剖宫产后不足2年再次分娩，尽量不要选择自然分娩，以免旧的子宫切口崩开。

胎儿的情况

胎儿自身的情况有时候也不适合自然分娩，比如臀位、严重的脐带绕颈、多胞胎、巨大儿等，自然分娩容易发生危险，医生就会建议考虑剖宫产。

除了以上3个客观因素，还有一个看似不重要，其实却对分娩方式有着极大影响的主观因素，那就是准妈妈的心理状况。

坚强、理智、有自信的准妈妈在这方面做得比较好，比较娇气的、对疼痛耐受力差、容易紧张的准妈妈则较难完成这个任务。

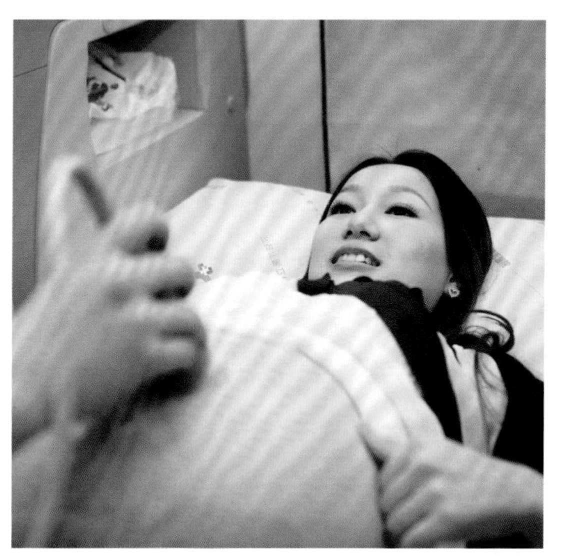

“好孕”叮咛

身体条件不允许的时候，准妈妈不要坚持自然分娩，以免给自己、胎儿、医护人员都带来麻烦。

孕9月营养疑难解答

Yunjiuyue Yingyang Yinan Jieda

准妈妈多吃水果也有危害

水果虽然香甜可口，营养丰富，食用方便，但是，大部分水果的铁、钙含量都较少，如果准妈妈长期拿水果当正餐吃，容易患上贫血。

近年来临床发现，准妈妈过量食用水果除容易引发高脂血症外，还有导致妊娠期糖尿病上升的趋势。妊娠期糖尿病是指一些准妈妈孕期糖代谢异常，导致血糖升高，通常在产后两个月内恢复正常。它的发病原因多数是因为饮食不当，过量吃水果是最大诱因。妊娠糖尿病如不及时控制，首先影响准妈妈健康，部分妊娠糖尿病患者在5~10年后可转变成2型糖尿病，还容易引发孕期感染、流产、早产、死产及羊水过多；其次对孩子生长发育有严重危害，血糖高的准妈妈容易使胎儿巨大，导致分娩困难，增加难产、产后出血发生的概率。

一般水果含丰富的碳水化合物、水分、纤维素以及少量的蛋白质、脂肪、维生素A、B族维生素和矿物质，但是，粗纤维素含量及其特殊营养成分不如根茎绿叶类蔬菜，并缺乏维生素B_{12}，所含的氨基酸也不全面。长期依赖水果作为唯一的营养来源会产生不少弊病，如贫血等，尤其对准妈妈来说尤为突出。营养专家建议，要吃各种不同种类的食物，以摄取不同的营养素，才能达到营养的均衡。

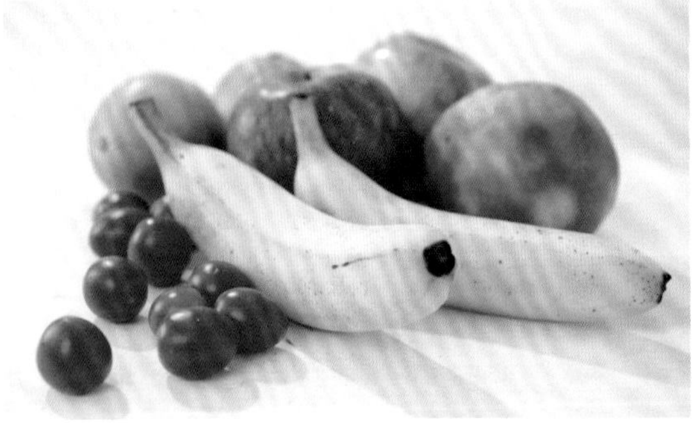

“好孕”叮咛

准妈妈不能把水果作为主食，应该遵循时令而多样化地选择鲜品。水果每餐1~3个，蔬菜日摄入量400克，其中绿叶蔬菜应占1/2。

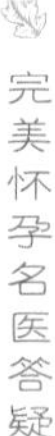

为什么不需要额外补充维生素

准妈妈切勿盲目地补充营养素制剂，以免对胎儿造成不利影响。过量的营养素反而会影响胎儿和准妈妈的健康，比如，镁可促进神经管发育，减少神经畸形发生，但过量可能影响胎儿肌肉的正常发育；维生素A可维持皮肤、黏膜等上皮细胞的完整性，促进机体的生长发育，但准妈妈过量摄入会对发育期胎儿四肢和骨骼的生长造成长期损害，出现畸形，如兔唇、脑积水和严重心脏缺陷等。

虽然准妈妈应比一般人多服用些维生素来保证母体和胎儿的需要，但不能没有限制地大量摄入，更不能以药代食，只要在日常生活中经常摄入维生素含量丰富的食物即可。

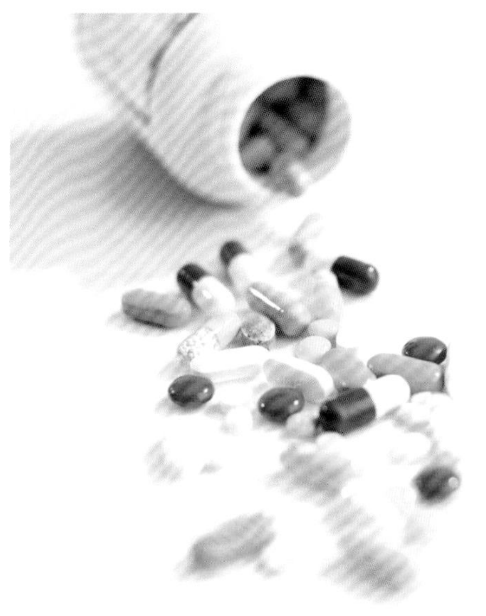

适当吃些粗粮有利于通便

准妈妈在孕期容易发生便秘，适当吃些粗粮，可以帮助通便，减轻便秘的烦恼。

粗粮中含有精制粮食中流失掉的B族维生素，可以让准妈妈摄入更全面的营养。尤其是维生素B_1，跟人体物质和能量的代谢密切相关，对于提高准妈妈的食欲，促进胃肠道的蠕动和消化功能的加强，都非常有益处。所以，准妈妈在孕期适当吃些粗粮，不仅可以帮助通便，对准妈妈及胎儿的健康也非常有益处。

不过，粗粮虽好，吃多了却也对准妈妈的健康不利。因为粗粮中含有比较丰富的纤维素，而摄入过多的纤维素，可能影响到人体对脂肪、微量元素的吸收。比如，燕麦吃多了会影响铁和钙质的吸收，缺铁或缺钙的准妈妈就必须十分注意。

所以，准妈妈在吃粗粮的时候要注意方法，不要和补钙、补铁的食物一起食用。中间最好隔上40分钟左右。

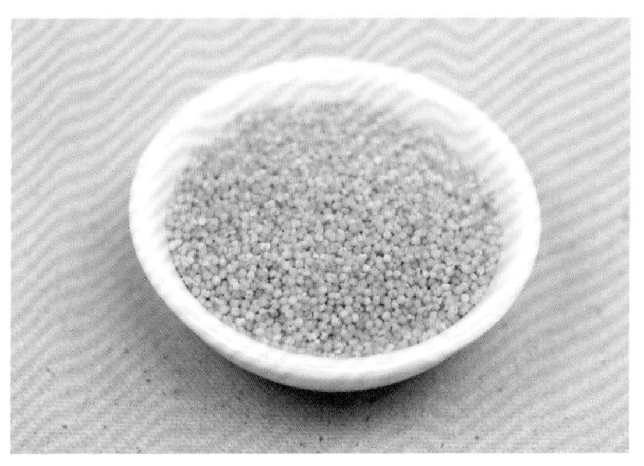

胎儿偏小是因为营养不足吗

不能听到胎儿偏小就开始大补特补，胎儿偏小是产检中可能得出的一个判断，其原因有很多，有的是由于准妈妈营养不良造成的，但也有的是遗传，有的是脐带过度扭转或胎盘功能不全或胎儿营养吸收不良造成的，妊娠期糖尿病、妊娠期高血压也有可能导致胎儿偏小。如果拼命补充营养，可能走上另一个极端，就是形成巨大儿，造成难产或者使身体负担加重，引起更大的风险。

胎儿偏小的时候，准妈妈可以先检查一下自己的体重和饮食结构，如果体重增加正常，没有明显低于平均水平，而饮食结构也很合理，蛋白质、碳水化合物、维生素、矿物质都有足够的摄入，那么此时是不需要再额外增加营养的，只要维持本来的标准即可。

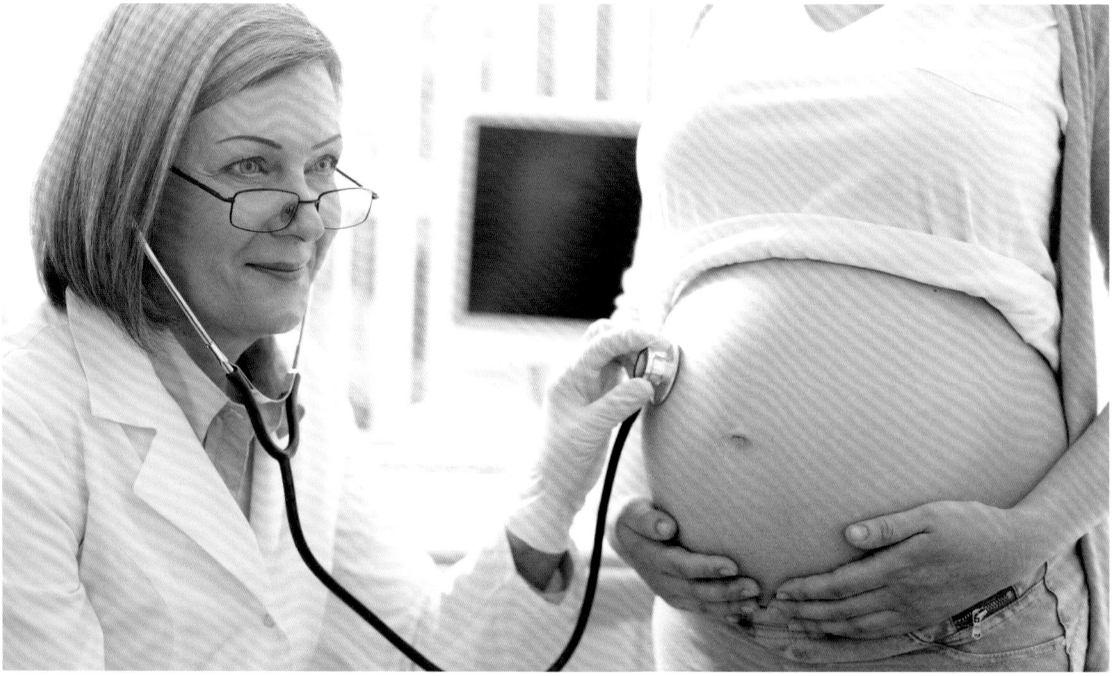

“好孕”叮咛

如果准妈妈的体重确实增加偏少，也比较偏食，有的食物种类没有足够的摄入，就需要调整下饮食结构，增加高营养食物，如孕妇奶粉等。当然，增加多少、怎么增加也要听从医生嘱咐。

孕9月护理疑难解答

Yunjiuyue Huli Yinan Jieda

即将临产，准妈妈要做哪些准备

准妈妈的产期眼看着就要临近了，都需要做哪些准备呢？让我们一起来看看吧：

1 联系好住院事宜。为了防止医院妇产科的床位紧张，准妈妈必须要提前联系好住院事宜，那样才能有备无患。

2 确定好去医院分娩的路线和交通工具。分娩的时间很难预测，必须准备一个万全之策，准爸爸准妈妈一定要在之前就设计好去医院的几种方案，以便在要紧关头准妈妈能顺利平安地抵达医院。

3 按时做产检。一般到了孕晚期，产检的次数会变得频繁，准妈妈一定要坚持按时去产检，关注每一次检查的结果，以便及时发现异常，及时解决。

4 准备好待产包。准妈妈要把之前准备好的物品装包，放在随取随用的地方，方便入院后取用。

5 准妈妈要经常按摩身体。按摩可以刺激身体皮肤内的神经末梢，增进血液循环，缓解肌肉疲劳。对于做不到的地方可以请准爸爸帮忙。

6 随身携带通信工具。孕晚期准妈妈不要单独一个人外出，如果一定要单独外出，手机一定要随身携带，以防有紧急情况出现的时候好与家人取得联系。

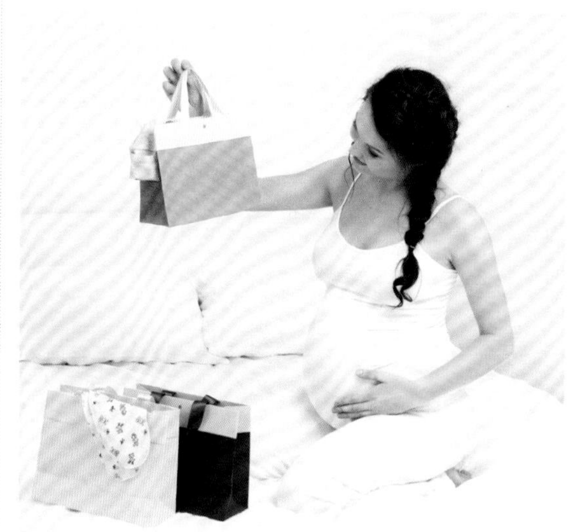

“好孕”叮咛

准妈妈要多阅读孕产相关图书或参加产前培训班，全面客观地了解分娩，保持轻松和自信的状态，迎接宝宝的降生。

胎头什么时间开始入盆，会有什么感觉

一般情况下，在本月的第一周或者是第二周，胎儿的头部就能入盆了。不过，胎儿的入盆时间也因人而异，晚的可能会在孕37~38周入盆，还有的可能直到开始生产前都不会入盆。不过即使胎儿早早入盆，也不意味着准妈妈就会提前生产。

胎头入盆的时候，由于胎头下降，压迫到了膀胱，准妈妈会觉得尿意频繁，还会感到骨盆和耻骨联合处酸痛不适，不规则宫缩的次数也在增多。这些都表明胎儿在逐渐下降。

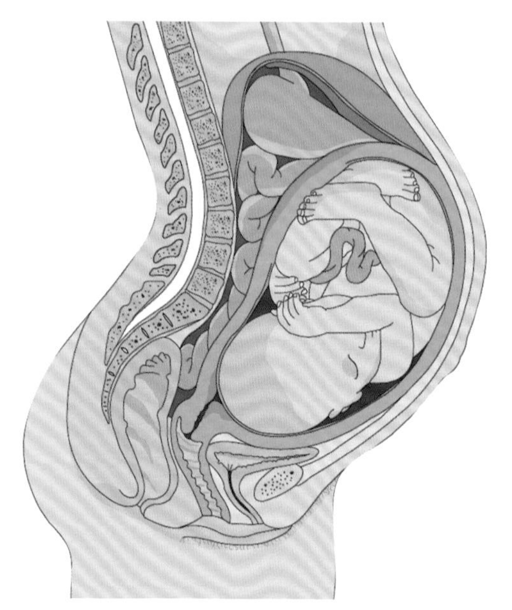

孕晚期为何总感觉心慌气短

进入本月之后，很多准妈妈都会有这样的感觉：平时不觉得怎么累的动作，现在做了心就会扑通扑通地跳，大口喘粗气，即所谓的心慌气短。这是由于在妊娠过程中，为了适应胎儿的生长发育，准妈妈循环系统发生了一系列变化。

妊娠晚期，准妈妈全身的血容量比未孕时增加40%~50%，心率每分钟增加10~15次，心脏的排出量增加了25%~30%，也就是说心脏的工作量比未孕时明显加大。另外，妊娠晚期由于子宫体增大，使膈肌上升推挤心脏向左上方移位，再加上准妈妈体重的增加，新陈代谢的旺盛，更加加重了心脏的负担，机体必须增加心率及心搏量来完成超额的工作。通过加深加快呼吸来增加肺的通气量，以获取更多的氧气和排出更多的二氧化碳。正常的心脏有一定的储备力，可以胜任所增加的负担。

因此，准妈妈一旦发生心慌气短，不必惊慌，休息一会儿即可缓解，也可侧卧静睡一会儿，注意不要仰卧，以防发生仰卧位低血压综合征。

怎样解决尿频、尿失禁的烦恼

进入孕晚期，准妈妈的排尿次数明显增加，1~2小时排尿一次，甚至更短。这种现象就叫孕晚期的尿频现象。除了排尿次数增多，还有些准妈妈可能会由于骨盆底肌肉呈托力差而出现压力性尿失禁。压力性尿失禁也是孕晚期一个正常且常见的生理现象，如果准妈妈有大笑、咳嗽或打喷嚏等增大腹压的活动则更是不可避免地会发生压力性尿失禁。如果准妈妈想要避免这种尿失禁的尴尬现象，可以参照以下建议：

1 使用卫生巾或卫生护垫，避免关键时刻出现尴尬情形。

2 千万不要为了避免压力性尿失禁而尽量少喝水，这么做只会导致更大的麻烦——便秘。

3 常做骨盆放松练习，这有助于预防压力性尿失禁。做骨盆放松练习前应咨询医生，如果有早产征兆，就不要做了。

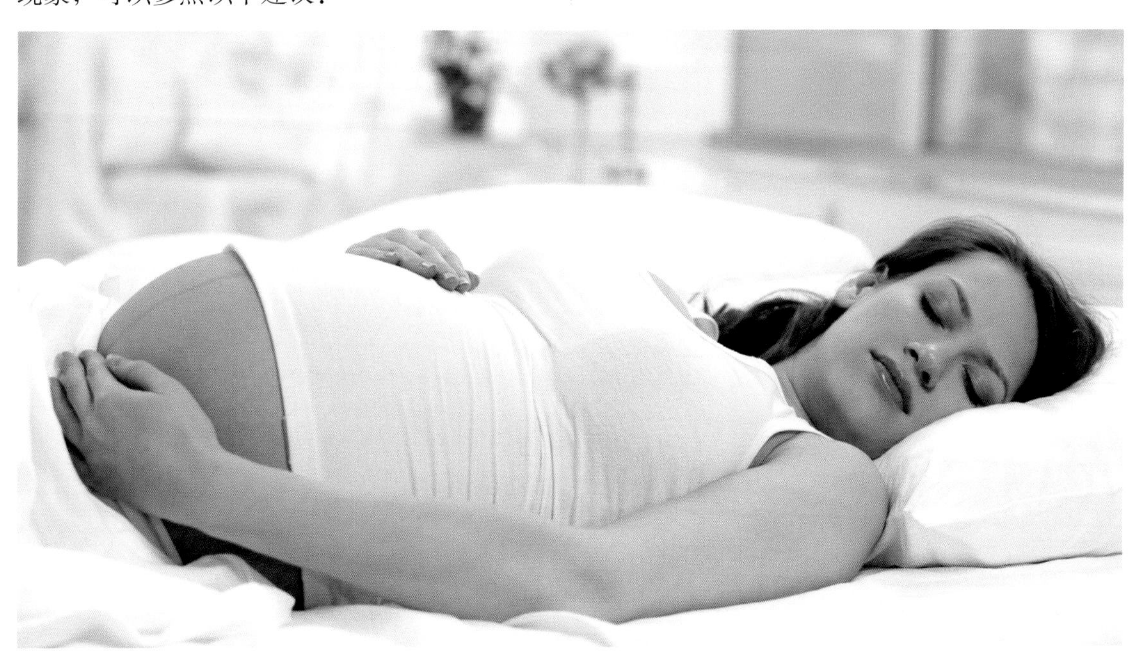

“好孕”叮咛

孕晚期尿频是正常的生理现象。在有尿意的时候，准妈妈千万不要憋着，应立即去卫生间。

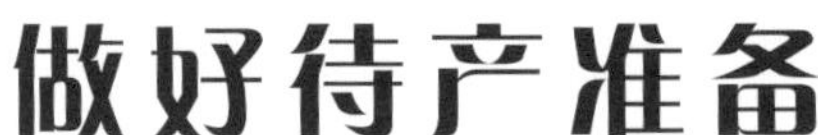

做好待产准备

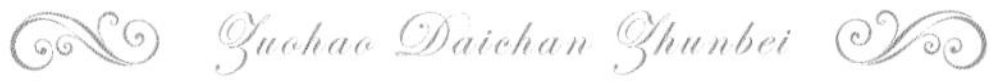

Zuohao Daichan Zhunbei

准妈妈的待产包里需要放哪些东西

准妈妈的待产包需要提前做好准备，那样无论什么时候宝宝要降生了，都可以立刻拎起包包去医院。

妈妈用品

洗漱用品：包括牙具、梳子、小镜子、护肤霜、洗浴用品以及毛巾等。毛巾可备2~4条，分别用于擦身、清洁乳房、清洗下身、擦脚等。毛巾不要混用，最好是不同花色的，便于区分用途。

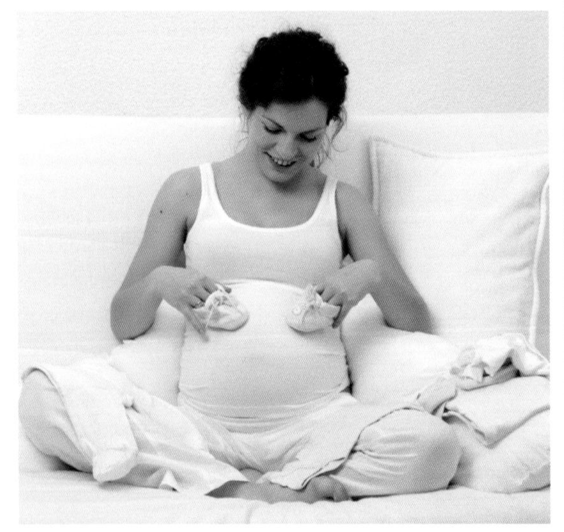

哺乳内衣：可准备2~3件，便于换洗。最好临产时买，尺寸可比当时胸围稍大些。

内裤：备4~5条，产后恶露多，需要随时更换，最好多带几条。

宽松的外衣裤以及睡衣：可准备2~3套。产妇容易出汗，建议穿吸水性好的纯棉质衣服，并勤换洗。

拖鞋、袜子：各1双。底儿不要太薄。冬天要准备包脚后跟的棉拖，以免受凉。袜子可根据季节选择保暖性好一些的。

卫生巾、卫生纸：可自带，也可在医院购买。卫生巾一般需要准备2~4包。最好准备夜用加长型的卫生巾，或者产妇专用型卫生巾。卫生纸建议准备长卷的卫生纸，而不是普通的小卷纸。

食物与餐具：可带红糖、巧克力等食品。巧克力可用于生产时增加体力，红糖用于产后补血。另准备好饭盒、筷子等餐具。最好备一个有弯曲吸管的水杯，准妈妈可以直接躺着喝水、喝汤。

需要选购哪些宝宝用品

宝宝马上就要到来了，对于准爸爸准妈妈来说，内心充满着激动和幸福。10个月的日夜盼望和呵护，马上就要变成现实了。不过在高兴的同时，也要为宝宝的到来做好充分的准备。很多准爸爸准妈妈在给宝宝准备用品的时候显得有些手忙脚乱：小衣服要买多少？除了衣服、被褥外，还要准备点什么？妇婴专卖店里那些设计周到、用途多多的新品到底有没有必要买？ 下面给准爸妈列一个宝宝用品选购方案，以供参考：

1 吃。带奶嘴的奶瓶2~5个，喂水、喂药、喂奶（母乳不足时）时用；奶瓶刷子1~3把；小勺子2~3个；喂奶巾2~3条，柔软的棉织物不易伤着宝宝的脸蛋；小围嘴2~5条，以便吃奶喝水时不弄脏和弄湿衣服；奶粉1包，以备母乳不足之需。

2 穿。宝宝皮肤嫩，衣服最好全部选用柔软的全棉制品，可以水洗，不褪色。贴身衣服2~5套，和尚袍、连体服，最好不要腰上有松紧的；保暖衣服2~3套；外出服2~3件（冬天需棉服2套）；护脐带1~2条；手套脚套1~3套；帽子1~2顶；抱毯1~2件；袜子3~5双。另外要提醒的是，很多医院会提供新生儿的衣服、被褥、小帽子等，准爸爸准妈妈最好事先问清楚，不要买重了。

3 睡。童床1张，最好选用无毒无味的；睡袋1个；小棉被1套；蚕沙枕套1个。让宝宝单独睡的利大于弊，宝宝不用从准爸爸准妈妈鼻子底下抢氧气，准爸爸准妈妈睡觉也不用担心压着宝宝，可以从小培养孩子的独立性。

4 洗。小脸盆2~3个，宝宝洗脸、洗屁股，甚至洗尿布，都应有个专用盆，不要混用；小毛巾2~5条，平时擦洗时用；浴盆1个；浴巾1~3条；浴架1个；按摩油1瓶；婴儿沐浴露1瓶；婴儿洗发水1瓶；婴儿护肤霜1瓶；医用消毒酒精1瓶，为肚脐眼消毒。

5 用。纸尿裤1~2包；湿纸巾1包；爽身粉1盒；可换洗的尿布1包；大的隔尿垫2~4张；奶瓶消毒锅1个；指甲刀1把；体温计1个；室温计1个。

“好孕”叮咛

没有经验的准爸爸准妈妈在给宝宝准备用品时，最好事先列出一张清单。购买时的重点，必须适应宝宝的成长速度，因而在购买物品时，一定要考虑到弹性、安全性和实用性。建议准爸爸准妈妈带着购物清单出门，按照清单一样一样挑选，千万不要只听营业员的甜言蜜语，而忘了自己本来的计划，买了一堆不实用的东西，造成浪费。

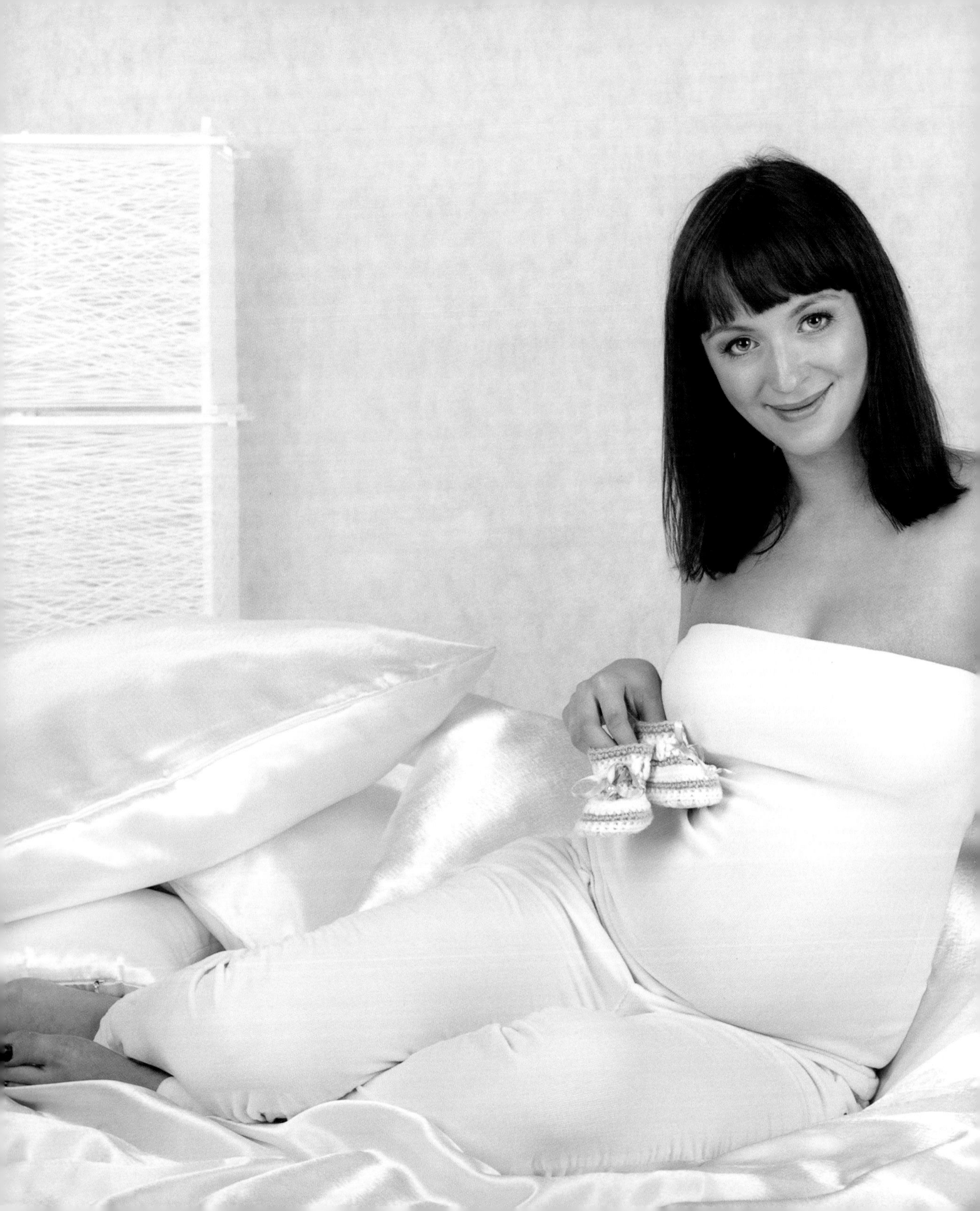

孕十月

瓜熟蒂落

就要生产了，在这个月，准妈妈最重要的任务就是放宽心，静静等待宝宝的到来，因为到这个月，胎儿已经足月了，这意味着宝宝现在已经发育完全，为他在子宫外的生活做好了准备，准妈妈不要患得患失：担心分娩时会有意外发生，担心自己无法承受分娩的疼痛……这些在现代发达的医疗技术面前，都不是事儿。

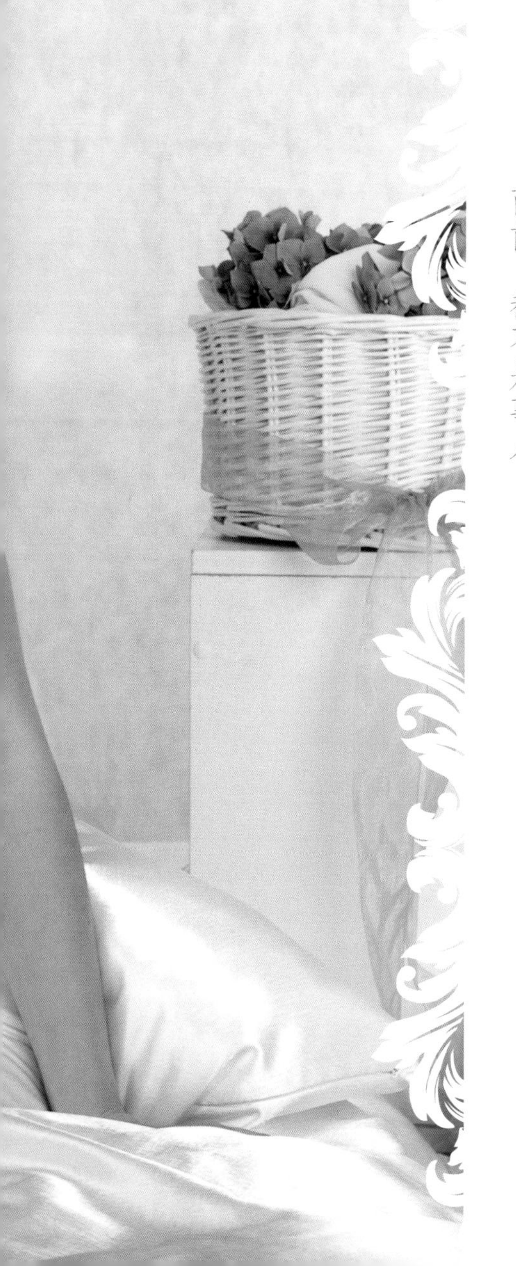

准妈妈和胎儿会发生什么变化

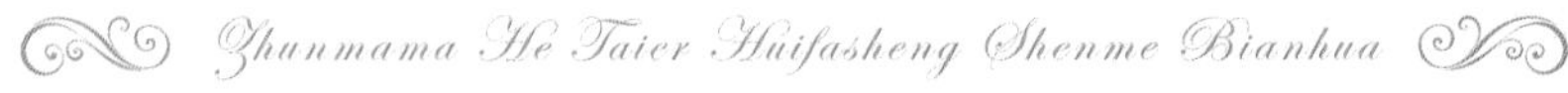

Zhunmama He Taier Huifasheng Shenme Bianhua

第37周胎儿发育

37周的胎儿重约3000克，从头到脚长约48厘米。

覆盖在胎儿身上的胎毛和胎脂快要脱落完了，身体显得光滑。有的胎儿的头发又长又密，有3~4厘米，也有一些宝宝出生时几乎没有头发，或者只有淡淡的绒毛。

胎儿基本上已经发育完全，大脑内部的神经纤维也基本上发育成熟，手、脚的肌肉变得发达，骨骼也变硬了，能够有力地抓握和踢腿。但在分娩信号来临之前，宝宝还会一直待在子宫内，并且继续囤积着脂肪。

到这一周末，胎儿就足月了（在满37~42周出生的宝宝被称为足月宝宝），大部分胎儿现在都是头朝下的姿势，这是顺产的最理想姿势。

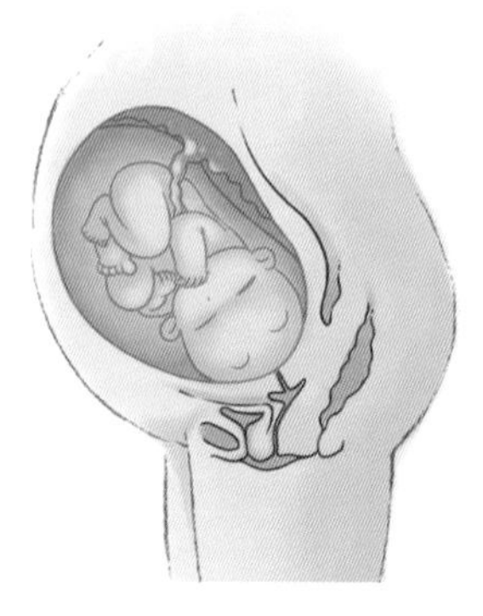

第37周母体变化

离预产期越来越近了，准妈妈常常会有一种要生了的感觉，比如感觉到突出的肚子逐渐下坠，下腹部有坠胀感，这是因为胎儿的头部下降，牵拉了宫颈，所以觉得胎儿好像就要掉出来了似的。

现在，宫缩比上周更加频繁，如果没有破水、见红这样的症状，这可能只是“演练性”宫缩，也就是说，仍然是假性宫缩，并不是临产宫缩。假性宫缩时，会感觉子宫收缩变硬，持续大约30秒钟后再松弛下来，这种收缩感觉不到疼痛，但频繁的宫缩会不舒适，当正常宫缩时断时续进行一整天或一整晚后，临产宫缩可能就来临了，要做分娩的准备。

此时，子宫分泌物增多，你会发现从阴道排出的黏液越来越多，有的准妈妈子宫口会提前张开，如果发现阴道黏液中伴有一点红色的血，这可能是见红了，表示分娩就要开始。

第38周胎儿发育

38周胎儿体重可能达到了3100克左右，长48~49厘米，已经足够胖了。

这一周，胎儿的器官已经发育完全，并各就其位，他的肺部和大脑已经足以发挥功能了，但是它们还将在出生后继续发育，直至成熟。

胎儿本身的免疫系统已经建立，不过还不十分成熟，为了补偿这种不足，胎儿可以通过胎盘和哺乳接受来自母亲的抗体，从而抵御一些像流行性感冒等感染。

胎儿的抓握已经很有力了，在他出生之后，如果你用手指碰触他的小手，他很快就会紧紧地抓住。

第38周母体变化

这一周，准妈妈会更明显地感到小腹坠胀，胎儿入盆对直肠和膀胱的压迫加重，表现为尿频、便秘更明显，同时，阴道分泌物还在增多。

有的准妈妈会在此期出现没有规律的阵痛，只要稍加运动，阵痛就会消失，而临产前阵痛有规律性，其规律性可能由20分钟痛一次，渐渐变为15分钟，甚至到8分钟或6分钟痛一次，疼痛的时间相应会越来越长，且不论用任何方式都无法缓解，要注意区分。

当有规律的阵痛来临时，准妈妈最好先平躺，并用手表或时钟测量阵痛的间隔时间，一旦发现阵痛为6分钟或8分钟痛一次时，就应准备前往医院待产。

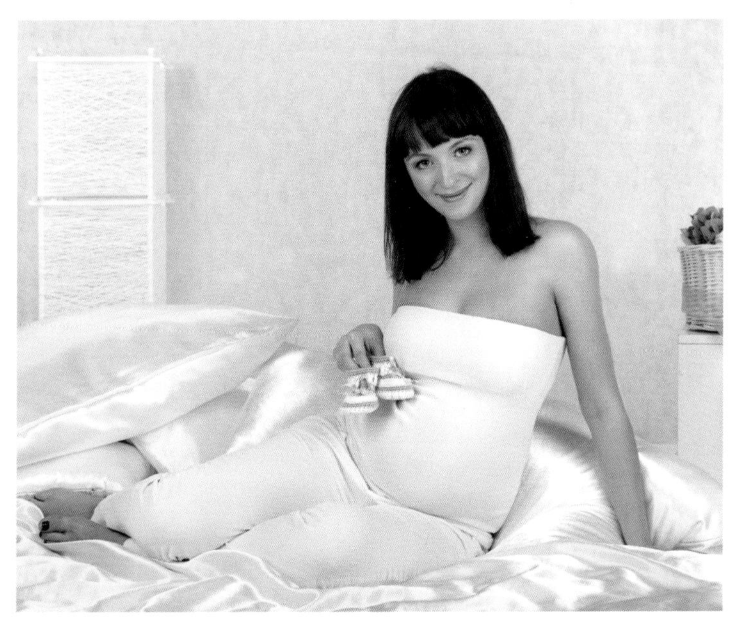

“好孕”叮咛

怀孕38周虽然已足月，但如果宝宝没有“发动”的意思，准妈妈最好不要人为地“请”他出来，耐心等待，尽量让宝宝自己决定什么时候出生。剖宫产有其手术指征，建议不要随便择日剖宫，应咨询医生。

第39周胎儿发育

39周的胎儿已经有51厘米长，重约3200克，男孩往往比女孩稍微重一些，胎儿已经准备好来到这个世界上了!

如果没有出生，胎儿的脂肪层还将继续加厚，足够厚的脂肪层可以帮助他在出生后保持体温。

胎儿皮肤的颜色开始从粉红色变成白色或蓝红色，外层皮肤可能正在脱落，取而代之的是里面新的一层皮肤，这也是你看到新生儿有点脱皮的原因。

如果一切顺利，胎儿的头部已经固定在骨盆中了，不要担心，这并不是说他的头被生生卡住了，除了不能退回子宫，他其实还是可以自由地左右摆动脑袋的，他的头很软，头骨没有完全固化，分娩时虽然会被挤压，但不会影响头型，出生后几天内就能自然地恢复成圆形。

接下来的一段时间里，胎儿将会继续从血液和羊水里吸取生存最重要的物质——抗体，它能够为胎儿提供免疫力来对抗许多疾病，出生后，宝宝继续通过乳汁来获取抗体。

第39周母体变化

此时，分娩在即，是一段“痛并快乐着”的日子，身体负担很重，行动也很艰难，下肢会有肿胀，下腹部有坠痛感，这一切都在提示准妈妈注意休息，补足精神，耐心等待。

分娩前24~48小时，准妈妈一般会发生分娩前的“见红”，具体特征是从阴道排出少量血性黏液，称见红，不过，见红也可能持续几天，每天有少许排出，也可能一下子突然见红。如果见红量较多，超过平时月经量，要立即与医院联系，及时待产。

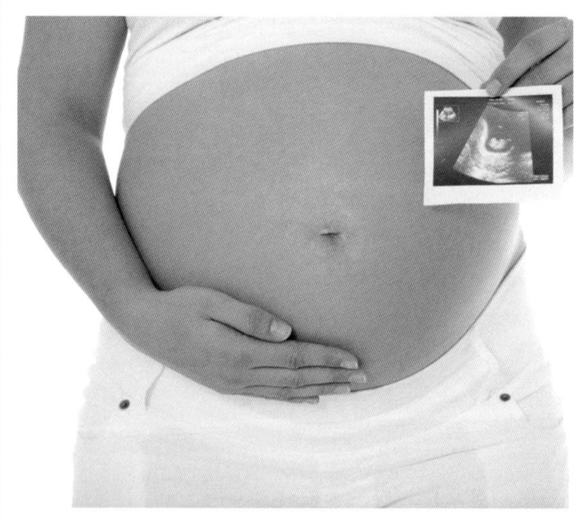

“好孕”叮咛

准妈妈与胎儿的身心紧密相连，宝宝就要到来，准妈妈要给宝宝讲讲外面的世界，告诉他外面是什么环境，有哪些家人，父母对未来生活有什么憧憬，等等，用愉快的心情迎接宝宝的到来。

第40周胎儿发育

恭喜！胎儿已经从一个小细胞发育到2亿个细胞，一般来说，新生儿体重在3200~3400克，平均身长大约在51厘米，体重在2500克以上也算正常，但应注意避免体重在4000克以上。

现在，胎儿的腹部可能比头部稍微大些，脂肪所占的比例非常大，身体内的所有器官和系统都已发育成熟，随时可以出生了。

当胎儿出生后第一次呼吸空气时，会激发心脏和动脉的结构迅速产生变化，从而使血液输送到肺部，出生后的第一声啼哭通常都是没有眼泪的，因为他的泪腺功能还没有被开发，这种情况会持续2~3周。

这一周，胎盘的使命即将结束，开始慢慢老化，但是不要太担心，宝宝一天不出生，养料仍然会不停地通过胎盘运送过来，胎儿娩出后，胎盘的使命就完成了，随后也会自行娩出。

与此同时，胎儿所处的羊水环境也有所变化，原来清澈透明的羊水变得浑浊，渐渐成为乳白色的液体了。

第40周母体变化

这个时候，准妈妈腹部的皮肤处于紧绷的状态，并有可能产生瘙痒的感觉，整个身体都充盈着一种饱满的感觉。

此时准妈妈要多留心自己的身体，如果出现宫缩、见红、破水这样的临产征兆，就要准备进入分娩了。

在阵痛期间，可能出现恶心和呕吐等症状，饮食上可以偏向清淡好消化的食物，很可能随时会口渴，所以要随手准备一杯白开水。

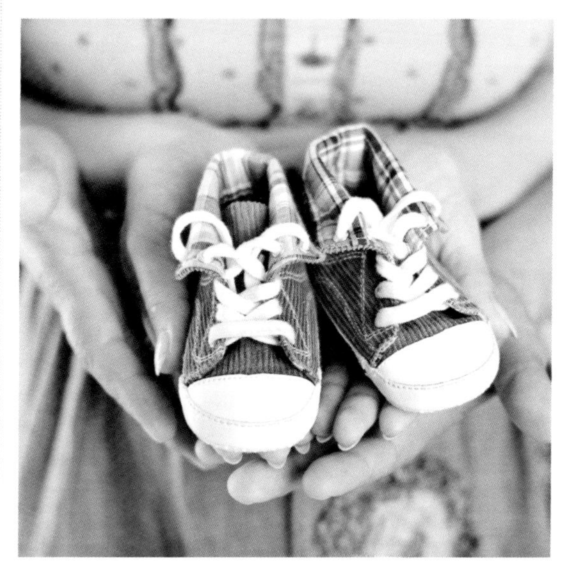

“好孕”叮咛

如果准爸爸有陪产假，现在要征得单位的同意了，最好是在宝宝分娩来临时随时可以开始请假，这需要准爸爸事先协调好工作和请假事宜。

孕10月应该了解哪些常识

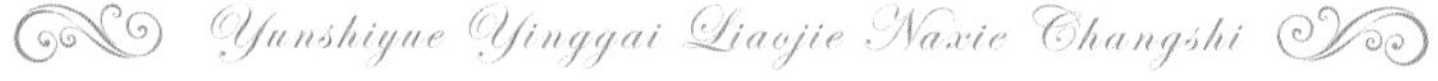

Yunshiyue Yinggai Liaojie Naxie Changshi

开始每周做一次产检

从现在开始，产检的主要任务是密切监视胎儿在宫内的状况，包括胎心监护、胎位检查等。如果发现胎儿宫内窘迫等异常，医生会要求准妈妈及时终止妊娠。之前检查骨盆有异常的准妈妈在这一阶段还会进行骨盆的复查。如果骨盆一直为漏斗骨盆，可能无法自然分娩，需要准备剖宫产。另外，出现了较严重的妊娠高血压综合征症状的准妈妈，如果继续妊娠风险较大的，医生可能会建议引产，保护母子平安。

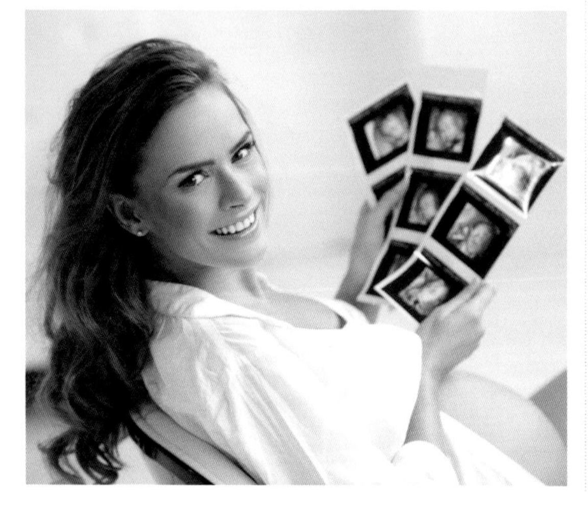

每周做一次胎心监护

正常情况下，孕36周后开始每周到医院做一次胎心监护，如果有妊娠并发症，可提前到孕28~30周开始做。

胎心监护是胎心胎动宫缩图的简称，是通过信号描记瞬间的胎心变化所形成的监护图形的曲线，可以了解胎动时、宫缩时胎心的反应，以推测胎儿宫内有无缺氧。

胎心监护的过程

胎心监护一般会持续进行约20分钟的监测，如果胎心音每分钟在120~160次，或胎动20分钟3次以上，就说明胎儿基本正常，没有缺氧现象。

准妈妈要注意

1. 选择一天当中胎动最频繁的时间去做胎心监护，避免不必要的重复。
2. 做胎心监护前适当吃点东西，保持体力，以维持正常胎动。
3. 如果监护过程中胎儿变得不爱动了，那很有可能是睡着了，你可以轻拍腹部将他唤醒。

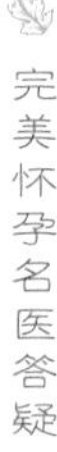

4 如果一次胎心监护的结果不理想，可以适当延长时间，或者吸一下氧后再做一次。

“好孕”叮咛

胎心监护是正确评估胎儿宫内情况的重要检测手段。

了解真实的产痛

胎儿的小脑袋越向下坠，给子宫口的压力越大，分娩的疼痛就越剧烈。不过，当疼痛达到一定程度时，身体会分泌出一种能减少痛感的激素，所以，不少产妇在后来会觉得疼得不那么难以忍受了。

产痛的感觉

痛：宫缩的时候会扯动韧带、肌肉，这会让你感觉到一种拉扯的痛感，主要集中在腹部，从上腹部逐渐向下腹部转移，有的会延伸到背部、腰部。如果你有痛经的经历，那么这种痛跟痛经很像。

憋胀：有很多的女性体会过月经来前腹部、腰部憋胀的感觉，有很多准妈妈在分娩时感觉到的阵痛不是痛，而更多的是这种憋胀。

酸：还有一些准妈妈在分娩的时候会感觉全身发酸，酸得怎么样都不舒服。

以上3种感觉都让你不那么舒适，但也不是难受到无法忍受。

各人对产痛的感受并不一样

每个准妈妈对产痛的感受都是不一样的。这种个体差异跟准妈妈的心理素质、对疼痛的耐受能力、当时的心理状态等都有关系。坚强、耐力好、理智的准妈妈感觉就不会那么痛；而心里越紧张、恐惧，对疼痛的感觉也会越强烈。

产痛也有规律

产痛并不是持续的，而且有规律可循。一般是痛一下，最多不超过1分半钟，然后突然消失得无影无踪，就像从不曾痛过一样，中间你就可以休息一下。隔一段时间痛1分半钟，并不是很严重。

产痛是逐渐加剧的，下次可能比这次更痛一些，但是没有很大的差别，这样你就有了适应、习惯这种疼痛的过程。

“好孕”叮咛

如果你注意学习、总结，在阵痛来的时候你就知道怎么应对了，自己可以把握的感觉也让你放松一些。

难产的发生概率并不高

难产是个医学用语，有一定的医学指征，和普通人嘴里说的难产是有区别的。实际上难产发生的概率并不高，现代的医疗条件与技术又十分成熟，因难产而引起的意外事故也很少。不少准妈妈之所以畏惧“难产”二字，大多是因为对难产有着误解。

难产并没有那么可怕

医学上认为的难产有的产前就可以预知，有的虽然出现在分娩时，但也是可控的。产前可预知的难产情形包括骨盆结构异常、胎位不正、多胎、连体胎儿、巨大儿等。存在这些难产因素，就可以直接选择剖宫产，发生危险的概率很小。

在产程中才发现的难产包括胎头旋转异常、宫缩乏力、宫缩过强、胎盘早剥等几种情形，都在医生的监控之中，一旦出现异常就会迅速采取措施，所以也不会出现意外。

如果胎头旋转异常，医生会协助胎儿改变位置；如果宫缩乏力，根据乏力出现的时间，医生会选择打催产素增加产力或者打镇静剂让准妈妈睡一觉恢复产力，如果实在不行也会进行剖宫产；如果宫缩过强，医生会准备发生急产的措施，尽量让产伤少些；一旦胎心不良，马上就会安排剖宫产。由此，你可以看见，无论何种情况，你和胎儿都在医生的监护之中，你和胎儿都是安全的，不会发生重大意外，没必要担心。

人为造成的难产才是最麻烦的

分娩的时候，阵痛是难免的，而且有些准妈妈的产程比较长，经历阵痛折磨时间也就比较长，而且有些人对疼痛的耐受力特别差，这时候准妈妈和家人就会错误地认为是难产了，准妈妈要求剖宫产，家人立刻响应，于是顺产转成了剖宫产。这时候，自己和家人就更加认定了就是难产，其实还远远没达到那个程度，而且没有任何难产的医学指征。

宫缩乏力和宫缩过强也有部分是人为导致的，准妈妈阵痛时哭喊、挣扎耗费了大量的精力可能会造成宫缩乏力，不正确地使用催产素可能导致宫缩过强，结果都有可能导致不能自然分娩。

“好孕”叮咛

目前，剖宫产的技术已经十分成熟，在20~30分钟之内手术就可以完成，尽管有发生并发症的风险，但最终大都能复原完好。因为各种原因不得不施行剖宫产手术的准妈妈大可以放轻松。

临产的三大征兆

征兆一：见红

分娩前24~28小时，子宫颈口开始活动，子宫颈内口附近的胎膜与该处的子宫壁分离，毛细血管破裂，经阴道排出少量血，与宫颈管内的黏液相混而排出，这种阴道流出的血性黏液便是俗称的“见红”。

见红是分娩即将开始的一个征兆。准妈妈在预产期已到，并且已有不规律宫缩的时候，应及时发现这种征兆。若发现靠阴道口的内裤处有潮湿不适的感觉时，应立即查看内裤上有否血性分泌物，如有应立刻去医院，以防不测。

征兆二：破水

临近分娩时子宫收缩加强，子宫腔内压力增高，使得羊膜囊破裂，囊内清亮淡黄的羊水流出。一般破水后很快就要分娩了，这时应立即让准妈妈取平卧姿势送往医院分娩，千万不要直立或坐起，以免脐带脱出，造成严重后果。

征兆三：阵痛

一般在临产前2周左右，准妈妈会出现不规则的腹部发紧和疼痛的感觉，这是子宫收缩。这种子宫收缩不规则，一般不超过半分钟，休息后可以减轻或停止，这被称为假临产。假性阵痛多为子宫压力太大导致，有时候是因为胎儿踢动所致。

如果腹痛逐渐增强，持续时间延长，间隔时间越来越短，腹痛一阵紧过一阵，就预示着快临产了。真性阵痛很有规律，开始可以是10分钟痛1次，后来越来越密集，最后可能3~4分钟痛1次，开始时持续时间可为10~30秒，随后逐渐延长，可延长至30~60秒。阵痛不会因为休息或活动而停止，只会越来越痛。阵痛的部位遍及整个子宫。此时，宫缩和阵痛的节奏一致，宫缩开始时，即腹部发硬时，阵痛开始，阵痛停止时，宫缩也停止，腹部重又变软。真性阵痛后11~12小时就会分娩，有过生产经历的准妈妈可以提前3~4小时。

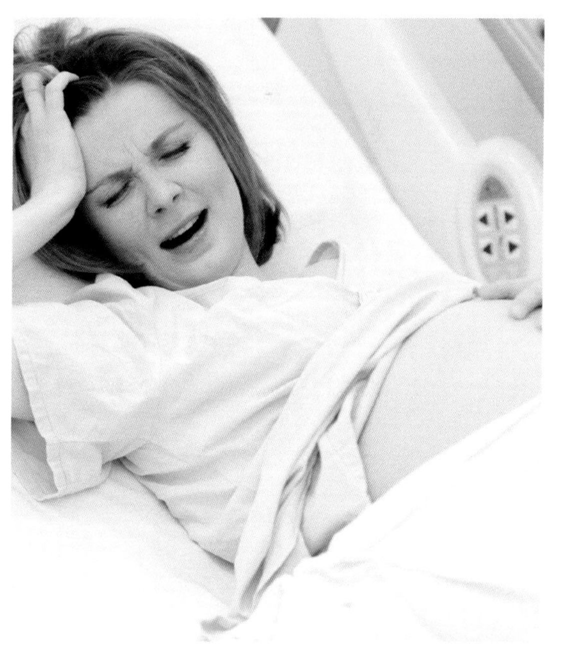

什么时候去医院待产

晚入院有危险，但也不能太早入院，如果住院时间太长，准妈妈心理压力大，容易精神紧张。一般情况下，出现临产征兆后，尤其是当阵痛很规律的时候再入院是比较稳妥的做法。

有以下情况的准妈妈需要提前入院：

1 如果准妈妈患有心脏病、肺结核、高血压、重度贫血等，应提前住院，由医生周密监护。

2 骨盆及产道有明显异常，不能经阴道分娩的准妈妈或者胎位不正，如臀位、横位以及多胎妊娠，可选择一个适合的时机入院进行剖宫产。

3 中、重度妊娠高血压疾病，或突然出现头痛、眼花、恶心呕吐、胸闷或抽搐，应立即住院，控制病情，病情稳定后适时分娩。

4 有急产史的准妈妈应提前入院，以防再次出现急产。

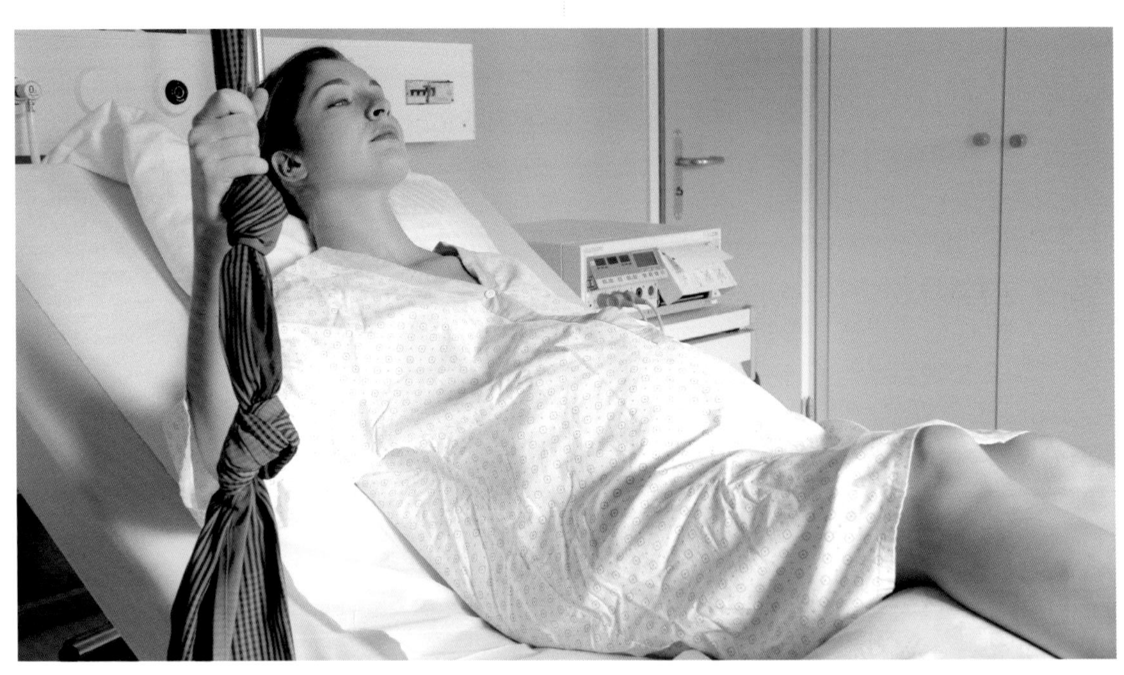

“好孕”叮咛

当预产期已过，而临产征兆却迟迟没有出现，也不能继续等待，以免发生过期妊娠。可以在预产期后2~3天做检查，根据医生建议决定入院与否。

孕10月营养疑难解答

Yunshiyue Yingyang Yinan Jieda

临产月日常饮食怎么安排

因为焦虑、紧张、食欲不佳，准妈妈这个时期可能会吃不香、睡不好，这个时候饮食可以随心一点，想吃时吃一些，不想吃时别勉强。

食物最好软一些

食物宜软不宜硬，尤其做米饭时，应尽量软一点。像韭菜、蒜苗、芥菜等这些纤维过粗的蔬菜都不容易消化，即使要吃，也应该炒烂一点，且不要放太多油盐。尽量多吃水煮、清炖、清蒸食物，少吃煎炸、烧烤食物。

睡前饮食要清淡

入睡前的那顿饭一定要清淡、易消化，这样能帮助你更快入睡。晚餐不宜吃高脂肪的食物，以免加重肠胃负担。也不宜吃辛辣食物，否则会造成胃部灼热及消化不良，从而干扰正常饮食及睡眠。

避免吃胀气食物

有些食物在消化过程中会产生较多的气体，从而产生腹胀感，妨碍食欲及正常睡眠，如豆类、包心菜、洋葱、绿椰菜、球甘蓝、青椒、茄子、土豆、红薯、芋头、玉米、香蕉、面包、柑橘类水果和添加木糖醇（甜味剂）的饮料及甜点等。

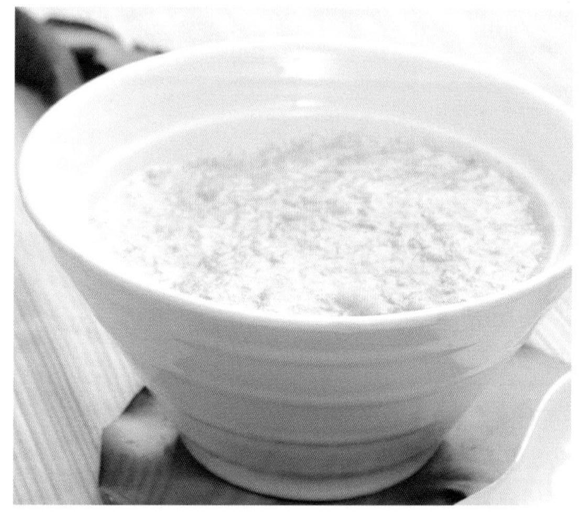

"好孕"叮咛

临产这个月的饮食可以少食多餐，一天安排4~5餐，尽量让准妈妈吃饱吃好。食物以易消化、少渣、可口为好。不要大吃大喝，以免引起腹胀、消化不良等。

临产前应该怎么吃

准妈妈在临产前应该吃高蛋白、半流质、新鲜而且味美的食品。因为临产前，准妈妈一般心情比较紧张，不想吃东西，或吃得不多，所以，首先要求食品的营养价值高和热量高，这类食品很多，常见的有：鸡蛋、牛奶、瘦肉、鱼虾和大豆制品等。同时，要求食物应少而精，防止胃肠道充盈过度或胀气，以便顺利分娩。另外，分娩过程中消耗水分较多，因此，临产前应吃含水分较多的半流质软食，如面条、大米粥等。为满足准妈妈对热量的需要，临产前如能吃一些巧克力（不宜过多）很有裨益。因巧克力含脂肪和糖丰富，产热量高，尤其对于那些吃不下食物的临产准妈妈更为适宜。

有些民间的习惯是在临产前让准妈妈吃白糖（或红糖）卧鸡蛋或吃碗肉丝面、鸡蛋羹等。这些都是临产前较为适宜的饮食。但是一定要注意，临产前不宜吃油腻过大的油煎、油炸食品。

“好孕”叮咛

准妈妈在临产前一周不宜吃人参、黄芪等补物，人参、黄芪属温热性质的中药，自然产前单独服用人参或黄芪，会因为补气提升的效果而造成产程迟滞，甚至阵痛暂停的现象。

助产的食物有哪些

海带：对放射性物质有特别的亲和力，其胶质能促使体内的放射性物质随大便排出，从而减少积累和减少诱发人体机能异常的物质。

畜禽血：如猪、鸭、鸡、鹅等动物血液中的蛋白质被胃液和消化酶分解后，会产生一种具有解毒和滑肠作用的物质，可与侵入人体的粉尘、有害金属元素发生化学反应，变为不易被人体吸收的废物而排出体外。

海鱼：含多种不饱和脂肪酸，能阻断人体对香烟的反应，并能增强身体的免疫力。海鱼更是补脑佳品。

豆芽：贵在“发芽”，无论黄豆、绿豆，豆芽中所含多种维生素能够消除身体内的致畸物质，并且能促进性激素的生成。

鲜果、鲜菜汁：能解除体内堆积的毒素和废物，把积累在细胞中的毒素溶解并由排泄系统排出体外。

“好孕”叮咛

有些人认为“生孩子时应多吃鸡蛋长劲”，于是便一顿猛吃十个八个的，甚至更多。这种做法是不对的，准妈妈每顿吃1~2个鸡蛋足够，可再配些其他营养品。

分娩前，准妈妈可以喝些什么汤

如果产前在饮食上做一些准备，分娩时以至月子里都会给准妈妈带来很多益处，以下3款菜肴是专为临产前的准妈妈量身打造的，不妨试一试。

莲藕干贝排骨汤

原料：根据准妈妈体重取适量新鲜莲藕、干贝、排骨及少许盐。

制作：干贝于前一天晚上用10倍的水浸泡至第2天，浸泡的水留着备用；莲藕不削皮也不切片，留下两头的节，以整节整节的方式下锅；排骨汆烫过后，将所有食材放进锅里，加进6倍的水（含浸泡干贝的水）及少许盐，开大火煮滚后，改用小火炖两个小时即可食用。

特别提示：

此汤可以帮助准妈妈改善体质，增进产力。莲藕最好选大一点的，排骨重量与莲藕相同，干贝取莲藕的1/10，一般以7颗为平均分量。最好用土锅或陶锅来炖煮，吃时注意把莲藕、干贝、排骨以及汤全部吃掉。

养肝汤

原料：红枣7颗。

制作：每天取红枣7颗洗净，在每颗红枣上用小刀划出7条直纹，这样可以帮助养分溢出，然后用热开水280毫升浸泡8个小时以上，接着再加盖隔水蒸1个小时即可。

特别提示：

养肝汤既可帮助准妈妈排解麻醉药的毒性，还可减轻刀口疼痛，特别适合剖宫产的准妈妈。不论自然产或剖宫产，需在产前10天开始喝，每天喝280毫升，冷热皆可，一日分2~3次喝完。养肝汤虽好，但不能太早喝，以免上火。同样，红枣数量也不能多，7颗刚刚好，吃多了也会上火。

鱼头汤

原料：大鱼头1个，五花肉、香菇少许，姜丝、豆腐、大白菜适量。

制作：五花肉、香菇切丝，鱼头用油煎到半熟；锅里放少许油加热后，放进五花肉丝、香菇丝、姜丝爆香；再放入大白菜、豆腐、鱼头及水，蒸煮2小时后放进少量盐即成。

特别提示：

这道汤里可加入粉丝或面条，最好用土锅或陶锅来炖煮。鱼头里钙质含量非常丰富，如果和大骨汤、鸡骨汤轮流食用，可以更好地帮助准妈妈增加体力。

孕10月护理大讲堂

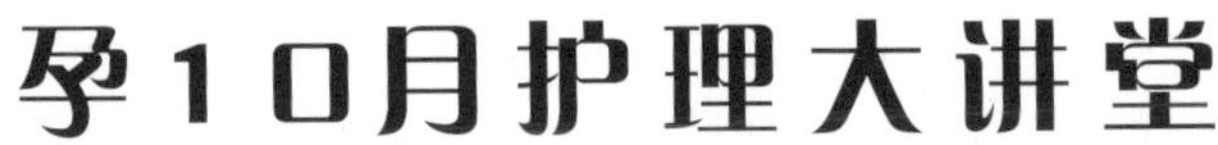

哪些姿势可以帮助准妈妈缓解产痛

开始宫缩后，一阵阵腹痛便会侵袭着准妈妈，会使她们难以忍受，心里也很恐惧，身心备受煎熬。如果采取一些恰当的姿势，可以帮助准妈妈缓解产痛，顺利度过分娩。

1 在子宫收缩时准妈妈分开脚站立，将自己的身体背靠在陪护者的怀里，头部靠在其肩上，双手托住下腹部；陪护者的双手环绕住准妈妈的腹部，在鼓励准妈妈的同时，不断地与其身体一起晃动或一起走动。

2 在子宫收缩间歇时准妈妈分开脚站立，双臂环抱住陪护者的颈部，头部靠在其肩头，身体斜靠在其身上；陪护者支撑着准妈妈的身体，双手环绕住准妈妈的腰部，给准妈妈的背部下方进行轻柔的按摩。

3 在床上或地板上放几个松软的垫子，准妈妈跪趴在垫子上。陪护者在床的一边，用双手不断地抚摩准妈妈的后背，可以减轻产痛引起的腰背疼痛，使准妈妈感到舒适一些，特别是胎儿的面部朝向准妈妈腹部时。

4 找一把舒适柔软的座椅，准妈妈面向椅背而坐，胸腹部靠在有柔软靠垫的椅背上，头部放松地搭在其上；陪护者在准妈妈身后，一条腿跪蹲下去，并不断地用手按压准妈妈的腰部，这样可以使准妈妈缓解腰部的疼痛。

5 陪护者坐在床上或椅子上，准妈妈趴伏在其大腿上，双手环绕抱着陪护者的腰臀部，使其托着自己的身体，给予一些支持；陪护者轻柔地上下抚摩准妈妈的腰背部。

6 如果需要的话，在子宫收缩间歇，准妈妈可以采取直坐的姿势坐在床上，后背贴在有靠垫或枕头的床背上，双腿屈起，双手放松地放在膝头上。这样，可以使准妈妈的腹部及腰部得到一些放松，还可以将胎儿的头向子宫颈推进，让宫缩更为有效。

7 在从第一产程向第二产程进入时，准妈妈可以在床上采取蹲坐的姿势，准爸爸及其他陪护者分别站在床的两旁，准妈妈把自己的双臂搭靠在准爸爸或其他陪护者的颈肩上，这种由别人支撑的趴跪姿势，可以使准妈妈感到舒服一些，而且胎儿的重力可以促进骨盆扩张。

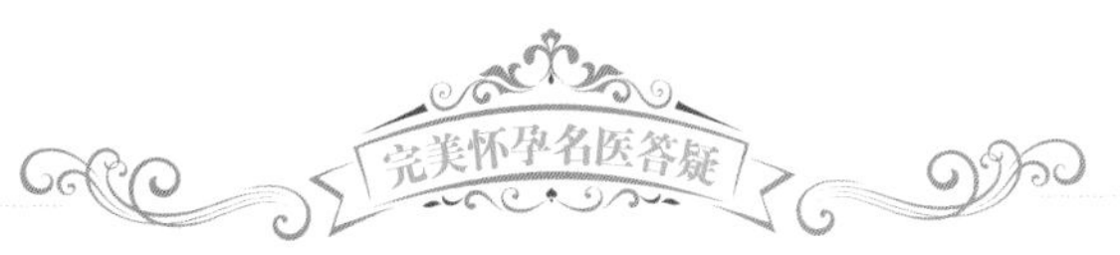

怎样做好分娩前的心理准备

计划自然分娩的准妈妈，在分娩前难免有这样那样的担心：能否顺利分娩，生产姿势会不会很难看，等等。

首先，信任自己的身体是顺利分娩最重要的因素，准妈妈要相信自己的身体能够应付自然分娩，相信自己的分娩系统会正常运作。很多准妈妈都会害怕自己无法熬过自然分娩的过程，其实那只不过是心理作用而已，准妈妈的骨盆通道天生就是为了生下宝宝而形成的构造，准妈妈应该对自己有信心。

其次，应与医生好好配合。在生产过程中，准妈妈看不到宝宝出生前后的具体情况，必须依赖医生的指导，才知道什么时候开始用力，什么时候应该稍作控制等。分娩开始后，子宫的阵阵收缩会使准妈妈感到腹部发紧、疼痛和腰部不适，这是分娩中必须经历的，准妈妈应遵从医生嘱咐，冷静对待，切不可大喊大叫，扭腰转侧，徒耗体力。

最后，准妈妈要懂得放松情绪与身体。生产过程非常顺利的准妈妈往往很懂得如何放松自己，那些极度缺乏安全感的准妈妈浑身紧张，不能放松身体，这也是生产过程延长的重要原因。

另外，有的准妈妈生产怕的不单是身体上的痛，还有生产时身体被暴露的羞辱感，其实，准妈妈千万不要因为觉得分娩姿势不雅而在身体条件允许的情况下放弃自然生产，选择剖宫产，因为真正在产床上维持分娩姿势的过程并不是很长，再说，还有什么能比生命诞生的过程更美好呢？

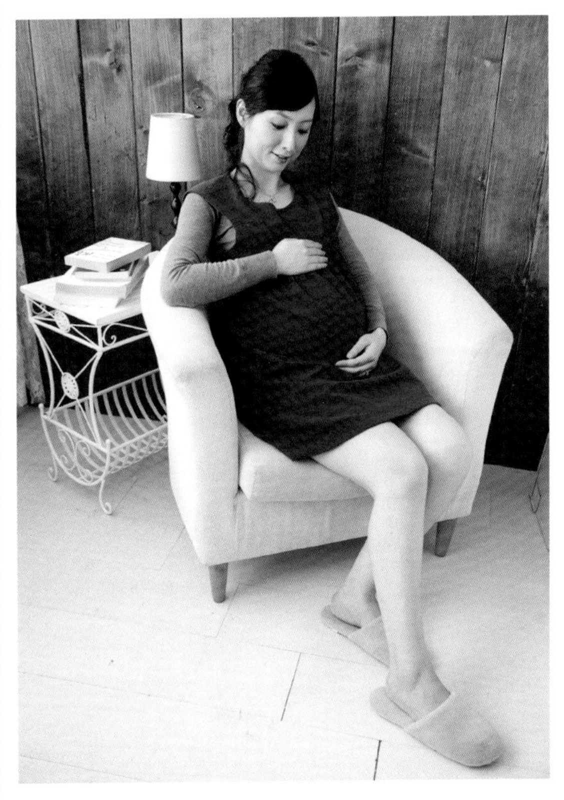

“好孕”叮咛

分娩前，准妈妈要突破身体羞辱感的心结，因为心理上的恐惧会加剧身体的疼痛，而突破了这一心结，生育便没有什么可怕的了。

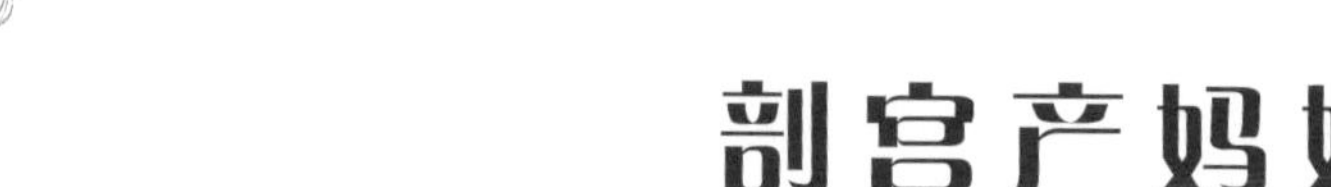

剖宫产妈妈

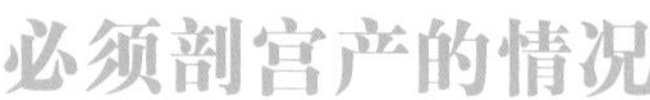

Pougongchan Mama

必须剖宫产的情况

1 产程无法进展。由此原因导致的剖宫产有30%，主要是子宫颈程度扩张不够或胎儿没有下降等，当无论如何努力也无法更进一步时，最好选择剖宫产。

2 胎儿窘迫。胎心监护显示胎儿心跳过快或过慢，说明有宫内窘迫的情形存在，需要尽快剖宫，以确保胎儿安全。

3 胎头骨盆不相称。胎儿的头太大而准妈妈的骨盆出口太小，即使用能将骨盆扩张到最大程度的蹲姿分娩也无法让胎儿顺利通过，就要进行剖宫。

4 产道有感染。如果产道有感染比如生殖器疱疹没有在分娩前得到控制或痊愈，会在胎儿通过的时候传染给胎儿，那就最好剖宫产。

另外，多胞胎、胎位不正包括臀位或其他部位先露、子宫或骨盆结构异常等，都可能需要剖宫产。

剖宫产妈妈需要做什么准备

一般情况下，准妈妈在入院生产前就已经选择好了生产的方式，医生会提前向准妈妈详细讲明顺产、剖宫产的情况，帮助准妈妈分析其适合选择的分娩方式，并做好谈话笔录和患者签字。不管是剖宫产还是顺产，都各自有其优劣，要根据各人不同情况事先做好选择。如果准妈妈必须选择剖宫产或是自己决定要进行剖宫产，那么准妈妈可以提前进行一些准备，以便让生产更加顺利，同时也为产后正确的护理打下基础。

1 如果没有特殊非提早剖宫产不可的情况，医生通常会安排准妈妈在孕37~38周生产，如果准妈妈要特别选定日子生产，应提前告知医生，同时请医生评估是否合适，一般由医生提出他方便的手术时间，准妈妈再从中选择合适的时间。

2 在实施剖宫产前一天晚饭后，就不要再吃东西了，而且前一天的晚饭一定要清淡，以保证肠道清洁，减少术中感染。

3 因为已经知道大概的生产时间，准妈妈可以事先将待产时的用品及产后需要的用品

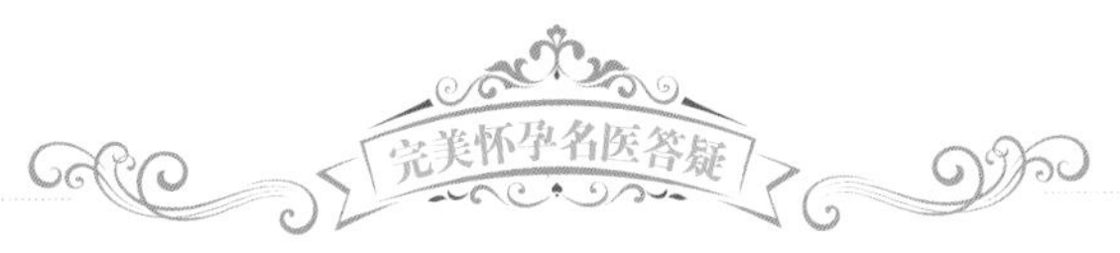

都准备好，可在预定剖宫产的前一天和医院或医师联系确定，在预定的时间至医院待产。

4 如果还没到剖宫产预定的日子或胎儿尚未满36周，准妈妈最好避免太过劳累或紧张，以防提早破水或早产，而造成须紧急手术的状况。

5 手术前注意保持身体健康，注意不要患上呼吸道感染等发热的疾病。

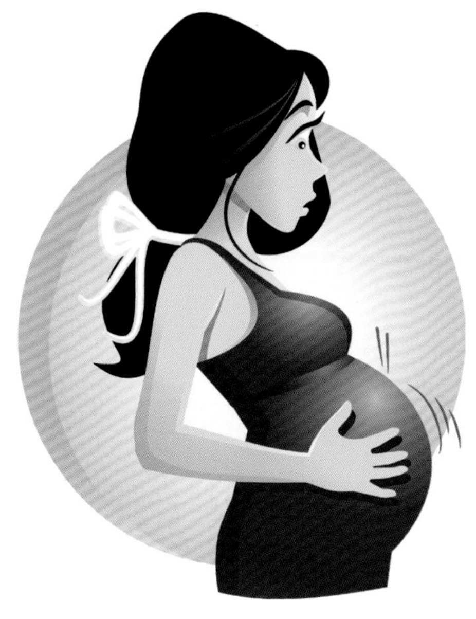

“好孕”叮咛

剖宫产率的快速上升与准妈妈惧怕产痛和难产的心理有极大关系。而这种恐惧有很大一部分来自于对分娩的不了解以及部分“过来人”的极力渲染。剖宫产的准妈妈不必经历产前阵痛，但是产后的疼痛却超出自然分娩的准妈妈，而且产后恢复也没有自然分娩的准妈妈快。

剖宫产妈妈的产后护理

1 手术后，新妈妈的消化道功能不能立即恢复，暂时不能进食。

2 注意体温。停用抗生素后可能出现低热，这常是生殖道炎症的早期表现。

3 注意经期伤口疼痛。伤口部位的子宫内膜异位症时有所见，表现为经期伤口处持续胀痛，且一月比一月严重，后期可出现硬块。一旦出现此类症状，应及早去医院就诊。

4 及时采取避孕措施。房事一般于产后2~3个月开始。初期宜用避孕套，产后3个月应去原手术医院放环，因为如果一旦受孕做人工流产，会特别危险。

5 一般于手术后第2天补液结束即可拔除留置导尿管，拔除后3~4小时应及时排尿。卧床解不出，应起床去厕所，再不行，应告诉医生，直至能畅通排尿为止。

6 及早活动，是防止肠粘连、血栓形成、猝死的重要措施。麻醉消失后，上下肢肌肉可做些收放动作，术后6小时就可起床活动。

7 剖宫产时，子宫出血较多，准妈妈需要注意阴道出血量，如发现超过月经量，及时通知医生。

8 咳嗽、恶心、呕吐时，应压住伤口两侧，防止缝线断裂。

9 当心晚期产后出血。回家后如恶露明显增多，如月经样，应及时就医。

自然分娩妈妈

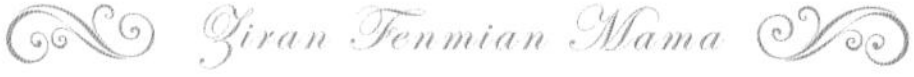

Ziran Fenmian Mama

自然分娩对母婴均有好处

自然分娩是一件十分自然的事，身体健康的情况下，选择自然分娩对孩子、对自己都是负责任的做法。

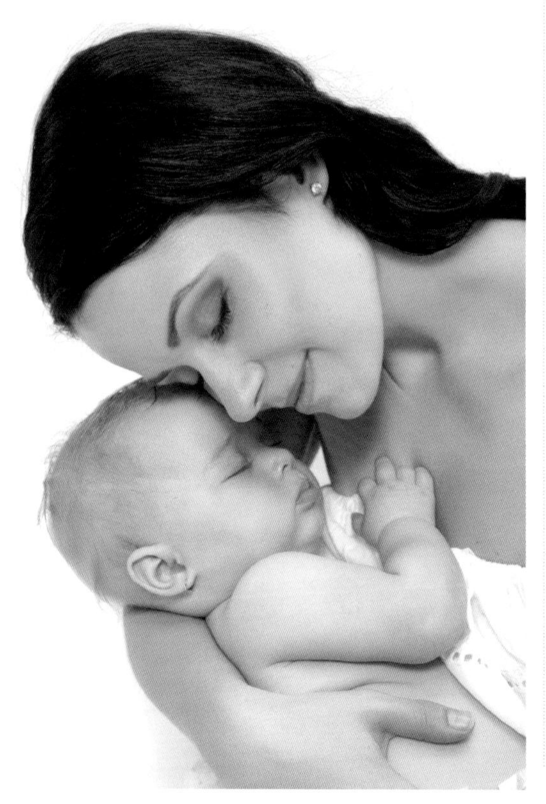

对宝宝的好处

自然分娩的宝宝经由子宫、产道的挤压，会获得大量的触觉和本体感学习经验，皮肤和末梢神经敏感度增加，对以后的动作灵敏、协调、注意力集中、情绪稳定等都有好处。经过自然分娩的挤压、刺激，宝宝出生后能更迅速地建立自主呼吸，抵抗力也更强。

自然分娩时，母体内泌乳素水平会产生同步协调变化，因此比剖宫产早泌乳大约10小时，宝宝可以更早吃上母乳了。

对妈妈的好处

1 产后子宫收缩有力，有利于产后恶露排出、子宫复原，并减少产后出血，而出现产后感染、大出血等并发症也较少。

2 失血量少，只比剖宫产失血量少一半甚至2/3，在产后体力恢复也比较好，还不容易发生并发症。

3 保持了子宫的完整性，在下次再孕时不会存在这方面的危险。

自然分娩会影响体形恢复吗

其实，真正改变体形的是怀孕过程，而不是分娩方式。所以，准妈妈不用担心自然分娩后，体形会难以恢复。

自然分娩后身体恢复更快

自然分娩后，催产素的分泌水平仍然较高，而剖宫产则需要给药来促进收缩，所以自然分娩时，子宫恢复速度更快。剖宫产会留下刀口，虽然现在的刀口都比较小，也比较容易长好，但是两层刀口仍然需要时间来愈合。

导致准妈妈体形改变的真正原因是怀孕。怀孕后人体韧带、关节都变得松弛，无法让你维持孕前的体态；同时，怀孕后都有不同程度的变胖，以上两点是体形改变的最根本原因。

自然分娩不会影响性生活

自然分娩后经过一段时间，阴道弹性就可以恢复，不会影响性生活。而剖宫产的妈妈，其骨盆和阴道其实在术前就已经有一定程度的松弛，只不过不会被胎儿进一步挤压，所以没有自然分娩扩张程度大而已。

“好孕”叮咛

从长远看，自然分娩后内分泌也比较平衡，到了绝经期后，自然分娩的女性阴道萎缩相对剖宫产后女性要轻一些。

自然分娩需要多长时间

初次生产的准妈妈自然分娩一般需要10~20个小时，有生产史的准妈妈产程在10个小时以内。

分娩时间的长短和准妈妈的年龄、胎位、精神因素、子宫颈的扩张及盆底组织的抵抗力等有关系。

有的准妈妈宫缩特别强，产程也明显地缩短，不到3小时分娩的，称为“急产”。有的准妈妈，年龄偏大或者精神紧张，畏惧分娩，可致产程延长。如果产程超过24小时则称为“滞产”。一旦滞产，手术产和感染的概率都将增加。

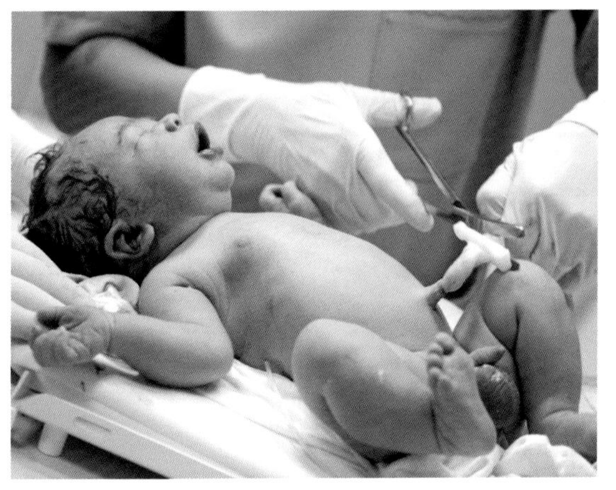

“好孕”叮咛

为了有效缩短产程，建议准妈妈在临产时不要紧张，要照常进食和休息，子宫收缩时要听从、配合助产士、医生的指导，从而顺利度过分娩期。

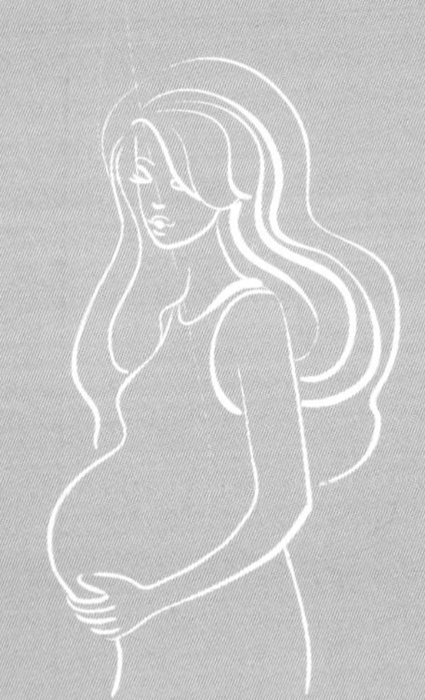